亚急性瘤胃酸中毒发生的微生物机制及调控技术研究与应用

赵芳芳　金亚倩　著

哈尔滨工业大学出版社

图书在版编目(CIP)数据

亚急性瘤胃酸中毒发生的微生物机制及调控技术研究
与应用/赵芳芳,金亚倩著. —哈尔滨:哈尔滨工业
大学出版社,2024.7. —ISBN 978 – 7 – 5767 – 1574 – 3

Ⅰ.R573

中国国家版本馆 CIP 数据核字第 2024152MK3 号

策划编辑　杨秀华
责任编辑　张　颖
封面设计　刘　乐
出版发行　哈尔滨工业大学出版社
社　　址　哈尔滨市南岗区复华四道街 10 号　邮编150006
传　　真　0451 – 86414749
网　　址　http://hitpress.hit.edu.cn
印　　刷　哈尔滨市颉升高印刷有限公司
开　　本　787 mm×1 092 mm　1/16　印张 12　字数 285 千字
版　　次　2024 年 7 月第 1 版　2024 年 7 月第 1 次印刷
书　　号　ISBN 978 – 7 – 5767 – 1574 – 3
定　　价　58.00 元

前　言

在现代化反刍动物生产中,为追求高产而大量饲喂以谷物为主的高精料饲粮,在生产性能提高的同时,导致以瘤胃酸中毒为主的代谢性疾病的发生率提高。尤其在我国,由于优质牧草短缺,为满足泌乳期高产奶牛和高强度育肥肉牛、肉羊的营养需要以及生产需要,以玉米为主的高淀粉饲料被用于反刍动物生产中。当反刍动物长期采食高淀粉日粮或突然采食大量易发酵碳水化合物饲料时,瘤胃内微生物快速繁殖并分解碳水化合物产生大量有机酸,导致瘤胃 pH 下降,诱发瘤胃酸中毒。发生瘤胃酸中毒不仅会影响动物健康,而且会影响到畜产品质量和安全,给养殖业带来很大的损失与危害,已成为现代反刍动物生产中的突出问题。因此,解析瘤胃酸中毒的发生机制,开发有效调控瘤胃酸中毒的技术,达到提高动物生产性能和健康养殖的目的,是我们始终追求的目标。

本书内容包括亚急性瘤胃酸中毒的发生与营养调控策略、瘤胃中牛链球菌的碳水化合物利用与调控、分解代谢控制蛋白 A(CcpA)对牛链球菌生理特性的影响、不同能量条件下 CcpA 对牛链球菌生理特性及转录表达、蛋白表达和代谢的调控作用、单宁酸预处理玉米和活性干酵母对山羊亚急性瘤胃酸中毒调控作用的研究。在编写过程中坚持内容的科学性、先进性,力争反映亚急性瘤胃酸中毒发生的微生物机制及调控技术方面的最新研究成果。

本书共分八章,第一、二、七、八章由黑龙江八一农垦大学赵芳芳撰写(共 15.5 万字),第三、四、五、六章由聊城大学金亚倩撰写(共 13 万字)。本书可作为亚急性瘤胃酸中毒发生的微生物机制及调控技术研究与应用的参考书籍,也可供相关研究学者及高校师生参阅。

由于作者水平有限,书中难免有不妥之处,敬请读者批评指正!

作　者
2024 年 4 月

目　　录

第一章 亚急性瘤胃酸中毒的发生与营养调控策略

第一节 亚急性瘤胃酸中毒及其发生机制

一、亚急性瘤胃酸中毒的定义和诊断

亚急性瘤胃酸中毒(SARA)主要是瘤胃有机酸蓄积,酸度增加导致的营养代谢疾病,虽然该病会引起反刍动物采食量下降,生产效率降低,且并发多种代谢疾病,但是其临床症状并不明显,并具有多变性,造成了 SARA 诊断难的问题。目前,瘤胃 pH 被认为是诊断 SARA 的依据。尽管如此,关于 SARA 的诊断标准也不一致,pH 5.5、pH 5.2~5.6、pH 5.8和 pH 6.01 都曾被用来判定 SARA 的发生。目前,常用瘤胃瘘管、瘤胃穿刺和瘤胃导管三种方法采集瘤胃液,但不同方法测定的 pH 差异较大。除此之外,pH 具有昼夜变化的波动性。因此,瘤胃 pH 的测定技术(方法、部位)和测定时间不同是造成 SARA 的判定标准尚未达成共识的主要原因。随着研究的深入,研究者们倾向于采用瘤胃 pH 持续低于某标准阈值的时间大于 3 h 这一标准来诊断 SARA 是否发生。虽然瘤胃 pH 是诊断 SARA 最主要也是最直接的指标,但研究者尝试了用其他指标进行 SARA 的早期诊断。Enemark 等研究利用血液指标、尿液指标、乳指标和粪便 pH 来预测瘤胃 pH,但结果并不理想,乳脂、血中乳酸脱氢酶、血中 β 羟丁酸以及尿中磷浓度等都未得到较好的预测模型。Alzahal 等研究发现瘤胃温度与 pH 之间呈显著负相关,也可以作为 SARA 诊断的潜在指标。因此,以往的研究提示,现阶段 SARA 的判定标准仍然应以瘤胃 pH 为准,但为了更准确地诊断 SARA 的发生,也应尝试结合其他指标作为辅助判定方法。

二、亚急性瘤胃酸中毒引发的消化道微生物组成与代谢变化

(一)消化道微生物在 SARA 发生、发展过程中的生物多样性变化规律

1.瘤胃菌群随亚急性瘤胃酸中毒的变化和适应

反刍动物采食高精料后瘤胃 pH 的骤降会诱发瘤胃微生物菌群紊乱,而瘤胃内环境的改变与瘤胃微生物菌群的变化密切相关。迄今为止,关于高精料饲喂条件下瘤胃发酵参数变化的报道较为一致,具体为瘤胃 pH 降低、总挥发性脂肪酸(VFA)含量升高、乙酸与丙酸比值下降。瘤胃内栖居着大量复杂多样的微生物,且微生物种类和丰度的变化受日粮组成等多种因素的影响。Mao 等报道,SARA 会降低瘤胃微生物的多样性,在门水平上 SARA 会降低变形菌门和拟杆菌门的相对丰度,增加厚壁菌门和放线菌门的相对丰度;

在属水平上,瘤胃中普雷沃菌属、密螺旋菌属、不动杆菌属、厌氧支原体属、乳酸杆菌属的相对丰度降低,而瘤胃中球菌属、奇异菌属、双歧杆菌的相对丰度升高。SARA 诱发的瘤胃低 pH 大量降低了瘤胃原虫的数量,而瘤胃原虫可通过吞噬淀粉有效降低其发酵生成 VFA 的速度。瘤胃内 pH 降低同样会降低瘤胃内真杆菌属和未分类梭菌科的相对丰度,而 SARA 的反复发生又会引起该菌丰度逐渐增加。前人的研究都证明在 SARA 状态下,瘤胃中大部分纤维降解菌的数量明显降低,这可能由 SARA 状态下日粮纤维含量减少及 SARA 状态较低的瘤胃 pH 水平所致,因为瘤胃 pH 在 5.8 以下,纤维降解菌很难存活。

2. 乳酸中毒的微生物多样性特征和规律及调控

在高谷物饲喂情况下,反刍动物瘤胃内乳酸产生菌与乳酸利用菌之间的菌群失调导致瘤胃内乳酸大量累积是加速瘤胃酸中毒进程的重要原因。牛链球菌作为瘤胃内的主要乳酸产生菌,其增殖速率和产酸模式均受 pH 的调控,当 pH 低于 5.7 时,将以乳酸为主要代谢终产物。以淀粉为主的高谷物日粮饲养方式会引起反刍动物瘤胃中牛链球菌快速增殖,利用易发酵碳水化合物发酵产生大量乳酸,因乳酸代谢产生 ATP 的效率明显低于其他有机酸,因此会降低谷物能量的利用效率,当瘤胃 pH 过低时乳酸利用菌受到抑制,乳酸的产量超出利用量而造成乳酸积累,加速瘤胃酸中毒进程。瘤胃内主要乳酸利用菌丰度下降和活力降低会导致反刍动物抵抗 SARA 的能力也随之下降。为此,研究者尝试构建了耐酸工程菌 *Megasphaera elsdenii* H6F32,并发现 *Megasphaera elsdenii* H6F32 能够有效降低体外模拟瘤胃酸中毒培养液的 pH 和乳酸浓度。此外,也有学者通过牛链球菌果糖-1,6-二磷酸醛缩酶(FBA)过表达调控乳酸产生,研究发现大量易发酵碳水化合物作为底物时牛链球菌 FBA 过表达可以减少乳酸产生;相反,少量易发酵碳水化合物和不易发酵碳水化合物作为底物时 FBA 过表达可以增加乳酸产量。Asanuma 等在 *Streptococcus bovis* 12U1 中鉴定了一个编码牛链球菌全局分解代谢控制蛋白 A(catabolite control protein A,CcpA)的 *ccpA* 基因,并研究了 *ccpA* 在乳酸脱氢酶基因转录调控中的作用,结果显示与野生菌株相比,*ccpA* 突变菌株降低了乳酸产生的比率。这些研究为调控瘤胃乳酸蓄积提供了潜在的预防措施,因此,采用基因调控重组菌株并使之成功定植于瘤胃或将成为运用微生物手段调控 SARA 的有效方法。

3. 亚急性瘤胃酸中毒对后肠道微生物多样性及健康的影响

反刍动物饲喂大量易发酵碳水化合物后,瘤胃和小肠内未完全消化吸收的有机物会进入后肠剧烈发酵。绵羊小肠对生淀粉的消化能力为 100 ~ 200 g/d,当过瘤胃淀粉超过反刍动物小肠的淀粉消化能力时,淀粉到达大肠。多数研究结果表明,后肠道的淀粉消化率为 70% ~ 100%。研究表明,盲肠灌注淀粉超过 138 g 时,羊的粪便中的淀粉含量也将随之增加。当反刍动物发生 SARA 时,通常会伴随着后肠酸中毒的发生。后肠酸中毒同样会导致反刍动物饲料消化率、乳脂率和采食量下降,影响动物的生产和健康。叶慧敏研究发现,饲喂高精料日粮诱发瘤胃酸中毒时,结肠酸度值与低精料的对照组相比降低至 6.66,较对照组减少了 0.78。

过量淀粉进入后肠会破坏微生物菌群平衡。Diez-Gonzalez 等的研究显示,采食粗饲料的奶牛结肠内容物中的大肠杆菌数量仅有 $2×10^4 g^{-1}$;随着饲喂精粗比上升而增加,当精粗比达 60% 时大肠杆菌的数量达到 $6.3×10^6 g^{-1}$;饲喂精粗比为 90% 的高谷物日粮奶牛结肠内容物中厌氧菌的数量增加了 1 000 倍。Liu 等报道高谷物日粮对山羊盲肠黏膜上皮细胞造成了严重损伤,同时白细胞介素 IL-1β、IL-6、IL-12 和干扰素-g(IFN-g)mRNA 相对表达水平上调。相关性分析表明,饲喂高谷物日粮的山羊盲肠 pH、内毒素(LPS)浓度和黏膜相关微生物菌群丰度的改变可能是局部炎症发生的原因之一,这一结果揭示了流入盲肠的可发酵底物可能会导致微生物组成的显著改变,并在盲肠功能障碍中发挥重要作用。Tao 等以关中山羊为模式动物的研究发现,高谷物日粮组山羊结肠和盲肠中梭状芽孢杆菌属和 *Turicibacter* 属的菌群丰度均显著增加,且高谷物日粮能显著提高盲肠黏膜组织中 Toll 样受体 4(TLR4)、髓样分化因子(MyD88)、肿瘤坏死因子(TNF)-α 和 IL-1β 的表达水平,导致山羊后肠微生物区系失调、代谢紊乱和黏膜损伤。由此可见,后肠道对碳水化合物的消化吸收起着不容忽视的作用,提高淀粉的能量利用效率的同时关乎后肠健康。

粪便微生物菌群也与动物的健康和生产息息相关,而且关系到食品安全和粪便污染等问题。Shanks 等研究认为牛群内和牛群间粪便细菌群落结构存在可变性,且种群内的变异性小于种群间的变异性。牛群粪便细菌群落组成(拟杆菌门、变形菌门和厚壁菌门)与粪便淀粉浓度显著相关。不同的动物饲养管理对牛粪便细菌群落的结构有很大影响,这种效应甚至在门和科分类水平上也有发现。SARA 发生时,大肠中碳水化合物含量的增加会刺激细菌的发酵,增加后肠内容物和粪便的酸性,提高粪便中丙酸、丁酸和总挥发性脂肪酸浓度。Plaizier 等研究发现虽然拟杆菌门和厚壁菌门是瘤胃和粪便中最丰富的门,但二者之和分别占瘤胃液和粪便中细菌群落的 76.9% 和 94.4%。SARA 发生时,仅瘤胃中厚壁菌门的相对丰度增加,对于粪便微生物,仅较低分类水平的细菌群落组成发生了变化。

(二)SARA 发生过程中瘤胃代谢与机体代谢的变化规律

代谢组学是对内源性整体代谢物的综合分析。随着技术手段的发展,代谢组学在 SARA 相关研究中的应用使得学者们对反刍动物 SARA 发生过程中瘤胃内的异常代谢物有了更全面的认识。目前,关于反刍动物 SARA 状态下瘤胃微生物结构异常导致的代谢物变化较为一致,主要包括有机酸、细菌降解产物、生物胺、LPS、糖类。高谷物日粮中含有大量淀粉可被降解为糖类物质。糖类利于牛链球菌和乳杆菌产生乳酸,这些细菌的大量增殖,会打破瘤胃内微生物区系的平衡,成为优势菌群,进而导致瘤胃内环境的紊乱,瘤胃 pH 的降低会导致瘤胃内革兰氏阴性菌及不耐受低 pH 的革兰氏阳性菌解释放嘌呤等降解产物。高谷物日粮也会改变瘤胃内氨基酸代谢,氨基酸的异常代谢会产生毒害物质生物胺,危害动物健康。

与瘤胃代谢组不同,关于 SARA 状态下反刍动物血液代谢轮廓变化规律的相关研究鲜有报道。有研究表明随着日粮中谷物比例的增加,奶牛血浆中非酯化脂肪酸(NEFA)、血糖和乳酸浓度增高,胆固醇浓度下降。与之相反,杨游等发现高精料组肉牛瘤胃内月桂酸、十三酸、肉豆蔻酸、十五酸和棕榈酸等 NEFA 的含量显著低于低精料组肉牛。作者认为低精料组肉牛采食量低,对能量的需求迫使脂肪组织降解是发生该现象的可能原因。Guo 等也证明高精料饲养同样尚未引起奶牛产后血浆 NEFA 升高。此外,杨游通过对血浆差异代谢物映射的代谢通路拓扑分析和富集分析后发现饲喂高精料肉牛的血浆关键代谢通路为苯丙氨酸代谢和苯丙氨酸、酪氨酸及色氨酸生物合成。目前,关于 SARA 状态下反刍动物血液代谢组变化规律的研究相对匮乏,因此,全面了解 SARA 状态下血液代谢物的变化规律有助于解析 SARA 的发生机制。

三、高精料诱发亚急性瘤胃酸中毒的发生机制

国内外研究学者认为瘤胃有机酸(挥发性脂肪酸和乳酸)积累和瘤胃异常代谢产物(LPS 和组胺)是反刍动物发生瘤胃酸中毒的主要诱因,但无论是有机酸的蓄积,还是瘤胃异常代谢产物的释放,这些因素都始于过量摄入高精料日粮。Calsamiglia 等也将 SARA 称为"高精料综合征"。

1. 瘤胃内挥发性脂肪酸产生与 SARA 的关系

高精料日粮含有大量淀粉、蔗糖和乳糖等易于被瘤胃微生物利用或分解的碳水化合物。反刍动物采食易发酵碳水化合物后,瘤胃液中的细胞外微生物酶将碳水化合物消化生成单糖,并在微生物作用下通过不同的代谢途径生成乙酸、丙酸、丁酸和其他有机酸。瘤胃乙酸、丙酸和丁酸的总产量约为总 VFA 的 95%。瘤胃中发酵产生的有机酸包括 3 个去向:唾液中和、瘤胃壁吸收或外流进入真胃和小肠。瘤胃 pH 的变化很大程度上受采食日粮中可发酵碳水化合物含量的影响。正常情况下,瘤胃内有机酸的产生和消耗维持平衡状态,但当过量的易于发酵的碳水化合物在瘤胃内发酵产生大量有机酸,会导致瘤胃内有机酸的积累,瘤胃 pH 下降。Kennelly 等研究发现当奶牛日粮中精料含量由 50% 提高到 75%,瘤胃平均 pH 由 6.31 降低至 6.15;而最低 pH 有显著性的变化,由 5.9 降低至 5.5。Krause 和 Combs 的研究发现用玉米青贮部分替代苜蓿青贮并不会影响瘤胃平均 pH,但会显著降低最低 pH。反刍动物一般情况下能够通过自身对摄入量、内源缓冲液的产生、微生物适应和 VFA 吸收的调节,将瘤胃 pH 维持在生理范围内。然而,如果消耗的可发酵碳水化合物的数量超过了瘤胃系统所能承受的产酸量,瘤胃 pH 补偿就会失效并急剧下降。由于瘤胃 VFA 的 pK_a 约为 4.9,当瘤胃 pH 低于生理阈值 5.5 时,瘤胃内的挥发性脂肪酸会结合瘤胃内游离氢离子(质子化)促进瘤胃上皮挥发性脂肪酸的吸收。瘤胃 pH 低于 5.5 时,VFA 吸收的增加可以被乳酸的产生所抵消。因此,以往研究发现在 SARA 模型中,瘤胃液中乳酸含量很低或尚未检出,但总 VFA 浓度一般较高,可达 100 mmol 以上(图 1.1)。

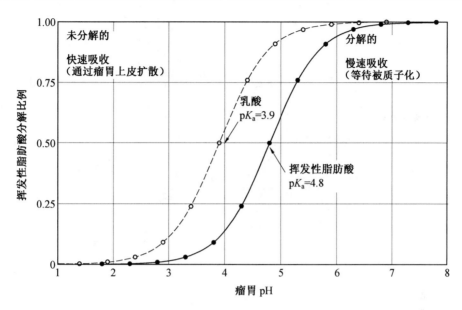

图 1.1 瘤胃挥发性脂肪酸(乙酸、丙酸和丁酸,实线)和乳酸(虚线)的滴定曲线

2. 瘤胃内异常代谢产物与 SARA 的关系

高谷物日粮导致瘤胃内 pH 下降,瘤胃内大量革兰氏阴性菌死亡并释放异常代谢产物,主要包括 LPS 和组胺等。LPS 位于革兰氏阴性菌细胞壁的最外层,如图 1.2 所示。LPS 主要包括 3 个组成部分,分别为核心多糖、O-特异性多糖侧链和类脂 A。核心多糖可被划分为内核和外核两部分区域。其中,内核保守度高,而外核结构具有多样性。O-特异性侧链在不同革兰氏阴性菌株之间有显著的种间特异性,导致不同菌株产生的 LPS 的毒性不尽相同;相反,类脂 A 则是由一段高度保守结构组成,其结构在不同菌株之间差异不大,均具有内毒素活性。LPS 与菌体表面紧密结合,只有当细菌快速生长或裂解死亡时才会被释放。Li 等研究表明,采食高谷日粮诱发 SARA 的同时增加了瘤胃内 LPS 浓度。Gozho 等研究发现高谷物诱发 SARA 疾病的肉牛瘤胃内 LPS 增加。因反刍动物在适应高谷物日粮过程中,瘤胃内拟杆菌门细菌数量变化较大,研究者推测瘤胃内大部分 LPS 可能源于拟杆菌门细菌。

生物胺是一种具有活性的小分子有机胺,常见的形式包括组胺、酪胺、色胺和腐胺等。反刍动物瘤胃内除微生物发酵可以产生生物胺外,采食青贮饲料也能够导致瘤胃内生物胺的增加。瘤胃内生物胺含量显著升高不利于动物健康。生理状态下,瘤胃上皮对组胺的通透性很低,能够有效防止其被机体吸收,但瘤胃上皮屏障受损时,组胺通过细胞旁路被吸收。已有研究表明饲喂高精料的奶牛瘤胃和血液内的生物胺含量增加。张瑞阳利用代谢组学的方法比较了 SARA 组和正常组奶牛瘤胃液的代谢产物变化,结果发现酪胺、腐胺、色胺和组胺及其相对应的前体物氨基酸的含量均显著增加。这些研究提示生物胺可能也是 SARA 发生的诱因。

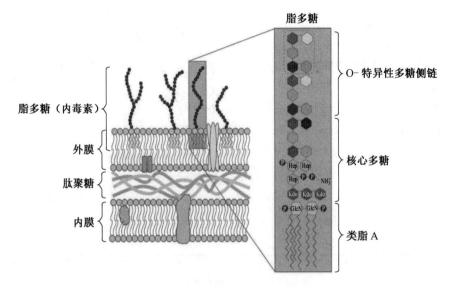

图1.2 革兰氏阴性菌细胞壁结构

瘤胃中的内毒素和组胺能够激活瘤胃上皮细胞的核因子-κB(nuclear factor-kappa B,NF-κB)信号通路,引起奶牛瘤胃上皮细胞的炎症损伤,瘤胃上皮屏障完整性受损,内毒素和组胺易位入血。血液中的 LPS 首先与脂多糖结合蛋白结合,形成 LPS-脂多糖结合蛋白(LBP)复合物。LBP 通过与类脂 A 结合,从而显著增加 LPS 活性,并将 LPS 传递至靶细胞膜表面的膜结位白细胞分化抗原 14(mCD14)和传统可溶性 sCD14,随后与之结合形成 LPS-LBP-CD14 三联复合物。Toll 样受体 4 在识别并结合该三联复合物后被激活,并介导一系列细胞内信号转导机制,激活多种蛋白激酶,并且随后激活胞浆内转录因子,如 NF-κB,活化的 NF-κB 进入细胞核,结合基因的启动区域,激发一系列重要的促炎性细胞因子和趋化因子基因表达,从而释放大量细胞因子,LPS 诱导细胞因子的表达而激活免疫系统。已有报道,粗饲料为玉米秸秆的高精料(63%)日粮相对于粗饲料为混合粗料的低精料(41%)日粮,能诱发奶牛血液中白细胞、中性粒细胞和 CD14 细胞数量显著升高。此外,瘤胃酸中毒也会导致奶牛血清淀粉样蛋白 A、触珠蛋白和 C 反应蛋白含量的上升。

3. 乳酸与 SARA 的关系

当反刍动物采食大量易发酵碳水化合物时,瘤胃中的 VFA 和乳酸等有机酸会迅速增加并在瘤胃内积累,造成瘤胃 pH 下降,诱发瘤胃酸中毒。瘤胃酸中毒有急性和亚急性之分,一般认为瘤胃 pH 在 5.2～5.6 时为亚急性瘤胃酸中毒,瘤胃 pH 在 5.0 以下时为急性瘤胃酸中毒(acute ruminal acidosis,ARA)。在 ARA 发生时,瘤胃内乳酸大量积累,因此 ARA 又称为瘤胃乳酸中毒。而在 SARA 发生时,瘤胃中的乳酸积累并不稳定,对其连续监测发现,一天中瘤胃液中乳酸会有 20 mmol 的峰值。因此,乳酸作为瘤胃发酵的重要中间代谢物,无论在 SARA 还是 ARA 的进程中都扮演着重要角色。

乳酸有 L 型和 D 型两种对映异构体,在瘤胃中,二者均由瘤胃微生物代谢产生。在动物体内,由于氧化 L-乳酸的酶广泛分布于各组织,如肝脏和心脏,但 D-乳酸必须通过线粒体膜才能被 D-2 羟基酸脱氢酶氧化。因此,D-乳酸降解缓慢,被认为毒性更大。当瘤胃 pH 维持在 6.0 时,L-乳酸占瘤胃中总乳酸的 80% 以上;然而,当瘤胃 pH 因乳酸积累而降至 5.0 时,D-乳酸可占瘤胃中总乳酸的 50% 以上,并导致动物整体生理功能障碍。

作为瘤胃内的中间代谢产物,乳酸在正常生理状态下并不会在瘤胃中大量积累,而是很快被乳酸利用菌分解为 VFA,因此,一般情况下瘤胃中的乳酸浓度很低甚至检测不到。乳酸在瘤胃中由乳酸利用菌二次发酵产生丙酸的过程中会消耗电子,从而能够减少瘤胃甲烷的产生,因此,乳酸在瘤胃内的二次发酵有利于减少饲料能量损失,并缓解温室效应。此外,乳酸是瘤胃中硝酸盐和亚硝酸盐还原为氨的重要电子供体,这意味着当反刍动物摄取含有高水平硝酸盐的饲料时,可以通过向瘤胃中提供充足的乳酸来防止"硝酸盐中毒"。同时,在硝酸盐还原为氨的过程中也会减少瘤胃甲烷产生。从这一点来看,乳酸的产生对于整个瘤胃发酵是有利的。然而,当反刍动物采食高精料日粮时,瘤胃中乳酸产生菌会快速分解易发酵碳水化合物产生大量乳酸,造成瘤胃乳酸积累。由于乳酸(pK_a 3.9)是一种比 VFA(pK_a 4.7~4.9)更强的酸,其在瘤胃内的积累往往会导致瘤胃 pH 的大幅下降,诱发瘤胃酸中毒。因此,控制瘤胃中乳酸的产生与利用,使其保持在适当浓度范围内将有利于维持瘤胃稳态和动物健康。

在反刍动物瘤胃中,乳酸主要由乳酸产生菌,如 *B. fibrisovens*、*S. bovis*、*Lactobacillus* 等,以及部分瘤胃纤毛原虫分解易发酵碳水化合物产生。碳水化合物在瘤胃中经糖酵解通路转化为丙酮酸,丙酮酸在乳酸脱氢酶(LDH)的作用下生成乳酸。因此,瘤胃中乳酸的产生与糖酵解的通量密切相关。乳酸只有在糖酵解通量(每个微生物单位时间发酵的己糖单位)高时才会积累。当反刍动物采食高精料日粮后,瘤胃中易发酵碳水化合物增加,微生物代谢活跃,糖酵解通量增加,导致乳酸积累。当动物适应一定的日粮后,微生物数量发生变化,糖酵解通量恢复正常,此时乳酸只是瘤胃代谢的一个中间代谢产物。

瘤胃中的乳酸大部分由乳酸利用菌,如 *M. elsdenii*、*S. ruminantium* 等,经琥珀酸途径、丙烯酸途径或者乙酸、丁酸途径代谢为 VFA。在常规日粮条件下,瘤胃中产生的乳酸主要通过琥珀酸途径或乙酸、丁酸途径进行代谢:L-乳酸和 D-乳酸分别在 L-LDH 和 D-LDH 的作用下生成丙酮酸,随后丙酮酸经丙酮酸羧化酶作用转化为草酰乙酸,进一步经苹果酸和延胡索酸生成琥珀酸,最终琥珀酸脱羧生成丙酸;另外,丙酮酸也可经丙酮酸脱氢酶(PDH)的作用生成乙酰辅酶 A,然后乙酰辅酶 A 分别经乙酰磷酸和丁酰辅酶 A 生成乙酸和丁酸。在高精料日粮条件下,瘤胃中的乳酸主要通过丙烯酸途径进行代谢,其中 L-乳酸在丙酰辅酶 A 转移酶的作用下生成乳酰辅酶 A,随后脱水生成丙烯酰辅酶 A,最终丙烯酰辅酶 A 加氢生成丙酸;而 D-乳酸则需先在乳酸消旋酶的作用下转化成 L-乳酸再进一步代谢。

除了被微生物代谢外,瘤胃中的乳酸还可以被瘤胃上皮吸收进入血液,然后经肝脏氧化或经肾脏排出体外。Moller 等使用尤斯灌流系统研究瘤胃上皮对乳酸的吸收,发现吸收速率与乳酸浓度呈正相关,表明瘤胃上皮可能以被动转运的形式吸收乳酸。瘤胃上皮对乳酸的吸收主要涉及 4 种转运蛋白:单羧酸转运蛋白 1(monocarboxylate transporters 1,MCT1)、单羧酸转运蛋白 2(monocarboxylate transporters 2,MCT2)、单羧酸转运蛋白 4(monocarboxylate transporters 4,MCT4)和钠离子偶联单羧酸转运蛋白 1(sodium-coupled monocarboxylate transporters 1，SMCT1）。这些乳酸转运蛋白的表达会受瘤胃内环境的影响。范曤天等通过 LPS 和低 pH 刺激瘤胃上皮细胞研究发现，刺激引起乳酸转运蛋白的表达下降，可能会导致上皮转运功能降低，增加肠腔及细胞中乳酸蓄积的风险；此外，LPS 和低 pH 刺激还会引起瘤胃上皮屏障功能的破坏，RhoA/ROCK 信号通路被激活，细胞渗透性增加，乳酸向血液中易位的可能性加剧。

第二节　亚急性瘤胃酸中毒的危害与营养调控策略

一、亚急性瘤胃酸中毒的危害

瘤胃酸中毒会造成动物的采食量和饲料消化率下降，导致动物生长、产肉、产奶、畜产品品质等方面受到严重影响。由于瘤胃上皮不受黏膜保护，易受酸的化学损伤，因此产生瘤胃酸中毒时，低的瘤胃 pH 会导致瘤胃炎，并最终导致瘤胃角化不全、糜烂和瘤胃上皮溃疡。一旦瘤胃上皮发炎，细菌可在瘤胃乳头定植并渗漏入门静脉循环。这些细菌可引起肝脓肿，有时在脓肿部位周围引起腹膜炎。如果肝脏感染的细菌被释放到循环系统中，它们可能会在肺部、心脏瓣膜、肾脏或关节上定植，造成肺炎、心内膜炎、肾盂肾炎、关节炎等。此外，瘤胃酸中毒还会引发反刍动物瘤胃胀气、蹄叶炎、腹泻等一系列健康问题，甚至引起死亡，给畜牧业带来严重的经济损失。

二、亚急性瘤胃酸中毒的营养调控策略

反刍动物采食高精料后瘤胃 pH 骤降，诱发瘤胃微生物菌群紊乱，瘤胃代谢异常释放毒素，最终影响动物生产性能和机体健康。目前，缓解高精料诱发 SARA 的营养调控方法有如下关键措施：①改善日粮碳水化合物结构；②调控微生物菌群；③使用添加剂调控等。

（一）改善日粮碳水化合物结构

反刍动物突然采食过量的易发酵碳水化合物是诱发瘤胃酸中毒的主要原因。因此，通过合理地配制日粮中碳水化合物组成可以提高瘤胃的缓冲能力，有利于预防反刍动物 SARA 的发生。反刍动物机体内源性缓冲能力是通过增强动物咀嚼刺激分泌碱性缓冲物质，并随唾液流入瘤胃。日粮中物理有效中性洗涤纤维（physically-effective neutral detergent fiber，peNDF）含量与反刍动物咀嚼活动密切相关。Mertens 认为日粮中充足的 peNDF 能有效保持反刍动物的乳脂率，稳定瘤胃内 pH，保持动物健康。日粮中性洗涤纤维（neutral detergent fiber，NDF）含量或牧草颗粒长度增加，其 peNDF 含量会相应增加，进而促进咀嚼和反刍活动，增加唾液的分泌，可有效地降低反刍动物 SARA 发生的风险。在 NRC（2001）奶牛饲养标准中把日粮中非纤维性碳水化合物（non-fibrous carbohydrate，NFC）与中性洗涤纤维比例作为评价奶牛日粮中碳水化合物平衡的标准，并指出日粮中 75% 的 NDF 应来源于粗饲料，NFC 含量最高不超过 44%，以保证 peNDF 含量充足。

（二）调控微生物菌群

牛链球菌（*Streptococcus bovis*）是一种淀粉利用菌，也是瘤胃内的主要乳酸产生菌。有

体外研究发现,扁柏醇与有机酸混合能够抑制牛链球菌的生长,具有缓解瘤胃酸中毒的潜力。在饲喂高精料的小母牛日粮中添加有机酸混合的扁柏醇能够降低瘤胃中牛链球菌的数量,同时还能够减弱瘤胃胀气产生的不良影响。

埃氏巨型球菌(*Megasphaera elsdenii*)是瘤胃中主要的乳酸分解菌,与其他乳酸利用菌相比,其具有耐酸的特性,这也使得 *Megasphaera elsdenii* 成为理想的用于提高乳酸代谢的细菌。Weimer 等报道,通过瘤胃灌注低营养富集 *Megasphaera elsdenii* 菌液可以改善瘤胃发酵,缓解高谷物日粮诱导的 SARA。目前研究表明,*Megasphaera elsdenii*(*M. elsdenii* NCIMB 4115 和 *M. elsdenii* B159)的不同菌株均有缓解瘤胃酸中毒的潜力。

(三)使用添加剂调控

1. 硫胺素

硫胺素是参与机体碳水化合物代谢的必要辅酶因子。当机体内硫胺素缺乏时,碳水化合物不能正常代谢,丙酮酸无法进入三羧酸循环,只能通过乳酸脱氢酶转化为乳酸,造成丙酮酸和乳酸的累积。生理条件下,反刍动物自身可以合成足够的硫胺素,不需额外添加;在高精料日粮条件下,微生物区系发生变化,反刍动物体内硫胺素合成受限。潘晓花等利用体外批次培养法研究发现添加 180 mg/kg 硫胺素可改善瘤胃发酵,降低瘤胃中牛链球菌(乳酸产生菌)的数量,提高埃氏巨型球菌(乳酸利用菌)的数量,从而降低乳酸的蓄积,证明了其是缓解 SARA 的有效方法。硫胺素的添加对瘤胃内主要的乳酸产生菌和利用菌具有调控作用,Xue 等采用宏基因组学研究表明硫胺素可以显著改善高精料日粮引起的真菌丰度降低,提高奶牛对纤维的分解消化能力。

2. 添加缓冲剂

高精料日粮中添加碱性缓冲剂是生产实践中预防和治疗瘤胃酸中毒的常用方法,如 $NaHCO_3$。$NaHCO_3$ 的作用效果与粗饲料来源有关,当奶牛日粮中粗饲料来源为玉米青贮时,缓冲剂可达到预期效果,但粗饲料来源为牧草青贮时,其效果并不理想。饲料中添加适当比例的 $NaHCO_3$ 可以提高奶牛产奶量和饲料利用率,同时还可以预防或减缓瘤胃 pH 下降。然而,添加小苏打等缓冲剂是“治标不治本”的方法,其副作用也非常明显,因为日粮中添加过量的 $NaHCO_3$ 会改变全混合日粮的酸碱离子平衡,增加育肥羊发生碱性尿结石的风险。因此,国内外反刍动物营养学家一直致力于寻找更为高效并可以多方面改善瘤胃稳态、预防 SARA 的添加剂。

3. 植物提取物

抗生素的禁用使得植物提取物的研究成为热点。生物碱类、精油、萜类及黄酮类、皂苷等植物提取物具有抑菌、改善瘤胃发酵和预防瘤胃酸中毒等作用。Hutton 等发现澳洲的光秃爱沙木提取物可减少反刍动物瘤胃酸中毒过程中的有机酸积累。该物质主要为萜类物质,可减缓 pH 下降和乳酸积累,且不抑制气体产生。该提取物具有选择性抑菌的特性,其对埃氏巨型球菌(*M. elsdeni*)的最低抑菌浓度为 10 mg/mL,而对乳酸产生菌和其他瘤胃细菌的最低抑菌浓度则为 1.26 mg/mL。李国祥等报道丝兰提取物丝兰皂苷在一定程度上有利于瘤胃内微生物区系的平衡和内环境的稳定。植物提取物已经引起了研究者们的广泛兴趣并做了大量研究,但由于植物提取物的提取工艺复杂且作用机制不明确,至今在反刍动物上的应用并不广泛。

4. 谷物原料的加工处理

谷物是反刍动物日粮中碳水化合物的主要来源,因其能够提供丰富的能量而广泛被用于高产反刍动物日粮。淀粉是谷物的主要成分,淀粉的合理利用决定了反刍动物谷物的饲用价值。在反刍动物日粮中谷物不仅是淀粉的主要来源,也是蛋白质和矿物质重要来源,尤其是磷(图1.3(a))。大量谷物在反刍动物日粮中的应用几乎能完全满足反刍动物对磷的需要。因为反刍动物将谷物中淀粉在瘤胃中降解为有机酸作为能量代谢的前体物供能,而单胃动物可将谷物中淀粉直接降解为葡萄糖供能,所以反刍动物对谷物的能量利用效率比猪禽等单胃动物低。大部分谷物淀粉在瘤胃内被降解,但其降解速率和程度因谷物来源和加工方式不同而不尽相同(图1.3(b)、(c))。谷物淀粉在瘤胃内的降解特性主要受品种、淀粉颗粒大小、直链淀粉与支链淀粉比例、胚乳结构、淀粉脂质复合物和淀粉蛋白复合物结构等因素的影响。当下,物理或者化学方法处理谷物是改变日粮瘤胃淀粉可降解特性的主要手段。此外,近些年来也有报道关于酶处理改变谷物原料中淀粉结构的研究。

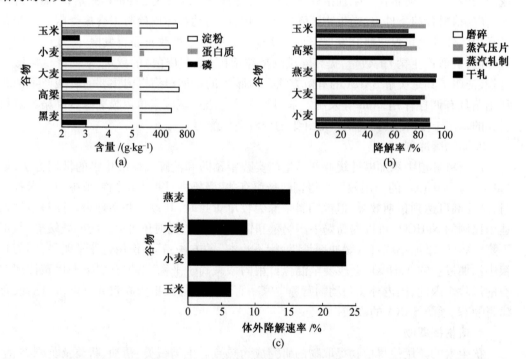

图 1.3　反刍动物常用谷物原料中淀粉、蛋白质和磷含量(饲喂状态;中国饲料成分及营养价值表,2018 年第 29 版)及谷物淀粉瘤胃、体外降解速率

5. 物理调控

根据谷物处理因素可将其加工方式分为干冷、冷湿、干热和湿热法。生产中常用于提高瘤胃降解率的方法有破碎、蒸汽压片、制粒和微波处理等。破碎是通过降低谷物原料的颗粒大小,增加淀粉与瘤胃微生物的接触面积,提高其瘤胃降解率。蒸汽压片先通过高温使淀粉糊化,然后利用压片技术破坏包被淀粉颗粒的蛋白,从而增加淀粉颗粒与微生物的接触面积。多数物理处理方法是增加淀粉的瘤胃降解和消化,而焙炒技术则是增加淀粉

瘤胃抗性的一种处理方法。瘤胃消化抗性的增强可以使更多淀粉进入小肠消化,既可以减少高精料条件下大量有机酸产生诱发 SARA 的风险,还有利于增加淀粉在小肠消化为葡萄糖,提高反刍动物的饲料利用效率。由于物理处理预防 SARA 的方法单一、作用效果有限且需要许多专业的设备,因此,国内外学者尝试通过化学处理和生物处理方法调控日粮瘤胃淀粉可降解特性。

6. 化学调控

传统的谷物化学处理方法包括强碱浸泡、甲醛浸泡和氨处理等,因为这些方法存在处理时间长、增加动物饮水量、具有腐蚀性和损害反刍动物健康等潜在问题而尚未得到广泛的推广应用。有机酸乳酸和柠檬酸已经被广泛应用于食品行业中改变淀粉消化特性,研究者发现有机酸处理淀粉可能会使高度分化的支链淀粉分子线性化,从而限制酶解速率。Iqbal 等利用这一特性,采用乳酸处理大麦以降低奶牛 SARA 的患病风险,同时维持泌乳后期荷斯坦奶牛的高乳脂含量。由于谷物热处理与淀粉糊化有关,Iqbal 等尝试采用乳酸联合热处理大麦预防 SARA 的发生,结果显示有机酸联合热处理大麦在饲喂泌乳后期的荷斯坦奶牛试验中显示出了多重优势:瘤胃密集发酵阶段(8 ~ 12 h)的 pH 均高于5.8,乳脂产量、乳脂含量和脂肪蛋白比增加;乳酸联合热处理大麦具有更好的能量校正乳和较低的牛奶尿素氮。Harder 等进一步尝试应用有机酸和热循环联合处理大麦,利用淀粉回生增加抗性淀粉含量,这些处理工艺的改变显著提高了大麦中的抗性淀粉含量。因此,优化有机酸处理工艺将提高谷物原料预防 SARA 并提高动物生产性能的潜力。

目前我国反刍动物日粮中能量的主要供给谷物原料为玉米。Shen 等报道了柠檬酸处理玉米可降低奶山羊 SARA 的患病风险,柠檬酸处理玉米对奶山羊的干物质采食量和产奶量均无显著影响,有提高乳脂含量和4%校正乳产量的趋势。另有研究者报道乳酸或盐酸处理玉米能够调控淀粉在肉牛瘤胃内的降解特性,进而改善瘤胃和血浆代谢轮廓,降低高谷物日粮诱发的肉牛机体免疫反应。

除了以上提及的酸处理方法,单宁酸也被用于修饰大麦淀粉结构抵抗瘤胃的快速降解,同时降低了挥发性脂肪酸、丙酸和支链脂肪酸浓度。根据扫描电子显微镜图像,淀粉的保护可能主要源自单宁酸与蛋白质和淀粉颗粒嵌入的胚乳细胞基质的结构碳水化合物之间的相互作用。单宁酸处理谷物可能是一种潜在的方式,其将部分淀粉的消化部位从瘤胃转移到肠道,从而减少瘤胃发酵紊乱的发生。目前,关于有机酸处理谷物原料及其对反刍动物生产影响的研究相对较少,有机酸处理谷物降低 SARA 患病风险的机制尚不明晰,缺乏深入的体内研究来评估该技术的应用潜力。

长期以来单宁一直被认为是饲料中的抗营养因子,然而,近年来研究表明日粮中含有适量的单宁可以提高反刍动物生产性能,同时对环境保护具有积极作用。单宁对于反刍动物而言是一把双刃剑。单宁与蛋白质复合物在 pH 5.0 ~ 7.0 条件下稳定存在,而在 pH 低于3.5 或者 pH 高于8.0 时,蛋白质能够从复合物中游离出来。研究表明单宁能够降低瘤胃蛋白质降解率,提高真胃蛋白质流量,增加小肠氨基酸流量,但单宁剂量过高会造成蛋白质的过度保护,降低瘤胃微生物活性,进而影响反刍动物的生产性能。过高剂量的单宁不仅会造成蛋白质的过度保护,还会降低动物的采食量。研究发现在绵羊含豆粕的日粮中添加 20.8 g/kg 水解单宁(干物质,DM)对自由采食量仍无影响,而日粮中添加量超过 50 g/kg 单宁(DM)可显著降低动物的自由采食量。此外,还有研究报道适量地添加单宁可增加了动物的采食量。这些研究结果的差异与单宁来源和剂量有关。单宁除了可以结合蛋白质以外,还能与碳水化合物结合。Deshpande 等报道室温下单宁酸预处理淀粉 4 h 后,猪胰腺 α-淀粉酶作用 30 min 后其体外消化率降低了 8.8% ~ 17.0%。Martínez 等利用单宁酸保护大麦以降低其瘤胃降解的研究表明,微生物对鞣质酸处理后大麦的水解作用减弱。这些研究说明单宁酸或许是调控日粮淀粉瘤胃降解特性的潜在方法。我国反刍动物日粮中能量的主要供给谷物原料为玉米,迄今为止,关于单宁酸预处理改变玉米原料瘤胃降解特性的有效性及体内试验综合评估该技术应用潜力的研究尚未见报道。

7. 酶法处理

与化学方法相比,酶法处理淀粉具有底物特异性且处理时间相对短。酶法处理主要是通过去支链分子增加直链淀粉的水平以增加抗性淀粉含量,典型的具有提高抗性淀粉的去支化酶包括普鲁兰酶、异淀粉酶等。近年来,Metzler-Zebeli 和 Newman 分别报道了转糖基淀粉对猪大肠黏膜具有免疫应答基因表达、肠道菌群及其与肝脏脂质合成相关基因表达的影响。研究发现糖基转移淀粉可在一定程度上通过改变大肠微生物作用调控促炎通路,从而调控猪的抗炎能力;糖基转移淀粉可能通过改变肠道细菌状态、丙酸和宿主脂质代谢影响肠道细菌信号通路。目前,关于酶法处理谷物淀粉与反刍动物生产相关的研究信息缺乏。Harder 等应用普鲁兰酶处理大麦,结果发现经 5% 普鲁兰酶在 22 ℃ 处理后大麦中的抗性淀粉从 0.26% 增加至 1.29%,且抗性淀粉含量的上升和普鲁兰酶的浓度增加成线性关系。另有研究报道,α-淀粉联合普鲁兰酶、高压联合 β-淀粉酶可有效促进抗性淀粉的形成。因此,尝试联合酶法和物理法处理谷物淀粉用于抵抗反刍动物瘤胃的快速降解或将成为有效的措施,但关于优化工艺、降低成本及其在反刍动物生产中的应用仍任重道远。

第二章 瘤胃中牛链球菌的碳水化合物利用与调控

第一节 瘤胃中牛链球菌的产酸机制与途径

通过研究反刍动物瘤胃酸中毒进程中瘤胃菌群结构变化发现,动物采食高精料日粮后,瘤胃中牛链球菌($S. bovis$)数量呈爆发式增长,并且发酵产生大量乳酸,造成瘤胃乳酸积累和 pH 迅速下降,认为该菌对瘤胃酸中毒的发生至关重要。因此,可以通过抑制 $S. bovis$ 的过度生长或抑制 $S. bovis$ 产生过量乳酸来预防瘤胃酸中毒。在此之前,必须要了解 $S. bovis$ 产生乳酸机制及影响其生长和产酸的因素。

一、$S. bovis$ 对淀粉的降解

$S. bovis$ 是一种淀粉分解菌,它能通过 α-淀粉酶(α-AMY)将淀粉水解成麦芽糖,麦芽糖再迅速水解成葡萄糖。$S. bovis$ 产生的淀粉酶包括两种:一种是胞外酶,可以降解生淀粉;另一种是胞内酶,具有降解可溶性淀粉的活力。$S. bovis$ 淀粉酶的产生受发酵底物的调控,当生长在含有淀粉或麦芽糖作为唯一碳源的培养基中时,其产生的淀粉酶活性比在含有葡萄糖作为唯一碳源的培养基中高 12 倍。另外,$S. bovis$ 淀粉酶的分布也受发酵底物的影响,当在含淀粉的培养基中生长,大约 80% 的淀粉酶分布于细胞内;当在含有葡萄糖或麦芽糖的培养基中生长,细胞外的淀粉酶超过 90%。

二、$S. bovis$ 对小分子糖类的摄取

瘤胃中的淀粉被分解为葡萄糖和麦芽糖等小分子糖后,$S. bovis$ 通过磷酸转移酶系统(phosphotransferase system,PTS)和易化扩散途径将其吸收入细胞内。易化扩散是一种对葡萄糖具有低亲和力、高通量的转运系统,它不需要质子动力或 ATP,也不需要钠离子流形成的膜电位的驱动,而是通过载体蛋白、膜通道及渗透酶等方式顺浓度梯度将葡萄糖扩散至细胞内。该转运系统与胞外底物浓度成正比,是高底物浓度下葡萄糖的主要转运方式。

相比于易化扩散,PTS 对葡萄糖具有更高的亲和力,它能将葡萄糖逆浓度梯度转运至胞内,是一种主动转运方式,但是其转运通量小于易化扩散。该系统是一种多蛋白磷酸化系统,它能将碳水化合物跨细胞质膜转运的同时与磷酸化结合起来,这种类型的主动转运只存在于细菌中。PTS 由至少 3 种可单独编码的不同蛋白质组成:酶Ⅰ(EⅠ)、组氨酸磷酸化蛋白(HPr)和酶Ⅱ复合体(EⅡ)。其中,EⅠ 和 HPr 是非特异性的蛋白,为不同糖类所共用;EⅡ 由 3 个结构域(EⅡA、EⅡB、EⅡC)构成,具有糖类特异性。当转运碳水化合物时,EⅠ 通过接受细胞内磷酸烯醇丙酮酸(PEP)供给的磷酸基团(Pi)启动磷酸化链,随

后将 Pi 转移到 HPr 中的 His15 残基上,形成 HPr–His–P,然后 HPr–His–P 的 Pi 通过特异性 EⅡ蛋白(ⅡA 和ⅡB)介导的两步磷酸化转移到葡萄糖上,最后磷酸化的葡萄糖通过 EⅡC 形成的跨膜通道转移到细胞内。除葡萄糖-PTS 系统外,S. bovis 还存在转运乳糖、纤维二糖、蔗糖等的 PTS,这些转运二糖的 PTS 活性可受底物诱导。在 PTS 转运过程中,所有 PTS 蛋白之间的磷酸化转移反应都是可逆的。因此,在某一特定时间出现的所有 PTS 蛋白的磷酸化状态由两个因素决定:PTS 转运活性和反映糖酵解通量的 PEP 与丙酮酸比。这种对 PTS 蛋白磷酸化状态的动态调节响应于细胞的营养条件和代谢状态,为 PTS 介导的信号调节提供了基础。

三、S. bovis 对碳水化合物的胞内代谢及其产酸途径

碳水化合物进入 S. bovis 细胞内后,多数通过糖酵解通路转化为丙酮酸。据报道,大部分 S. bovis 菌株都不能利用戊糖,但能在己糖(如果糖、甘露糖等)和己糖双糖(如蔗糖、麦芽糖等)上快速生长。进入 S. bovis 细胞内的己糖和己糖双糖首先被转化为葡萄糖-6-磷酸或果糖-6-磷酸,这些糖-6-磷酸被 6-磷酸果糖激酶(PFK)转化为果糖-1,6-二磷酸(FBP),然后果糖-1,6-二磷酸醛缩酶(FBA)将 FBP 分解为甘油醛-3-磷酸(GAP)和磷酸二羟丙酮(DHAP)。当 S. bovis 生长在以乳糖为碳源的培养基时,乳糖通过乳糖特异性的 PTS 被吸收转化为乳糖-6-磷酸,乳糖-6-磷酸被 β-半乳糖二糖酶分解为游离葡萄糖和半乳糖-6-磷酸。然后葡萄糖部分被葡萄糖激酶转化为葡萄糖-6-磷酸,而半乳糖-6-磷酸很可能通过塔格糖途径被代谢。在塔格糖途径中,半乳糖-6-磷酸被转化为塔格糖-6-磷酸,然后转化为塔格糖-1,6-二磷酸(TBP),后者被 TBP 特异的醛缩酶(TBA)分解成 DHAP 和 GAP。GAP 和 DHAP 进一步在甘油醛-3-磷酸脱氢酶(GAPDH)、磷酸甘油酸激酶(PGK)和烯醇酶(ENO)作用下转化为 PEP,最后 PEP 在丙酮酸激酶(PYK)作用下转化为丙酮酸。在这个过程中 PEP 与丙酮酸比反映了糖酵解的通量,糖酵解通量可以调控 PTS 对糖的摄取,对此起关键作用的是 PYK 的活性。与其他链球菌 PYK 相似,S. bovis PYK 被 FBP 激活,而被 Pi 强烈抑制。当 S. bovis 在过量葡萄糖存在下生长时,细胞内 FBP 浓度较高,Pi 浓度较低。由于 PYK 活性被高 FBP 和低 Pi 升高,PEP 向丙酮酸的转化增加,因此,通过 PTS 摄取的葡萄糖可能会减少。当葡萄糖供应不足时,细胞内 FBP 浓度降低,Pi 浓度升高。较高的 Pi 浓度和较低的 FBP 浓度会抑制 PYK 活性,从而降低 PEP 向丙酮酸的转化率,使更多的 PEP 通过 PTS 来吸收糖(图 2.1)。

丙酮酸在 S. bovis 中的去路主要有:①由 LDH 代谢为乳酸;②由丙酮酸甲酸裂解酶(PFL)代谢为甲酸;③由 PFL 或 PDH 复合体代谢为乙酰辅酶 A,然后乙酰辅酶 A 在乙酸激酶(ACKA)和磷酸转乙酰酶(PTA)作用下生成乙酸,或在乙醇-乙醛脱氢酶(ADHE)作用下生成乙醇,或者进入三羧酸(TCA)循环。S. bovis 发酵途径不同,所产生的能量也不同。例如,当 1 mol 葡萄糖发酵成 2 mol 乳酸时,产生 2 mol ATP,而当 1 mol 葡萄糖发酵生成 1 mol 乙酸和乙醇时,产生 3 mol ATP。然而,由 PFL 催化的反应是低速率的,相比之下 LDH 催化的反应速率更快,这就意味着 S. bovis 通过乳酸途径获得 ATP 的速度比乙酸和乙醇途径更快。根据目前的研究,S. bovis 中丙酮酸下游的碳流主要由 PFL/LDH 的活性比决定。

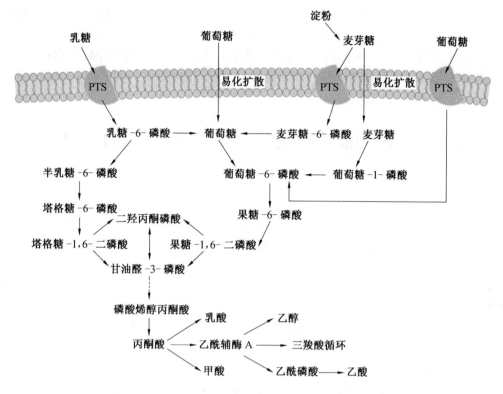

图 2.1 *S. bovis* 对碳水化合物的吸收、代谢及其产酸途径

S. bovis 的 LDH 是一个分子质量为 41 ku 的单体蛋白, 其基因 *ldh* 全长 990 bp, 以单顺反子方式进行转录, 共编码 329 个氨基酸。与 PYK 相似, *S. bovis* 的 LDH 被 FBP 以变构方式激活。在 pH 为 5.5 时, LDH 最大活性只需要 0.4 mmol FBP, 而在 pH 为 6.5 时, 需要 1.6 mmol FBP。在乳脂链球菌(*Streptococcus cremoris*)中, Pi 能够增加 LDH 对 FPB 的需求量, 说明 Pi 可能是 FPB 与 LDH 结合的竞争性抑制剂。在 *S. bovis* 中也发现 Pi 对 LDH 活性有抑制作用, 且在 *S. bovis* 胞内 FBP 与 Pi 浓度成反比例关系, 表明 FBP 和 Pi 浓度的变化对 *S. bovis* LDH 活性有很大影响。

S. bovis 的 PFL 是一个分子质量为 174 ku 的同源二聚体(87 ku 亚基), 其基因 *pfl* 全长为 2 325 bp, 也是以单顺反子方式进行转录, 共编码 744 个氨基酸。*S. bovis* 的 PFL 在最初是以无活性的形式(Ei)被合成, 在翻译后通过接受 PFL 激活酶(PFL-AE)提供的电子转化为有活性的形式(Ea)。Ea 在 Gly-737 的 a-碳上的活性部位有一个有机自由基, 其作用机制被认为是有机自由基参与的均裂过程。当 *S. bovis* 的 Ea 暴露于氧气中时, Ser-736 和 Gly-737 之间的肽键断裂, 导致不可逆失活, 同时产生 83 ku 和 4 ku 的多肽。因此, *S. bovis* 的 PFL 只有在厌氧条件下才能发挥作用。随着 *S. bovis* 生长条件的改变, PFL 和 PFL-AE 的合成量也随之改变, 且二者的变化是同步的, 胞内 PFL-AE 的浓度始终可以满足激活 PFL 的需求量。Asanuma 等对 *S. bovis* PFL 和 *PFL-AE* 过表达发现, 将含有 *S. bovis pfl* 和 *pfl* 启动子的重组质粒引入 *S. bovis*, 不会影响细菌甲酸和乳酸的产生; 当用 *S. bovis* 的 *ldh* 启动子取代 *pfl* 启动子时, *pfl* 发生过表达, 导致甲酸与乳酸的比例增加; 当

用 *S. bovis* 的 *ldh* 启动子同时过表达 *PFL* 和 *PFL-AE* 时,甲酸与乳酸的比例进一步增加。这说明 *pfl* 启动子的活性比 *ldh* 低,也意味着在 *S. bovis* 中 LDH 的活性要远远高于 PFL 活性,因此通常情况下 *S. bovis* 甲酸产量远低于乳酸产量。另外,糖酵解中间代谢产物 GAP 和 DHAP 能够以剂量效应方式抑制 PFL 活性。因此,胞内 FBP、DHAP 和 GAP 浓度降低会导致 *S. bovis* 甲酸产生比例升高,乳酸产生比例下降。

第二节　影响瘤胃牛链球菌生长及产酸途径的因素

一、底物 pH

S. bovis 是瘤胃中耐酸性较强的产乳酸菌,能够在 pH 为 4.5 ~ 6.7 的范围生长,在培养基 pH 为 6.4 时生长速率最高。*S. bovis* 有机酸发酵模式受胞外 pH 和生长速率的调控。当 pH 大于 6.0 时,*S. bovis* 在快速生长时产生乳酸,但在生长速率较慢时转变为乙酸、甲酸和乙醇发酵。在 pH 小于 5.0 时,*S. bovis* 即使生长缓慢也主要产生乳酸。在高生长速率时,*S. bovis* 胞内 FBP、GAP 和 DHAP 浓度高,激活 LDH 并抑制 PFL 活性,因此以乳酸发酵为主。在低生长速率时,*S. bovis* 产酸发酵模式之所以受 pH 的调控是因为不同 pH 条件下相关酶的活性不同。*S. bovis* LDH 活性在 pH 为 5.5 时最高,在 pH 为 7.0 时最低。当培养基 pH(即 *S. bovis* 细胞外 pH)为 4.7 时,细胞内 pH 约为 5.5,此时 LDH 活性最高。相比之下,*S. bovis* PFL 的最适 pH 为 7.5,即使在 pH 6.0 的情况下,其活性也下降到最大活性的 10%。这些 pH 对 LDH 和 PFL 活性的影响部分解释了 *S. bovis* 在低 pH 条件下乳酸产量大大增加的事实。*S. bovis* LDH 的活性在低 pH 条件下较高可能还与胞内 FBP 浓度有关,在低 pH 条件下胞内 FBA 的活性降低,引起 FBP 浓度升高,从而激活 LDH,导致乳酸产生增加。此外,在低 pH 条件下 LDH 对 FBP 的需求减少,因此,在酸性条件下即使细菌生长缓慢也能产生乳酸。除了调控酶的活性以外,pH 还可以调控 LDH 和 PFL 的 mRNA 合成。Asanuma 等研究表明,在 pH 为 4.5 时,*S. bovis* *pfl* 的 mRNA 水平显著低于 pH 为 6.9 时,而 *ldh* 的 mRNA 水平在 pH 为 4.5 时较高。然而,酶转录水平的变化并不能决定有机酸最终的产量,*S. bovis* 有机酸发酵模式主要还是由 PFL/LDH 的活性比决定。

二、底物类型

S. bovis 可以利用葡萄糖、蔗糖、麦芽糖、纤维二糖等多种碳源,其中以葡萄糖或蔗糖为碳源时 *S. bovis* 的最大生长速率高于麦芽糖和纤维二糖,但是以蔗糖、麦芽糖、纤维二糖为碳源时,*S. bovis* 的产酸模式目前还没有研究。如前面所述,*S. bovis* 也可以代谢乳糖,但其在乳糖上的生长速率远低于在其他糖上的生长速率。当以乳糖为碳源时,*S. bovis* 代谢产物中甲酸与乳酸之比以及相应的酶活比 PFL/LDH 显著高于以葡萄糖为碳源时。由于在乳糖代谢过程中,乳糖的半乳糖部分被代谢成 TBP,*S. bovis* 胞内 FBA 活力较低,流入 FBP 池的速率减慢,因此 FBP 浓度均低于以葡萄糖为碳源时。同时,DHAP 和 GAP 的浓度也降低,导致 LDH 活力降低,PFL 活力升高,甲酸与乳酸之比升高。进一步对 LDH 和 PFL 的转录水平分析发现,*S. bovis* 以葡萄糖为碳源时,其 *ldh* 的 mRNA 水平大约是以乳糖

为碳源时的 2 倍;而 *pfl* 表达量变化与之相反,在以乳糖为碳源时 *pfl* 的 mRNA 水平是以葡萄糖为碳源时的 3.6 倍。说明底物葡萄糖和乳糖可以从转录水平调控 LDH 和 PFL 的合成,从而调控 *S. bovis* 产酸途径,但这两种碳源以何种机制介导 *S. bovis* LDH 和 PFL 转录水平的变化目前尚不清楚,有待进一步研究。本课题组前期研究发现,*S. bovis* 以淀粉为底物时细菌的生长速率低于以葡萄糖为底物时,且在 3 g/L 的底物浓度下,代谢产物中乳酸百分比低于以葡萄糖为底物时,甲酸和乙酸百分比高于以葡萄糖为底物时,但在 1 g/L 和 9 g/L 底物浓度下没有观察到此结果,说明底物类型对 *S. bovis* 产酸模式的影响可能与底物浓度有关。

三、底物浓度

饲喂高淀粉日粮会导致反刍动物瘤胃中 *S. bovis* 数量呈爆发式增长,并产生大量乳酸,但在饲喂低淀粉日粮模式下并无此现象,因此易发酵碳水化合物的浓度可能影响 *S. bovis* 的生长及产酸模式。本课题组前期研究发现,以淀粉和葡萄糖为底物时,*S. bovis* 发酵产物均以乳酸为主,且随着底物浓度的提高,发酵产物中乳酸比例也显著提高,说明底物浓度会影响 *S. bovis* 的有机酸发酵模式。Asanuma 等在 pH 为 6.9 的体外连续培养试验中发现,过量葡萄糖存在时,乳酸在总发酵产物中所占比例、LDH 活性和 *ldh*-mRNA 水平均高于限制葡萄糖供应时。相反,在高糖条件下,甲酸百分比、PFL 活性和 *pfl*-mRNA 水平较低。因此,底物葡萄糖浓度对 LDH 和 PFL 的合成向相反的方向调控。当葡萄糖充足时,*S. bovis* 发酵主要产生乳酸,每个葡萄糖产生的 ATP 量较少,而在葡萄糖受限条件下,*S. bovis* 通过甲酸、乙酸和乙醇发酵来获得更多的单位葡萄糖 ATP 产量。因此,高浓度的 ATP 或高腺苷酸能荷可能会通过转录调控促进 LDH 的合成,减少 PFL 的合成。除转录水平调控外,底物浓度还可以通过变构效应物 FBP、DHAP 和 GAP 的浓度影响 LDH 和 PFL 的活性。在葡萄糖过量的条件下,*S. bovis* 细胞内 FBP、DHAP 和 GAP 的浓度升高,激活 LDH 而抑制 PFL 的活性,导致乳酸产量增加。然而,磷酸丙糖对 PFL 活性的抑制并非 100%,当 PFL 酶蛋白量增多时这种抑制效应会减弱。

四、CcpA 蛋白

CcpA 是转录抑制因子或激活因子,能够通过调节分解代谢基因的表达,调节关键代谢酶的活性和控制糖运输系统的活性控制糖代谢。通过比较 *S. bovis* 12U1 *ccpA* 基因缺失菌株和野生菌株在葡萄糖培养基和乳糖培养基的产酸模式,发现 *ccpA* 基因缺失后菌株发酵产物中甲酸与乙酸之比升高。进一步研究发现,在葡萄糖培养基上 *ccpA* 基因缺失菌株的 LDH 转录水平及其活性下降,而 PFL 转录水平及其活性上升;但在乳糖培养基上 *ccpA* 基因缺失导致 PFL 转录水平和活性上升,但对 LDH 转录水平和活性无显著影响。说明 CcpA 可以调控 *S. bovis* 的产酸模式,但这种调控依赖于底物碳源的类型。在 *ldh* 和 *pfl* 基因的上游区域发现了类似于 *cre* 位点的基因序列,CcpA 和 HPr-[Ser-P]复合体可能结合到这个可能的 *cre* 位点上来调控 *S. bovis* *ldh* 和 *pfl* 基因的转录。除了 *ldh* 和 *pfl* 基因以外,Asanuma 等在 *S. bovis* 糖酵解的 *gapN*、*pyk* 和 *pck* 基因上游也发现了 CcpA 的潜在结合位点,这 3 个基因在 *ccpA* 基因缺失后均表达下调,说明 CcpA 可能参与 *S. bovis* 碳水化合物代谢的全局调控。

第三节　CcpA 调控机制与蛋白多效调控作用

一、CcpA 蛋白的发现

CcpA 蛋白是一种 DNA 结合蛋白,属于转录调节因子 LacI/GalR 家族。它是低 GC 含量革兰氏阳性菌中的全局转录调控因子,参与细菌碳代谢阻遏与激活、中心碳代谢、氮代谢、有氧呼吸、生物膜形成以及细菌毒力等多种生理过程。

CcpA 在革兰氏阳性菌分解代谢物阻遏中的关键作用是由美国学者 Henkin 等通过研究枯草芽孢杆菌(*Bacillus subtilis*)α-淀粉酶编码基因(*amyE*)的调控特性首次确定的。在 *B. subtilis* 中,*amyE* 的转录通常在细胞进入稳定期后不久被诱导,但这种诱导在碳源(如葡萄糖)的存在下被阻断。通过遗传学分析发现,在 *amyE* 的分解代谢调控中涉及顺式和反式作用元件,这些元件后来也被证明与其他基因的分解代谢调控有关。随后,Henkin 等利用 Tn917 转座子诱变技术,对参与 *amyE* 葡萄糖抑制表达的基因进行了广泛的研究,得到的突变体至少属于 4 个基因位点,其中第一个被详细描述的位点在 *B. subtilis* 遗传图谱上的 263°处,并被命名为 *ccpA*。对该位点进行突变,发现 *ccpA* 突变后解除了葡萄糖对 *amyE* 基因表达的抑制作用。进一步研究发现,CcpA 蛋白与大肠杆菌(*Escherichia coli*)LacI/GalR 抑制蛋白家族的 DNA 结合蛋白具有显著的序列相似性,这种相似性在包含螺旋-折叠-螺旋 DNA 结合域的氨基末端区域特别高,并延伸至整个氨基酸序列。表明 CcpA 可能是一种抑制蛋白,与 *amyE* 的操纵基因区结合。之后在其他低 GC 含量革兰氏阳性菌中,如巨大芽孢杆菌(*Bacillus megaterium*)、丙酮丁醇梭菌(*Clostridium acetobutylicum*)、乳酸乳球菌(*Lactococcus lactis*)、粪肠球菌(*Enterococcus faecalis*)、嗜热链球菌(*Streptococcus thermophilus*)等,也发现了 CcpA 的存在。在这些细菌中,CcpA 介导的碳分解代谢调控机制可能是类似的。

二、CcpA 蛋白的结构

CcpA 是一个保守的转录调控因子,其蛋白质结构与 LacI/GalR 家族中的其他成员类似,N 端是 DNA 结合结构域,C 端是效应分子结合结构域。下面以 B. megateriumG 为例说明其结构。B. megateriumG CcpA 蛋白由 332 个氨基酸残基组成,其中 N 端包含 60 个氨基酸残基,有两个不同的 DNA 结合元件:一个是由螺旋 1、2、3 构成的螺旋-转角-螺旋结构,结合 DNA 双螺旋的大沟;另一个是由螺旋 4 形成铰链螺旋,结合 DNA 双螺旋的小沟。C 端的核心结构域包含第 61 ~ 332 氨基酸残基,由 9 个 α 螺旋(Ⅰ :残基 73 ~ 88; Ⅱ :102 ~ 115; Ⅲ :129 ~ 136; Ⅳ :161 ~ 175; Ⅴ :190 ~ 206; Ⅵ :223 ~ 234; Ⅶ :248 ~ 261; Ⅷ :279 ~ 281; Ⅸ :294 ~ 309)和 11 个 β 折叠(A:61 ~ 67;B:92 ~ 98;C:119 ~ 122;D:141 ~ 146;E:156 ~ 158;F:179 ~ 184;G:215 ~ 219;H:242 ~ 246;I:270 ~ 275;J:288 ~ 292;K:317 ~ 321)构成,分为两个结构相似的亚结构域:N 亚结构域和 C 亚结构域。N 亚结构域由 6 股平行的 β 折叠组成(A ~ E,J),周围由 4 个 α 螺旋(Ⅰ ~ Ⅲ , Ⅸ)包围。C 亚结构

域含5个β折叠(F～I,K),被5个α螺旋(Ⅳ～Ⅷ)包围。两个亚结构域间由βE-αⅣ、βⅠ-αⅨ、βJ-βK形成3个连接,使得二者之间可以旋转(图2.2)。

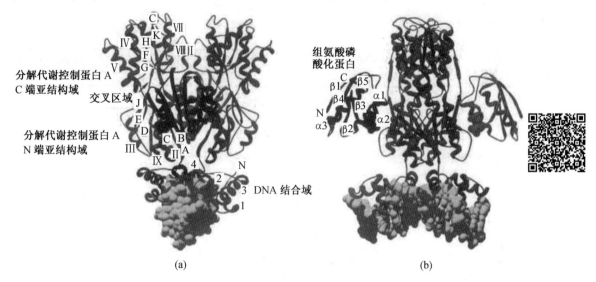

图2.2　CcpA-(HPr-Ser46-P)-cre复合体结构((b)为(a)旋转90°)

三、CcpA蛋白调控机制

研究表明,大多数CcpA靶基因都有一段14～16个核苷酸的反向回文序列(WTG-NAANCGNWNNCWW,W为A或T,N为任意碱基),称为cre(catabolite response elements)序列。CcpA通过识别并结合靶基因的cre位点执行其转录调控功能,进而形成复杂的调控网络。在大多数情况下CcpA与cre位点的结合需要共阻遏蛋白P-(Ser)-HPr的参与。HPr蛋白可以在His15或Ser46位点磷酸化。在His15磷酸化的形式中,它作为PTS组成部分参与糖吸收。然而,当它在Ser46位点磷酸化时,HPr作为CcpA的辅助因子发挥调控作用。另一个蛋白Crh在序列和结构上都与HPr高度同源,但在15号位置含有谷氨酰胺而不是组氨酸,在PTS中不发挥作用。Crh只能在Ser46位点磷酸化,从而激活CcpA的DNA结合活性。Crh-Ser46-P结合CcpA的亲和力显著低于HPr-Ser46-P,且蛋白表达水平也远低于HPr-Ser46-P。尽管HPr-Ser46-P和Crh-Ser46-P是CcpA的主要辅助因子,但多项研究表明,葡萄糖代谢中间产物FBP和葡萄糖-6-磷酸可以作为辅助抑制因子,刺激CcpA与cre位点的特异性结合。此外,FBP和葡萄糖-6-磷酸还可以增加HPr-Ser46-P与CcpA结合的亲和力,减少与cre位点结合时对HPr-Ser46-P的需求量(图2.3)。

除了典型的cre位点外,姜卫红课题组在 C. acetobutylicum 中还发现了一种非典型的、具有特殊结构的新型结合位点(cre-var)。与典型的cre序列不同,cre-var的序列具有高度可变性,即除了两端各6个核苷酸的保守反向回文序列(TGTAAA/TTTACA)外,其中间间隔区和向外延伸部分在长度和核苷酸组成上均是可变的,这些可变区域的核苷酸组成及长度变化会影响其与CcpA的亲和力。通过全基因组搜索发现, C. acetobutylicum 中存在 100 多个 *cre-var* 位点,它们既可以单独行使功能也可以与经典的 *cre* 协同发挥作用,使得 CcpA 的调控更全面、灵活和精细。

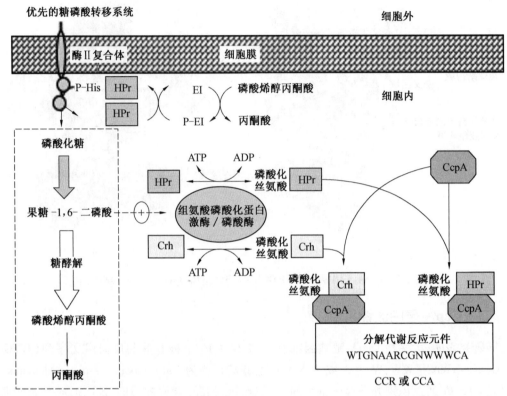

HPr—组氨酸磷酸化蛋白；Crh—分解代谢物阻抑 HPr 样蛋白；CcpA—分解代谢控制蛋白 A

图 2.3　CcpA 介导的碳代谢阻遏和激活

四、CcpA 蛋白多效调控作用

(一)碳代谢阻遏和激活

在葡萄糖等优先被利用的碳源存在时,Hpr 激酶/磷酸化酶(HPrK/P)响应细胞内高浓度的糖酵解中间代谢产物而将 HPr 或 Crh 的 Ser46 位点磷酸化,形成辅助抑制因子 HPr-Ser46-P 或 Crh-Ser46-P,CcpA 在辅助抑制因子的协助下与非优先利用碳源代谢基因的启动子区域 *cre* 位点结合,抑制其基因的转录,阻碍了细菌对非优先利用碳源的利用,即碳代谢阻遏(carbon catabolite repression,CCR)。除了 CCR 以外,CcpA 也可以在辅助抑制因子的协助下结合到靶基因的 *cre* 位点,激活基因转录,造成碳代谢激活效应(carbon catabolite activation,CCA)。*cre* 位点在启动子的位置似乎决定了 CcpA 对基因实施抑制效应还是激活效应。一般情况下,*cre* 位点位于启动子上游时基因表达被激活,如 *ackA*、*pta*、*ilvB* 等;*cre* 位点位于启动子区内时基因表达被抑制,如 *amyE*、*cccA*、*glpF* 等。

（二）参与中心碳代谢调控

葡萄糖进入细菌胞后通常经过糖酵解通路产生丙酮酸,其中一部分丙酮酸通过乙酰辅酶 A 进入 TCA 循环,还有一部分丙酮酸则被代谢为乳酸、乙酸、乙偶姻等代谢产物分泌到细胞外,即碳溢流代谢。在这些碳代谢途径中的许多关键酶的基因均受 CcpA 调控。研究发现,CcpA 可以同时调节 *S. thermophilus* 的乳糖吸收和糖酵解能力,使其达到最佳的糖酵解通量和生长速率。在 *B. subtilis* 中,CcpA 可以激活糖酵解通路中编码 PGK 的 *pgk* 操纵子和编码 GAPDH 的 *gapA* 操纵子,但 CcpA 对 *gapA* 操纵子的调控是通过影响 PTS 系统及其代谢中间物的方式间接进行的。CcpA 还能根据底物中葡萄糖的可用性激活 *B. subtilis* 糖酵解和溢出代谢,抑制 TCA 循环。*S. bovis* 糖酵解的基因 *gapN*、*pyk* 和 *pck* 在 *ccpA* 基因缺失后下调,说明 CcpA 对 *S. bovis* 的糖酵解通路有促进作用。此外,在猪链球菌(*Streptococcus suis*)中 CcpA 可以直接调控碳水化合物转化基因(*gpmA*)、PDH 复合物(*pdhABC*)、混合酸发酵基因(*ldh*、*pfl*、*alsS*、*adhE*)和 TCA 循环中乌头酸水合酶(*acnA*)的表达,但 CcpA 对部分靶基因的调控是通过与新发现的 *cre2* 位点(TTTTYHWDHHWWTTTY)结合以非依赖于 HPr-Ser46-P 的方式进行的。在植物乳杆菌(*Lactobacillus plantarum*)中,*ccpA* 基因突变导致丙酮酸代谢中编码 PYK 及 L-LDH 的基因下调,编码 PFL、ACKA、丙酮酸氧化酶(POX)的基因上调,并导致发酵产物中乳酸产量降低,乙酸产量升高。在 *L. lactis* 中也发现了 CcpA 相似的调控效应。在变异链球菌(*Streptococcus mutans*)中,CcpA 可以根据碳水化合物和氨基酸的可用性以及环境 pH 来调控 *pta* 和 *ackA* 的转录以优化乙酸代谢。另有研究表明,CcpA 还可以调控碳代谢过程中酶的活性。与野生菌株相比,保加利亚乳杆菌(*Lactobacillus bulgaricus*)*ccpA* 突变菌株中 LDH、PFK、PYK、PDH 的活性显著降低,从而产生更多的乙酸和更少的乳酸。这些研究说明 CcpA 在细菌中心碳代谢中起全局性调控作用。

（三）参与氮代谢调控

研究表明,CcpA 参与 *B. subtilis* 中一些操纵子表达的调控,从而将细菌碳氮代谢偶联起来。在 *B. subtilis* 中,铵的同化主要通过谷氨酰胺合成酶和谷氨酸合成酶的协同作用完成,然而在其 *ccpA* 突变菌株中编码后者的 *gltAB* 操纵子表达受到抑制,导致突变菌株无法在葡萄糖和铵分别作为碳和氮单一来源的培养基上生长。进一步研究发现,*gltAB* 操纵子的表达依赖于糖酵解中间体的积累,而 *ccpA* 突变菌株中因无足够的糖酵解中间产物积累导致 *gltAB* 操纵子无法被激活,说明 CcpA 间接调控了 *gltAB* 操纵子表达。CcpA 对 *gltAB* 操纵子表达的控制形成了 *B. subtilis* 碳和氨基酸代谢之间的主要联系纽带。此外,CcpA 对 *B. subtilis* 的 *ilv-leu* 操纵子的表达具有正向调控作用,该操纵子的编码产物参与丙酮酸合成支链氨基酸的生物过程,从而将碳代谢与氨基酸合成偶联起来。在艰难梭菌(*Clostridium difficile*)中,CcpA 参与多种蛋白酶和肽酶的生物合成,其中编码寡肽 ABC 转运蛋白的操纵子 *oppBCADF* 中发现了 *cre* 结合位点,说明 CcpA 对该操纵子的表达起直接调控作用。此外,在干酪乳杆菌(*Lactobacillus casei*)、血链球菌(*Streptococcus sanguis*)、*L. plantarum*、*L. bulgaricus* 等中也发现了 CcpA 对氮代谢的调控。

（四）参与细菌抗胁迫反应

CcpA 对乳酸菌有氧呼吸与抗胁迫能力的调控目前已有大量研究。乳酸菌在有氧条件下生长可以提高其对环境应激（如热应激、氧化应激、饥饿应激）的耐受性。在 L. lactis 中，呼吸作用依赖于环境中血红素的存在，fhu 操纵子可以抑制细菌对血红素的摄取。研究发现 CcpA 对 fhu 操纵子有正调控作用，当 CcpA 活跃时（即当葡萄糖存在时），fhuR 表达高而血红素摄取低。因此，当有葡萄糖存在时，无论血红素的可利用性如何，呼吸都不会发生，从而防止细胞指数开始增长时遭受氧化损伤。CcpA 保护细菌抵抗氧化损伤在其他乳酸菌中也有报道。此外，CcpA 还调控 L. plantarum 中 I 类热休克反应操纵子的表达：在 ccpA 突变体中，groESL 和 dnaK 操纵子的表达减少，导致细菌热应激耐受性也减少。除了调控细菌抗氧化应激和热应激以外，CcpA 还参与细菌盐胁迫、饥饿胁迫、低温胁迫等多种应激反应。

（五）参与生物膜形成与毒力基因表达调控

生物膜可以保护细菌抵抗环境胁迫，它的形成涉及多个全局性的调控因素，是一个依赖于内部和外部信号的协调过程。研究发现，CcpA 可以调控多种细菌的生物膜形成过程。在金黄色葡萄球菌（Staphylococcus aureus）中，胞外多糖细胞间黏附素（PIA）可以促进生物膜的形成，但 PIA 的合成受 TCA 循环活性的抑制。由于 CcpA 可以抑制 TCA 循环周期基因的表达，从而解除了 TCA 循环对 PIA 的抑制，进而促进了细菌生物膜的形成。Marat 等在表皮葡萄球菌（Staphylococcus epidermidis）中也发现了 CcpA 通过抑制 TCA 循环而促进生物膜的形成。然而在 B. subtilis 中研究发现，在高浓度葡萄糖存在时 CcpA 会抑制生物膜的形成，说明 CcpA 对细菌生物膜形成的调控可能依赖于环境因素。此外，在 S. suis、L. plantarum 以及一些口腔致病菌中都发现了 CcpA 对细菌生物膜形成的调控。除了影响细菌生物膜形成外，CcpA 对细菌毒力也有调控作用。例如，CcpA 可以抑制 S. aureus 荚膜多糖和产毒素外蛋白的合成。在 S. mutans、S. suis、S. sanguis 等其他致病性细菌中，CcpA 可以通过对毒力基因表达的全局调控直接调控细菌的致病潜能。

CcpA 是低 GC 含量革兰氏阳性菌共有的转录调控因子，其对细菌增殖和产酸途径的调控作用在其他产乳酸菌中已有报道。前人研究发现，瘤胃中主要乳酸产生菌 S. bovis 中也存在转录调控因子 CcpA。那么，CcpA 对 S. bovis 的增殖和有机酸产生模式是如何调控的？在反刍动物生产中，瘤胃酸中毒发生的根本起因是动物日粮中易发酵碳水化合物浓度过高，那么，CcpA 对 S. bovis 的调控作用是否因底物浓度不同而有所差异？以上科学问题值得继续深入研究。

第三章 *ccpA* 对牛链球菌生理特性的影响

第一节 *ccpA* 对牛链球菌形态及生长的影响

反刍动物瘤胃内栖居的 *S. bovis* 是主要的乳酸产生菌,在高谷物日粮条件下,*S. bovis* 的大量增殖是造成瘤胃内乳酸积累和瘤胃酸中毒的主要原因。扬州大学动物营养与代谢调控研究所前期从萨能奶山羊瘤胃中分离出一株瘤胃源 *S. bovis*,命名为 *S. bovis* S1,该菌株可以在以葡萄糖或淀粉为碳源的培养基上快速生长,并产生大量乳酸及少量甲酸和乙酸。Chen 等研究发现,*S. bovis* S1 *ccpA* 的转录随着快速发酵底物的增加而增加,导致甲酸与乳酸比例发生改变。CcpA 蛋白是存在于低 GC 含量的革兰氏阳性细菌中的多效性调控蛋白,参与多种细菌丙酮酸下游代谢过程,从而影响细菌最终发酵产物。然而,CcpA 蛋白对 *S. bovis* S1 代谢是否有调控作用尚不清楚。因此,以 *S. bovis* S1 为研究对象,利用同源重组方法构建 *S. bovis* S1 *ccpA* 敲除菌株,研究 *ccpA* 基因缺失对 *S. bovis* S1 生长及发酵特性的影响,并初步研究其作用机制,为探索反刍动物瘤胃酸中毒防控技术提供理论基础。

一、材料与方法

(一)试验菌株和质粒

试验所用 *S. bovis* S1 菌株(保藏号:CCTCC AB 2016240)是扬州大学动物营养与代谢调控研究所前期从健康萨能奶山羊瘤胃液中所分离;所用质粒为 pUC19;*E. coli* DH5α 感受态细胞购自北京擎科生物科技有限公司。

(二)培养基制备

MRS 琼脂培养基配制:每升含蛋白胨 10.0 g,牛肉浸粉 8.0 g,酵母浸粉 4.0 g,葡萄糖 20.0 g,磷酸氢二钾 2.0 g,柠檬酸氢二铵 2.0 g,乙酸钠 5.0 g,硫酸镁 0.2 g,硫酸锰 0.04 g,琼脂 14.0 g,吐温 80 1.0 g。

MRS 肉汤培养基配制:每升含蛋白胨 10.0 g,牛肉浸粉 8.0 g,酵母浸粉 4.0 g,葡萄糖 20.0 g,磷酸氢二钾 2.0 g,柠檬酸氢二铵 2.0 g,乙酸钠 5.0 g,硫酸镁 0.2 g,硫酸锰 0.04 g,吐温 80 1.0 g。

YT 培养基配制:每升含蛋白胨 16.0 g,酵母浸粉 10.0 g,NaCl 5.0 g,葡萄糖 10.0 g。

基础培养基配制:参照 Asanuma 等配制,每升基础培养基含 K_2HPO_4 0.45 g,KH_2PO_4 0.45 g,NaCl 0.9 g,$(NH_4)_2SO_4$ 0.9 g,$CaCl_2 \cdot 2H_2O$ 0.12 g,$MgSO_4 \cdot 7H_2O$ 0.19 g,胰蛋白胨 1.0 g,酵母膏 1.0 g,半胱氨酸盐 0.6 g。

（三）*ccpA* 敲除菌株构建及验证

1. *ccpA* 上、下游序列扩增

根据 NCBI 中与 *S. bovis* 同源性较高的菌株 *Streptococcus equinus* strain NCTC11436（登录号 LR134203.1,2019 年改名为 *Streptococcus lutetiensis* strain NCTC11436），查找 *ccpA* 基因的位置，选取其上、下游各 1 000 bp 左右设计 *ccpA* 上、下游扩增引物（表 3.1）。活化 *S. bovis* S1，离心收集细菌菌体，使用细菌基因组提取试剂盒（北京天根）提取 *S. bovis* S1 基因组 DNA。取 1 μL DNA 模板，分别以 *ccpA* up1-F/R 和 *ccpA* down1-F/R 为引物，I5 酶（北京擎科）扩增 *ccpA* 上、下游序列（退火温度均为 52 ℃）。Axygen 琼脂糖凝胶回收试剂盒回收上、下游序列，分别与 blunt 载体（北京擎科）连接，转化 *E. coli* DH5α 感受态细胞，37 ℃过夜培养。菌落 PCR 鉴定阳性克隆（图 3.1），阳性克隆用 Axygen 质粒小提试剂盒提取质粒并送公司测序。

表 3.1　本试验所用引物序列

引物名称	引物序列(5′-3′)	引物用途	产物大小/bp
ccpA up1-F	GTTCCAAGGTCAAACAAAAGTAGAG	扩增 *ccpA* 上、下游序列	1 024
ccpA up1-R	GTAATCGTATCATCAGTGTTCAT	—	—
ccpA down1-F	GGTGCGGTAAGTATGCGTATG	扩增 *ccpA* 上、下游序列	1 433
ccpA down1-R	ACGAAATCAATCCACGATAAACA	—	—
ccpA up2-F-*Eco*R Ⅰ	TGTAAAACGACGGCCAGTGAATTCGTTC-CAAGGTCAAACAAAAGTAGAG	基因敲除质粒构建	1 053
ccpA up2-R-*Sac* Ⅰ	AAGCTGTCAAACATGAGAATTAGAGCTC-TATTGGACTTCCTTTCTATTTG	—	—
ccpA down2-F-*Bam*H Ⅰ	AGCTTTTGCTAAAGAAGAATTGGATC-CTTTCCAAAAAGGATACTATGAC	基因敲除质粒构建	1 101
ccpA down2-R-*Sal* Ⅰ	CAAGCTTGCATGCCTGCAGGTCGACG-CAACTTTATCAATGCTACGAC	—	—
Erm-F-*Sac* Ⅰ	CAAATAGAAAGGAAGTCCAAT-AGAGCTCTAATTCTCATGTTTGACAGCTT	基因敲除质粒构建	1 207
Erm-R-*Bam*H Ⅰ	GTCATAGTATCCTTTTTGGAAAGGATC-CAATTCTTCTTTAGCAAAAGCT	—	—
ccpA 1-F	TGGTGAATCATTACTTGTAAGA	基因敲除验证	426
ccpA 1-R	GAGTTCTCTCGCTCACGCACAC	—	—
ccpA 2-F	AAACCTTCTTTCTAATTACCCC	基因敲除验证	1 827
ccpA 2-R	GGCATAAATCGGCTTGTCAACG	—	—
16S-F	GAACACCGGTGGCGA	RT-qPCR	—
16S-R	CTCATCGTTTACGGCG	—	—

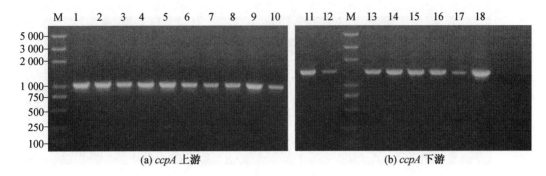

图 3.1　菌落 PCR 鉴定上、下游序列阳性克隆

M—Marker DL5000;1～10—ccpA 上游序列阳性克隆;11～18—ccpA 下游序列阳性克隆

2. 基因敲除质粒构建

根据 ccpA 上、下游测序结果,设计敲除引物(表 3.1),引物 5′端有酶切位点和保护碱基。

(1)pUC19-ccpA up-Erm 构建。

以 S. bovis S1 基因组 DNA 为模板,分别扩增 ccpA up2-F-EcoR I / ccpA up2-R-Sac I (58 ℃退火)、Erm-F-Sac I / Erm-R-BamH I(55 ℃退火)、ccpA down2-F-BamH I / ccpA down2-R-Sal I(58 ℃退火)3 个片段。pUC19 用 EcoR I/BamH I 双酶切,连接 pUC19-ccpA up-Erm,转化 E. coli DH5α 感受态细胞。分别以 ccpA up2-F-EcoR I / ccpA up2-R-Sac I 和 Erm-F-Sac I / Erm-R-BamH I 为引物,菌落 PCR 鉴定阳性克隆(图 3.2 和图 3.3)。

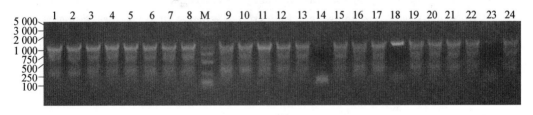

图 3.2　菌落 PCR 鉴定 pUC19-ccpA up-Erm 阳性克隆(ccpA up2 引物)

M—Marker DL5000;1～24—PCR 扩增 pUC19-ccpA up-Erm 的条带

将 1、6、10、18 提质粒,Sac I/BamH I 双酶切可切出约 1.2 kbp 的片段,酶切的 pUC19 作为对照(图 3.4),由于 Sac I/BamH I 酶切 pUC19-ccpA up-Erm,载体上还带有 ccpA up2,所以比单纯的 pUC19 大约 1.1 kbp,因此 1、6、10 酶切正确,送测序。

(2)pUC19-ccpA up-Erm-ccpA down(pCE)构建。

BamH I/Sal I 分别双酶切 ccpA down2 和 pUC19-ccpA up-Erm,酶切产物凝胶回收,连接 pUC19-ccpA up-Erm-ccpA down,转化 E. coli DH5α 感受态细胞。以 ccpA down2-F-

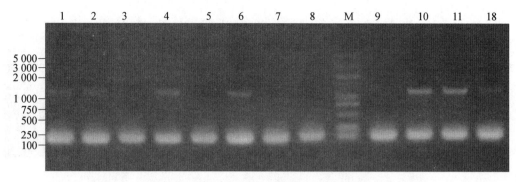

图3.3 菌落 PCR 鉴定 pUC19-*ccpA* up-*Erm* 阳性克隆(*Erm* 引物)

M—Marker DL5000;1~18—PCR 扩增 pUC19-*ccpA* up-*Erm* 的条带

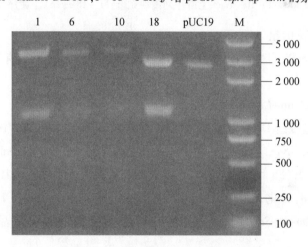

图 3.4 酶切鉴定 pUC19-*ccpA* up-*Erm*

M—Marker DL5000;1、6、10、18—*Sac* Ⅰ/*Bam*H Ⅰ 双酶切结果,其中 1、6、10#酶切正确

*Bam*H Ⅰ/ *ccpA* down2-R-*Sal* Ⅰ为引物进行菌落 PCR 鉴定,1 和 4 条带较亮(图3.5),应该为阳性。用 *Erm*-F-*Sac* Ⅰ和 *ccpA* down2-R-*Sal* Ⅰ引物鉴定,1 和 4 条带微弱(图3.6),1 条带提取质粒,*Eco*R Ⅰ/*Sal* Ⅰ双酶切鉴定,切出 3 kbp 左右片段(图3.7),大小正确,质粒送测序。

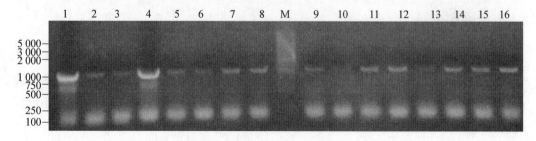

图 3.5 菌落 PCR 鉴定 pUC19-*ccpA* up-*Erm*-*ccpA* down(*ccpA* down2 引物)

M—Marker DL5000;1~16—PCR 扩增 pUC19-*ccpA* up-*Erm*-*ccpA* down 的条带,其中 1、4 为阳性克隆

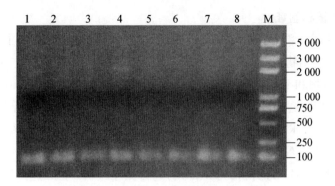

图 3.6　菌落 PCR 鉴定 pUC19-*ccpA* up-*Erm*-*ccpA* down

（*Erm*-F 和 *ccpA* down2-R 引物）

M—Marker DL5000；1~8—PCR 扩增 pUC19-*ccpA* up-*Erm*-*ccpA* down 的条带，其中 1、4 为阳性克隆

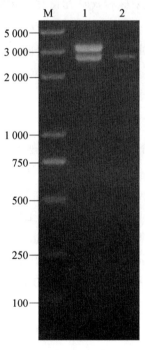

图 3.7　酶切鉴定 pCE 质粒

M—Marker DL5000；1—pCE 质粒；2—pUC19 质粒（对照）

3. *S. bovis* S1 感受态的制备及转化

将 *S. bovis* S1 划线到 MRS 平板上，挑取单克隆重悬到 200 μL MRS 培养基中，涂 2 个 MRS 板，将菌体刮下接种到 YT 培养基中（OD_{600} 值约为 0.17），培养 5 h 左右，离心收集菌体，用无菌水洗 2 次，然后用 10% 甘油洗一次，按 1∶300 用 10% 甘油重悬菌体。取 100 μL 加入 1.5 mL 离心管，冰浴 15 min，加入 5 μg 重组载体 pCE，进行电转化，电击条件：2.5 kV、200 Ω、25 μF。电转化后立即加入 1 mL MRS 培养基，37 ℃ 复苏 1 h，离心涂 MRS（含 1 μg/mL 红霉素）平板，培养 3~4 d 筛选 *ccpA* 敲除突变体。

4. *ccpA* 敲除菌株验证

通过 PCR 和 DNA 测序敲除结果进行验证。根据 *ccpA* 基因序列和上、下游序列分别设计两对验证引物:引物 *ccpA1-F/ccpA1-R* 为 *ccpA* 基因序列的一段,引物 *ccpA2-F/ccpA2-R* 为 *ccpA* 上游正向引物和下游反向引物,引物序列见表 3.1。分别以 *S. bovis* S1 野生菌株(WT)和 *ccpA* 敲除菌株(KO)基因组 DNA 为模板,对两对验证引物进行 PCR 扩增(2 Taq PCR MasterMix Ⅱ Kit,KT21102,天根生物技术有限公司,北京)。PCR 扩增产物在 1%(质量体积比)的琼脂糖凝胶上电泳。对分别以 *S. bovis* S1 野生菌株和 *ccpA* 敲除菌株基因组 DNA 为模板,以 *ccpA2* 为引物的扩增产物进行测序分析(生工生物工程有限公司,上海)。

(四)菌落形态及大小测定

将活化后的 *S. bovis* S1 野生菌株和 *ccpA* 敲除菌株菌液(OD_{600} 值约为 0.5)按 $1×10^{-7}$ 均匀涂布于 MRS 琼脂培养基,置于厌氧工作站中 37 ℃培养。取培养 12 h 和 24 h 的菌落平板,分别以肉眼和低倍显微镜(Olympus,日本)观察菌落大小及形态特点。每个菌落平板任意选取 3 个菌落,显微镜拍照后以 Image J 软件测定 *S. bovis* S1 野生菌株和 *ccpA* 敲除菌株在 12 h 和 24 h 的菌落面积,计算菌落直径。

(五)细菌生长曲线测定

试验分别选择 3 g/L 葡萄糖为碳源,试验培养基配制完成后分装于容量为 200 mL 的厌氧血清瓶中,每瓶分装 100 mL 培养基,灭菌后转移至厌氧工作站中备用。试验开始时,向各处理培养基中分别接种 *S. bovis* 野生菌株和 *ccpA* 敲除菌株种子培养液 1 mL(处于指数生长期,OD_{600} 值为 0.5 左右)。接种工作于厌氧工作站(DG250,Don Whitley Scientific,英国)内进行,而后将各处理培养瓶密封后转移至恒温振荡摇床(TS-1102C,博盛科学仪器有限公司,扬州)37 ℃、160 r/min 进行培养。在培养过程使用注射泵(TYD02-10,雷弗流体科技有限公司,保定)持续向培养基中滴定 10% NaOH,使培养基 pH 保持在 6.5 左右。每个试验处理 3 个重复。细菌培养过程中,每小时采集细菌菌液测定其 600 nm 波长下的 OD 值(Molecular Devices Corporation,美国)用于绘制细菌生长曲线。

二、结果

(一)*S. bovis* S1 *ccpA* 敲除验证

设计验证引物,其中引物 1 为基于 *ccpA* 基因内部序列设计的引物,大小为 426 bp 左右;引物 2 为跨 *ccpA* 基因上、下游序列设计的引物,大小为 1 827 bp 左右。由于插入的红霉素抗性基因较 *ccpA* 基因长 158 bp,故对于引物 2,*ccpA* 敲除菌株应扩增出 1 985 bp 的片段。图 3.8 结果显示,PCR 结果正确,说明 *S. bovis* S1 *ccpA* 敲除菌株构建成功。将 WT2 和 KO2 扩增的条带用琼脂糖凝胶试剂盒回收后测序验证,结果也进一步证实 *ccpA* 敲除菌株构建成功。

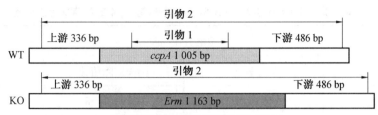

(a) WT 和 KO 基因组结构 PCR 验证

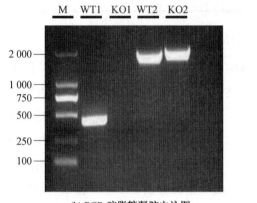

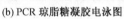

(b) PCR 琼脂糖凝胶电泳图

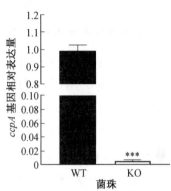

(c) WT 和 KO *ccpA* 基因相对表达量

图 3.8　*ccpA* 基因敲除验证结果

（二）*ccpA* 基因敲除对 *S. bovis* S1 菌落形态及大小的影响

如图 3.9 所示，*S. bovis* S1 野生菌株与 *ccpA* 敲除菌株菌落形态无明显差异，均呈规则圆形，菌落表面光滑，菌落周边界限清晰。菌落直径结果（表 3.2）表明，在 12 h 和 24 h 时，野生菌株的菌落直径均显著高于 *ccpA* 敲除菌株（$P<0.05$）。

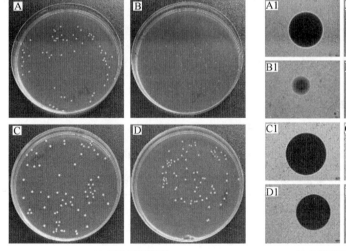

(a) 固体平板菌落

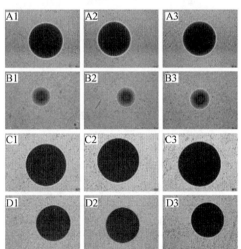

(b) 显微镜下单个菌落形态（3 个重复）

图 3.9　*S. bovis* S1 野生菌株与 *ccpA* 敲除菌株菌落形态

A—野生菌珠 12 h；B—*ccpA* 敲除菌珠 12 h；C—野生菌珠 24 h；D—*ccpA* 菌珠 24 h

表3.2　不同时间点 *S. bovis* S1 野生菌株与 *ccpA* 敲除菌株菌落直径

项目	菌落直径/mm		P
	野生菌株	*ccpA* 敲除菌株	
12 h	1.56±0.027	0.79±0.038	<0.001
24 h	2.00±0.065	1.62±0.020	0.001

（三）*ccpA* 基因敲除对 *S. bovis* S1 生长的影响

S. bovis S1 野生菌株和 *ccpA* 敲除菌株随时间变化的生长曲线如图 3.10 所示。野生菌株和 *ccpA* 敲除菌株分别在 3 h 和 5 h 到达平台期，其 OD 值分别为 0.61 和 0.59。利用 Logistic 函数模型对 *S. bovis* S1 野生菌株和 *ccpA* 敲除菌株的生长曲线进行非线性拟合，得到拟合方程的 R^2 均在 0.985 以上，相应的拟合参数见表 3.3。*S. bovis* S1 野生菌株和 *ccpA* 敲除菌株随时间变化的生长速率曲线如图 3.11 所示。两菌株的生长速率均随时间变化呈现先升高后降低的趋势，野生菌株和 *ccpA* 敲除菌株分别在 1.7 h 和 2.7 h 左右达到其生长速率最大值，且 *ccpA* 敲除菌株的最大生长速率显著低于野生菌株（$P<0.05$）。*ccpA* 基因敲除显著延长了 *S. bovis* S1 的生长迟滞期（$P<0.05$），与野生菌株相比，*ccpA* 敲除菌株生长迟滞期延长了 0.58 h。

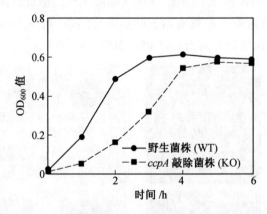

图 3.10　*S. bovis* S1 野生菌株和 *ccpA* 敲除菌株随时间变化的生长曲线

表 3.3　*S. bovis* S1 野生菌株和 *ccpA* 敲除菌株的生长曲线拟合参数

项目	野生菌株	*ccpA* 敲除菌株	P
最大生长速率 μ_{max}	0.35±0.004	0.22±0.004	<0.001
迟滞期 λ/h	0.48±0.014	1.39±0.004	<0.001

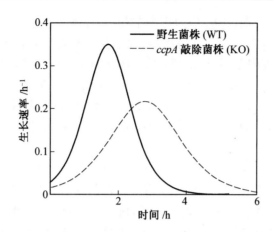

图 3.11　*S. bovis* S1 野生菌株和 *ccpA* 敲除菌株随时间变化的生长速率曲线

三、讨论

作为细菌多效转录调控因子,CcpA 能够与其目的基因的特定序列(如 *cre* 序列)结合,从而激活或抑制目的基因的转录表达。在产乳酸菌中,CcpA 对细菌代谢的调控已有很多报道。本书通过构建 *S. bovis* S1 *ccpA* 敲除菌株,以研究 CcpA 对 *S. bovis* S1 增殖及产酸的调控作用。本书中 *ccpA* 基因敲除显著延长了细菌生长的迟滞期并降低了最大生长速率,说明 CcpA 能够调控 *S. bovis* S1 的增殖。这一结果与在其他产乳酸菌,如 *L. bulgaricus*、*L. casei* 中的研究结果一致。但 Asanuma 等在 *S. bovis* JB1 中研究发现 *ccpA* 基因缺失对细菌生长无影响,这可能是因为细菌菌株的种属大多是通过 16S rDNA 序列的同源性的远近关系来区分的,而 16S rDNA 只是细菌染色体上的一小段而已。因此即使是同一种属的细菌,其不同分离来源、不同生长环境都会造成细菌生长和代谢出现很大差异。

四、小结

利用同源重组技术成功构建了 *S. bovis* S1 *ccpA* 敲除菌株。通过比较野生菌株和 *ccpA* 敲除菌株生长与产酸情况发现,CcpA 可以调控 *S. bovis* S1 的增殖及产酸模式;*ccpA* 基因敲除导致 *S. bovis* S1 的生长迟滞期延长,生长速率下降。

第二节　*ccpA* 对牛链球菌有机酸产生与代谢相关酶活性的影响

一、材料与方法

试验分别选择 3 g/L 葡萄糖为碳源,试验培养基(同本章第一节)配制完成后分装于容量为 200 mL 的厌氧血清瓶中,每瓶分装 100 mL 培养基,灭菌后转移至厌氧工作站中备用。试验开始时,向各处理培养基中分别接种 *S. bovis* 野生菌株和 *ccpA* 敲除菌株种子培养液1 mL(处于指数生长期,OD_{600}值为 0.5 左右)。接种工作于厌氧工作站(DG250,Don Whitley Scientific,英国)内进行,而后将各处理培养瓶密封后转移至恒温振荡摇床(TS-1102C,博盛科学仪器有限公司,扬州)37 ℃、160 r/min 进行培养。在培养过程使用注射泵(TYD02-10,雷弗流体科技有限公司,保定)持续向培养基中滴定 10% NaOH,使培养基 pH 保持在 6.5 左右。每个试验处理 3 个重复。细菌培养过程中,每小时采集细菌菌液测定其 600 nm 波长下的 OD 值(Molecular Devices Corporation,美国)用于绘制细菌生长曲线。

每小时采集细菌菌液,4 ℃、8 000 r/min 离心 10 min,取离心后的菌液上清液用 0.22 μm 滤膜过滤后用于有机酸(乳酸、甲酸、乙酸)的测定。有机酸的浓度采用高效液相色谱法(HPLC)测定。选用岛津高效液相色谱仪、赛分 CarbonmixH-NP 色谱柱、外标法进行定量。色谱条件:流动相为 2.5 mmol/L H_2SO_4,流速为 0.5 mL/min,柱温为 55 ℃,采用紫外检测器(UV 210 nm),进样量为 10 μL。

采集细菌指数生长期菌液,4 ℃、8 000 r/min 离心 10 min,菌体沉淀经预冷的无菌 PBS 洗 3 遍(4 ℃、8 000 r/min 离心 5 min)后充分去除 PBS 上清液,将盛菌体的 EP 管迅速置于液氮中冷冻 15 min,冷冻完成后于 -80 ℃保存。LDH 和 ACKA 的活性采用酶活性测定试剂盒(苏州科铭生物技术有限公司)测定。

二、结果

(一)ccpA 基因敲除对 S. bovis S1 底物消耗及有机酸产生的影响

S. bovis S1 野生菌株和 *ccpA* 敲除菌株底物葡萄糖消耗及有机酸产生随时间的变化曲线如图 3.12 所示。野生菌株葡萄糖消耗较 *ccpA* 敲除菌株快,且野生菌株发酵液中葡萄糖残余量始终低于 *ccpA* 敲除菌株;野生菌株和 *ccpA* 敲除菌株分别在发酵 4 h 和 5 h 时将底物葡萄糖消耗完全。*S. bovis* 为异型乳酸发酵菌,能够利用葡萄糖和淀粉产生乳酸、甲酸和乙酸。经 HPLC 测定发现,*S. bovis* S1 野生菌株和 *ccpA* 敲除菌株均主要产乳酸,其次为甲酸,乙酸最少。由有机酸随时间变化曲线可知,野生菌株在生长前期乳酸产量呈直线增长,在细菌生长进入平台期(3 h)后几乎不再增加;*ccpA* 敲除菌株在发酵前 2 h 乳酸产生较慢,之后产量快速增加,在进入平台期后(5 h)几乎不再增加。*ccpA* 敲除菌株甲酸产量始终高于野生菌株,乙酸产量在 1 h 后始终高于野生菌株。

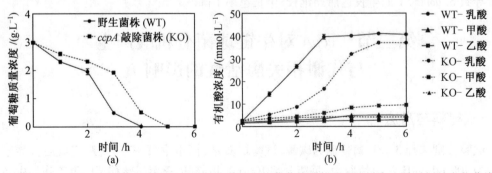

图 3.12 *S. bovis* S1 野生菌株和 *ccpA* 敲除菌株底物葡萄糖消耗及有机酸产生随时间的变化曲线

　　S. bovis S1 野生菌株和 *ccpA* 敲除菌株平台期的产酸特性见表3.4。从绝对产酸结果来看，*S. bovis* S1 野生菌株乳酸物质的量显著高于 *ccpA* 敲除菌株（*P*<0.05），甲酸、乙酸及总酸物质的量显著低于 *ccpA* 敲除菌株（*P*<0.05）；从有机酸百分比结果来看，*S. bovis* S1 *ccpA* 敲除菌株乳酸百分比较野生菌株降低了 10.69%（*P*<0.05），甲酸百分比升高了 8.49%（*P*<0.05），乙酸百分比升高了 2.2%（*P*<0.05），说明 *ccpA* 基因敲除改变了 *S. bovis* S1 的有机酸产生模式。比较 *S. bovis* S1 野生菌株和 *ccpA* 敲除菌株单位菌体有机酸产量发现，*ccpA* 基因敲除显著降低了单位菌体乳酸产量（*P*<0.05），而提高了甲酸和乙酸产量（*P*<0.05）。与野生菌株相比，*ccpA* 敲除菌株每单位菌体的乳酸产量降低了4.13 mmol，甲酸和乙酸产量分别升高了 8.27 mmol 和 2.36 mmol。

表 3.4　*S. bovis* S1 野生菌株和 *ccpA* 敲除菌株平台期的产酸特性

项目		野生菌株	*ccpA* 敲除菌株	*P*
有机酸物质的量/mmol	乳酸	40.78±0.123	37.05±0.745	0.001
	甲酸	5.02±0.097	9.55±0.212	<0.001
	乙酸	3.03±0.274	4.28±0.076	0.002
	总酸	48.83±0.274	50.87±0.813	0.015
有机酸百分比/%	乳酸	83.51±0.664	72.82±0.412	<0.001
	甲酸	10.28±0.140	18.77±0.277	<0.001
	乙酸	6.21±0.528	8.41±0.280	0.003
单位菌体有机酸产量/mmol	乳酸	69.28±0.210	65.15±1.310	0.006
	甲酸	8.52±0.164	16.79±0.372	<0.001
	乙酸	5.16±0.466	7.52±0.134	0.001

　　为保持发酵体系 pH 维持在 6.5 左右，在发酵过程中用注射泵不断向发酵瓶中滴加 10% NaOH，NaOH 滴加速率随时间变化曲线如图 3.13 所示。两菌株的 NaOH 滴加速率均随时间变化呈现先升高后降低的变化趋势，这一变化与菌株生长速率变化趋势一致。野生菌株和 *ccpA* 敲除菌株分别在发酵 5 h 和 6 h 时停止滴加 10% NaOH。

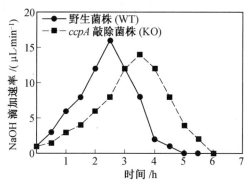

图 3.13　*S. bovis* S1 野生菌株和 *ccpA* 敲除菌株的 NaOH 滴加速率随时间变化曲线

(二)*ccpA* 基因敲除对 *S. bovis* S1 产酸代谢关键酶活性的影响

S. bovis S1 野生菌株和 *ccpA* 敲除菌株 LDH 及 ACKA 的活性如图 3.14 所示。与野生菌株相比,*ccpA* 基因敲除后 *S. bovis* S1 LDH 的活性显著下降($P<0.05$),ACKA 的活性显著上升($P<0.05$)。

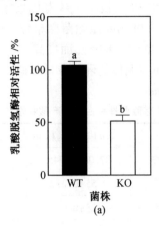 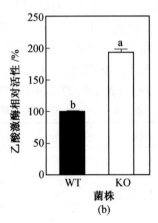

图 3.14 *S. bovis* S1 野生菌株和 *ccpA* 敲除菌株 LDH 及 ACKA 的活性

三、讨论

当 *ccpA* 基因缺失后,*S. bovis* S1 乳酸百分比显著降低,而甲酸和乙酸百分比显著升高,说明 CcpA 能够调控 *S. bovis* S1 的产酸模式。通过进一步研究细菌产酸通路上关键酶的活性发现,*ccpA* 基因敲除显著降低了产乳酸酶的活性,提高了产乙酸酶的活性,这可能是引起 *S. bovis* S1 发酵产物中有机酸百分比发生变化的直接原因。在其他产乳酸菌中也发现了相似的结果。Asanuma 等研究发现,*ccpA* 基因缺失后 *S. bovis* JB1 甲酸与乳酸之比显著增加,该变化与相关酶的活性和基因表达改变直接相关。在 *L. lactis* 中,编码参与糖酵解过程的 PFK、PYK 及 L-LDH 的 *las* 操纵子在 *ccpA* 缺失菌株中的转录水平较野生菌株降低了 75%,从而导致代谢产物中乙醇、乙酸产量增加,乳酸产量减少。在 *L. bulgaricus* 中,*ccpA* 基因缺失导致代谢产物中乳酸浓度下降而乙酸浓度上升,同时糖酵解通路中关键酶(LDH、PK、PFK)的活性显著降低,糖酵解通路受到抑制,葡萄糖利用率降低,细菌生长速率降低。该菌 *ccpA* 敲除菌株中较低的糖酵解酶活性与酶蛋白的转录水平降低有关。本书中 CcpA 是否调控了 *S. bovis* S1 产酸关键酶的转录表达,将在第四章进行研究。

四、小结

利用同源重组技术成功构建了 *S. bovis* S1 *ccpA* 敲除菌株,导致细菌有机酸产物中乳酸比例降低,而甲酸和乙酸比例提高,细菌产酸关键酶的活性发生改变,即 LDH 活性下降,ACKA 活性上升。

第四章　不同能量条件下 CcpA 对
牛链球菌生理特性及转录表达的调控作用

在 S. bovis 分解淀粉产生有机酸的过程中,中间代谢产物丙酮酸通过 LDH 代谢为乳酸,或通过 PFL 代谢为甲酸和乙酰辅酶 A;乙酰辅酶 A 随后转化为乙酸或乙醇。因此, S. bovis 产生的有机酸的比例取决于 LDH 与 PFL 的活性比。LDH 和 PFL 的活性不仅依赖于一些糖酵解中间体,例如 FBP、GAP 和 DHAP,还取决于酶蛋白的量。这些酶蛋白在转录水平的表达受能量供应和细胞内 pH 的影响。当 pH 低且葡萄糖充足时,LDH 的活性和酶蛋白的合成量增加,而 PFL 的活性和酶蛋白的合成量降低,导致乳酸产量增加,而乙酸、乙醇和甲酸产量减少。此外, S. bovis 中 LDH 和 PFL 的合成在转录水平还受到 CcpA 的调控。前人以 S. bovis 12U1 菌株为研究对象,发现当细菌在以葡萄糖为唯一碳源的培养基上生长时, ccpA 敲除菌株的 ldh mRNA 表达量和 LDH 活性显著低于野生菌株;然而,当以乳糖为唯一碳源时,两菌株的 ldh mRNA 表达量和 LDH 活性没有显著差异,说明 CcpA 对靶基因的调控与底物碳源类型密切相关。然而,CcpA 对 S. bovis 有机酸的产生及相关基因表达的调控是否受发酵底物浓度的影响尚不清楚。

在反刍动物生产中,高精料日粮诱发 S. bovis 数量爆发式增长是瘤胃酸中毒发生的主要诱因之一。因此,研究 S. bovis 在高低精料日粮条件下的生长与代谢差异对于解析反刍动物瘤胃酸中毒的发生机制及防控瘤胃酸中毒的发生尤为重要。此外,在第三章中发现 CcpA 对 S. bovis S1 有机酸的产生模式有一定的调控作用,为了更好地了解在模拟高低精料日粮条件下 CcpA 对 S. bovis S1 的调控作用,本章试验通过不同浓度葡萄糖培养基模拟瘤胃易发酵碳水化合物丰度,分析了 S. bovis S1 野生菌株及其 ccpA 敲除菌株在不同能量条件下的生理学特性,并利用 RNA-seq 技术比较了两菌株在不同能量条件下的转录水平差异。基于这些结果,鉴定了在不同能量条件下受 CcpA 调控的靶基因,并通过凝胶迁移试验(EMSA)揭示 CcpA 与靶基因的作用关系。

第一节　不同能量条件下 CcpA 对
牛链球菌生理特性的影响

一、材料与方法

本试验所用菌株为 S. bovis S1 野生菌株及其 ccpA 敲除菌株,其种子培养基配方及培养方法同第三章。

本试验所用基础培养基同第三章。试验以葡萄糖为主要碳源,向基础培养基中添加质量浓度为 0.9 g/L 或 9 g/L 的葡萄糖,形成两种不同浓度的葡萄糖培养基。试验开始前,将灭菌的基础培养基置于厌氧工作站(DG250,Don Whitley Scientific,英国)中过夜除氧。试验开始时,将活化至指数生长期的种子培养液(OD 值为 0.5 左右)按 1%(体积比)接种到含有 100 mL 基础培养基的 200 mL 厌氧血清瓶中,接种工作在厌氧工作站进行。接种后,将培养瓶密封并转移到恒温摇床(TS-1102C,博盛科学仪器有限公司,扬州),37 ℃、160 r/min 进行培养。在培养过程中使用注射泵(TYD02-10,雷弗流体科技有限公司,保定)持续向培养基中滴定 10% NaOH,使培养基 pH 保持在 6.5 左右。每个试验处理 3 个重复。

细菌培养过程中,每小时采集细菌菌液使用 SpectraMax M5 读板器(Molecular Devices Corporation,美国)测定其 600 nm 波长下的 OD 值,用于绘制细菌生长曲线。根据 Logistic 模型估计其最大生长速率(μ_{max})和迟滞期(λ)。

细菌培养过程中,每小时采集细菌菌液,在 4 ℃、8 000 r/min 离心 10 min,上清液用 0.22 μm 滤膜过滤后用于有机酸及葡萄糖残余量的测定。有机酸(乳酸、甲酸、乙酸)浓度采用高效液相色谱法(HPLC)测定。选用岛津高效液相色谱仪、赛分 CarbonmixH-NP 色谱柱、外标法进行定量。色谱条件:流动相为 2.5 mmol/L H_2SO_4,流速为 0.5 mL/min,柱温为 55 ℃,采用紫外检测器(UV 210 nm),进样量为 10 μL。葡萄糖残余量采用葡萄糖含量测试盒(PT-1-Y,微量法,苏州科铭生物技术有限公司)进行测定,具体操作方法参考试剂盒说明书进行。

二、结果

(一)不同能量条件下 ccpA 对 S. bovis S1 生长特性的影响

S. bovis S1 野生菌株和 ccpA 敲除菌株在不同能量条件下的生长曲线如图 4.1 所示。如预期一致,两菌株在高浓度葡萄糖条件下到达平台期的 OD 值显著高于低浓度葡萄糖条件(LGWT 和 LGKO)(P<0.05),而这两株菌株在相同葡萄糖水平下到达平台期的 OD 值没有表现出显著差异(P>0.05)。在高浓度葡萄糖条件下,野生菌株和 ccpA 敲除菌株分别在 5 h 和 7 h 左右到达平台期,其 OD 值为 0.91 左右;在低浓度葡萄糖条件下,野生菌株和 ccpA 敲除菌株分别在 2 h 和 3 h 左右到达平台期,其 OD 值为 0.31。利用 Logistic 函数模型对 S. bovis S1 野生菌株和 ccpA 敲除菌株在不同浓度葡萄糖下的生长曲线进行非线性拟合,得到拟合方程的 R^2 均在 0.98 以上,相应的拟合参数见表 4.1。S. bovis S1 野生菌株和 ccpA 敲除菌株随时间变化的生长速率曲线如图 4.2 所示。无论在高浓度葡萄糖条件还是低浓度葡萄糖条件下,ccpA 基因缺失均显著降低了 S. bovis S1 的最大生长速率(P<0.05),显著延长了迟滞期(P<0.05);与高浓度葡萄糖条件相比,两菌株在低浓度葡萄糖条件下的最大生长速率和迟滞期时间均显著降低(P<0.05)。这些结果表明,S. bovis S1 的增殖同时受 CcpA 和底物葡萄糖浓度的影响。

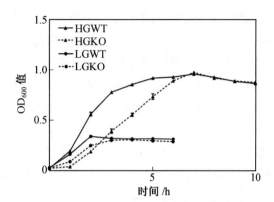

图 4.1　*S. bovis* S1 野生菌株和 *ccpA* 敲除菌株在不同能量条件下的生长曲线

注:LGWT 和 LGKO 为低葡萄糖浓度下的野生菌株和 *ccpA* 敲除菌株;HGWT 和 HGKO 为高葡
萄糖浓度下的野生菌株和 *ccpA* 敲除菌株(下同)。

表 4.1　*S. bovis* S1 野生菌株和 *ccpA* 敲除菌株在不同浓度葡萄糖条件下的生长曲线拟合参数

项目	葡萄糖质量浓度/$(g \cdot L^{-1})$	野生菌株	*ccpA* 敲除菌株
最大生长速率 μ_{max}	9	0.37 ± 0.002^{Aa}	0.23 ± 0.007^{Ba}
	0.9	0.29 ± 0.008^{Ab}	0.18 ± 0.008^{Bb}
迟滞期 λ/h	9	0.54 ± 0.034^{Ba}	1.48 ± 0.057^{Aa}
	0.9	0.40 ± 0.018^{Bb}	0.50 ± 0.025^{Ab}

注:同行肩标不同大写字母表示野生菌株和 *ccpA* 敲除菌株相比具有显著性差异($P<0.05$),同列肩标
不同小写字母表示不同浓度葡萄糖条件下相比具有显著性差异($P<0.05$)。下同。

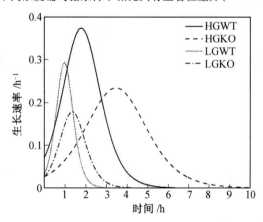

图 4.2　*S. bovis* S1 野生菌株和 *ccpA* 敲除菌株在不同浓度葡萄糖
能量条件下的生长速率曲线

(二)不同能量条件下 *ccpA* 对 *S. bovis* S1 底物消耗及有机酸产生特性的影响

S. bovis S1 野生菌株和 *ccpA* 敲除菌株在不同能量条件下的葡萄糖消耗及有机酸产生
随时间的变化曲线如图 4.3 所示。在高浓度葡萄糖条件下,野生菌株和 *ccpA* 敲除菌株分

别在发酵 5 h 和 7 h 时将葡萄糖消耗完全；在低浓度葡萄糖条件下，野生菌株和 ccpA 敲除菌株分别在发酵 2 h 和 3 h 时将葡萄糖消耗完全。底物中葡萄糖被完全利用的时间与细菌到达平台期的时间一致，说明底物葡萄糖耗尽导致细菌增殖速率下降，进入生长平台期。在高浓度葡萄糖条件下野生菌株乳酸浓度始终高于 ccpA 敲除菌株（P<0.05），甲酸浓度在发酵 2 h 以后始终低于 ccpA 敲除菌株（P<0.05），乙酸浓度野生菌株始终低于 ccpA 敲除菌株（P<0.05）；在低浓度葡萄糖条件下两株菌株乳酸浓度差异虽然没有在高浓度葡萄糖条件下大，但也呈现野生菌株始终高于 ccpA 敲除菌株（P<0.05）的变化；甲酸和乙酸浓度在 2 h 以后均呈现 ccpA 敲除菌株高于野生菌株的变化（P<0.05）。

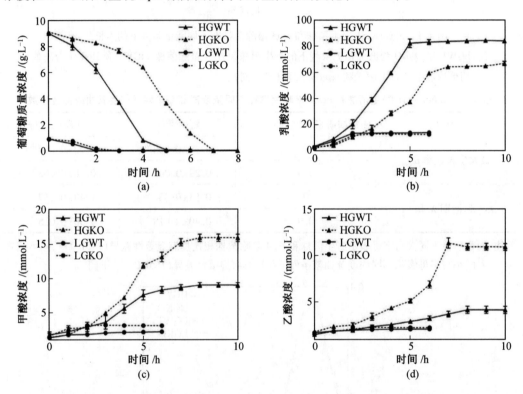

图 4.3 *S. bovis* S1 野生菌株和 ccpA 敲除菌株在不同能量条件下的葡萄糖消耗及有机酸产生随时间变化曲线

不同能量条件下 *S. bovis* S1 野生菌株和 ccpA 敲除菌株有机酸产生特性见表 4.2。在指数生长期，高浓度葡萄糖条件下野生菌株乳酸产量和乳酸百分比均显著高于 ccpA 敲除菌株（P<0.05），甲酸和乙酸浓度及百分比显著低于 ccpA 敲除菌株（P<0.05）；在低浓度葡萄糖条件下也观察到了类似的结果。与预期一致，两菌株在高浓度葡萄糖条件下的有机酸产量较低浓度葡萄糖条件升高（P<0.05），但在低浓度葡萄糖下甲酸和乙酸百分比显著降低（P<0.05）。除了在低浓度葡萄糖条件下野生菌株和 ccpA 敲除菌株乙酸产量和百分比无显著差异（P>0.05），以及 ccpA 敲除菌株有机酸百分比在高、低浓度葡萄糖下无显著差异外（P>0.05），平台期有机酸产生结果与指数期类似。

表 4.2　不同能量条件下 *S. bovis* S1 野生菌株和 *ccpA* 敲除菌株有机酸产生特性

项目		葡萄糖能量浓度/$(g \cdot L^{-1})$	野生菌株	*ccpA* 敲除菌株
指数期	乳酸产量/mmol	9	38.04±0.529[Aa]	33.24±0.546[Ba]
		0.9	13.37±0.118[Ab]	10.14±0.059[Bb]
	甲酸产量/mmol	9	4.54±0.248[Ba]	6.91±0.295[Aa]
		0.9	2.12±0.045[Bb]	2.79±0.181[Ab]
	乙酸产量/mmol	9	2.27±0.067[Ba]	3.93±0.335[Aa]
		0.9	1.91±0.067[Bb]	2.25±0.010[Ab]
	乳酸百分比/%	9	84.83±0.287[Aa]	75.41±0.862[Ba]
		0.9	76.82±0.333[Ab]	66.77±0.715[Bb]
	甲酸百分比/%	9	10.12±0.382[Bb]	15.67±0.456[Ab]
		0.9	12.18±0.102[Ba]	18.38±0.892[Aa]
	乙酸百分比/%	9	5.06±0.186[Bb]	8.92±0.727[Ab]
		0.9	10.99±0.251[Ba]	14.85±0.177[Aa]
平台期	乳酸产量/mmol	9	84.06±0.711[Aa]	66.77±1.606[Ba]
		0.9	13.79±0.201[Ab]	12.46±0.112[Bb]
	甲酸产量/mmol	9	9.05±0.363[Ba]	15.97±0.537[Aa]
		0.9	2.18±0.067[Bb]	3.07±0.121[Ab]
	乙酸产量/mmol	9	4.15±0.391[Ba]	10.91±0.362[Aa]
		0.9	2.11±0.075[Ab]	2.25±0.154[Ab]
	乳酸百分比/%	9	86.43±0.306[Aa]	71.30±0.761[Ba]
		0.9	76.29±0.359[Ab]	70.08±0.911[Ba]
	甲酸百分比/%	9	9.30±0.316[Bb]	17.05±0.445[Aa]
		0.9	12.05±0.230[Ba]	17.27±0.459[Aa]
	乙酸百分比/%	9	4.27±0.427[Bb]	11.65±0.317[Aa]
		0.9	11.66±0.119[Aa]	12.66±0.792[Aa]

注:高、低浓度葡萄糖下细菌指数期 OD_{600} 值分别为 0.6 和 0.2;平台期 OD_{600} 值分别为 0.9 和 0.3。

三、讨论

在反刍动物生产中,抑制瘤胃中 *S. bovis* 的过度生长对于预防反刍动物瘤胃酸中毒至关重要。在本研究中,*ccpA* 基因的缺失导致 *S. bovis* S1 的生长速率降低,这意味着可以通过控制 *S. bovis* 中 CcpA 的合成来抑制其过度生长,从而缓解瘤胃酸中毒。这一结果与在其他产乳酸菌,如 *L. bulgaricus* 和 *L. casei* 中发现的结果一致。先前的研究发现,在中间链球菌（*Streptococcus intermedius*）中 CcpA 对细菌的生长速率的调控受细胞外葡萄糖浓度的影响。然而，在本研究中，无论是在高浓度葡萄糖条件还是低浓度葡萄糖条件下均发现 *ccpA* 基因缺失可导致 *S. bovis* S1 生长速率减慢的结果。

此外，抑制 *S. bovis* 过度产生乳酸对于预防反刍动物瘤胃酸中毒也很重要。研究发现，部分产乳酸菌可以根据生长条件的变化而改变其发酵模式，从单一产乳酸转变为产混合酸。在本研究中，也观察到在高、低浓度葡萄糖条件下生长的 *S. bovis* S1 中有机酸的发酵模式不一致。与低浓度葡萄糖条件相比，*S. bovis* S1 在高浓度葡萄糖条件下的发酵产物主要趋向于提高乳酸产量并降低甲酸和乙酸产量，表明增加葡萄糖浓度可诱导 *S. bovis* S1 发酵模式从异型发酵转变为同型发酵，这与 Chen 等人的研究结果一致。在其他产乳酸菌中也观察到了类似的结果。据报道，CcpA 可以介导编码 LDH、PFL 和 ACKA 的基因转录，从而改变细菌有机酸的产生。在本研究中，也发现 *ccpA* 基因的缺失导致乙酸和甲酸百分比增加而乳酸百分比显著降低。值得注意的是，在高浓度葡萄糖条件下，*S. bovis* S1 *ccpA* 敲除菌株中乳酸产量在指数生长期和平台期较野生菌株菌减少了 10% 以上；而在低浓度葡萄糖条件下，乳酸产量仅下降了 7% 左右。发酵产物结果表明，CcpA 可能是调控 *S. bovis* S1 发酵模式变化的关键因素，而这一调控作用受底物葡萄糖浓度的影响。

四、小结

在高、低浓度葡萄糖条件下，CcpA 均可以调控 *S. bovis* S1 的增殖、有机酸产生模式：在高浓度葡萄糖条件下，*ccpA* 基因敲除后，*S. bovis* S1 的生长迟滞期延长，生长速率下降；有机酸发酵模式从乳酸发酵向混合酸发酵转变。底物葡萄糖浓度也是影响 *S. bovis* S1 增殖、有机酸产生模式的重要因素：与低浓度葡萄糖条件相比，高浓度葡萄糖条件下 *S. bovis* S1 野生菌株和 *ccpA* 敲除菌株的增殖速度均更快；野生菌株发酵产物主要趋向于更高产量的乳酸以及更低产量的甲酸和乙酸，但 *ccpA* 敲除菌株的有机酸产生模式未发生。

第二节　不同能量条件下 *S. bovis* S1 野生菌株和 *ccpA* 敲除菌株的转录组概况分析

一、材料与方法

本试验所用基础培养基同第三章。试验以葡萄糖为主要碳源，向基础培养基中添加质量浓度为 0.9 g/L 或 9 g/L 的葡萄糖，形成两种不同浓度葡萄糖的培养基。试验开始前，将灭菌的基础培养基置于厌氧工作站（DG250，Don Whitley Scientific，英国）中过夜除氧。试验开始时，将活化至指数生长期的种子培养液（OD 值为 0.5 左右）按 1%（体积比）接种到含有 100 mL 基础培养基的 200 mL 厌氧血清瓶中，接种工作在厌氧工作站进行。接种后，将培养瓶密封并转移到恒温摇床（TS-1102C，博盛科学仪器有限公司，扬州）37 ℃、160 r/min 进行培养。在培养过程中使用注射泵（TYD02-10，雷弗流体科技有限公司,保定)持续向培养基中滴定 10% NaOH,使培养基 pH 保持在 6.5 左右。每个试验处理 3 个重复。

当细菌生长到达各自的指数生长期时(对于在高浓度葡萄糖条件下生长的野生菌株和 ccpA 敲除菌株,OD_{600} 值为 0.6;对于在低浓度葡萄糖条件下生长的两种菌株,OD_{600} 值为 0.2),采集细菌菌液,于 4 ℃、12 000 r/min 离心 2 min,弃上清,将菌体沉淀迅速置于液氮中速冻 15 min,−80 ℃保存用于后续总 RNA 提取。

采用 TRIzol 试剂(Invitrogen,中国上海)提取在不同条件下生长的 S. bovis S1 野生菌株和 ccpA 敲除菌株的总 RNA。具体操作如下。

(1)匀浆处理。取样品于 2 mL 研磨管中,使用 60 Hz、60 s 彻底磨碎。然后每次取 2~4 个样品,向研磨好的粉末中加入 1 mL TRIzol 试剂后立即混匀(在加入 TRIzol 前样品需要一直保持低温)。待样品全部加入 TRIzol 后 55 Hz"湿打"30 s,室温孵育 5 min,以利于匀浆样品中核蛋白体完全分离。4 ℃、12 000 r/min 离心 5 min,取上清。

(2)相分离。向上清中添加 0.2 mL 氯仿,剧烈摇管 30 s,室温孵育 2~3 min。4 ℃、12 000 r/min 离心 15 min。混合物分离为红色下层(酚−氯仿相)、中间相以及上层的无色水相。RNA 存在于水相。

(3)取 400 μL 水相转移到 1.5 mL EP 管中(如没有 400 μL 上清液不必强求,能取多少取多少),加入 500 μL 异丙醇,颠倒混匀(30 次左右)。室温孵育样品 10 min。4 ℃、12 000 r/min离心 10 min。

(4)RNA 洗涤。弃上清,加入 1 mL 75% 乙醇洗涤沉淀(尽量使沉淀重悬)。4 ℃、12 000 r/min离心 5 min。

(5)重新溶解 RNA。弃上清,短暂离心后将剩余乙醇吸出,直接加适量 RNase-free 水溶样品。此过程不需 RNA 沉淀完全干燥,否则将大大降低其溶解度。采用 NanoDrop 分光光度计(Thermo Scientific,美国)和 Bioanalyzer 2100 系统(Agilent Technologies,美国)检测总 RNA 的质量和完整性。采用 Zymo RNA 文库构建试剂盒(R3000,Zymo−Seq RiboFree Total RNA Library Kit)去除总 RNA 中的 rRNA,得到 mRNA。

第一链 cDNA 使用随机寡核苷酸和 SuperScript Ⅲ 合成,随后第二链 cDNA 使用 DNA 聚合酶 Ⅰ 和 RNase H 合成。剩余的突出端通过外切核酸酶/聚合酶转化为平端。DNA 片段的 3′末端腺苷酸化后,连接 Illumina 双端接头寡核苷酸用于随后的杂交。使用 AMPure XP 系统(Beckman Coulter,美国)纯化文库片段以选择长度为 400~500 bp 的 cDNA 片段。使用 Illumina PCR Primer Cocktail 在 15 个循环的 PCR 反应中选择性地富集两端带有连接接头分子的 DNA 片段。分别使用 AMPure XP 系统和 Bioanalyzer 2100 系统对产物进行纯化和定量(安捷伦高灵敏度 DNA 试剂)。获得的文库由上海派森诺生物技术有限公司在 NovaSeq 6000 平台(Illumina)测序。

对以 FASTQ 文件格式存储的原始数据质量信息进行计算,然后使用 Cutadapt (v1.15)软件对原始数据进行过滤,以获得不含接头序列、引物、poly-N 和低质量碱基的高质量数据(clean reads),所有后续分析均基于高质量序列 reads 进行。使用 Bowtie2 (v2.2.6,http://bowtie－bio. sourceforge. net/index. shtml)将过滤后的 reads 匹配到 *Streptococcus equinus* S1 的参考基因组上。使用 HTSeq(v0.9.1,http://www－huber. embl. de/users/anders/HTSeq)统计比对到每一个基因上 read 数值,作为基因的原始表达量,采用 FPKM(每百万片段中来自某一基因每千碱基长度的片段数目)对表达量进行标准化。采用 DESeq 对基因表达进行差异分析,筛选差异表达基因条件为:表达差异倍数|$\log_2$ 倍数变化|>1,显著性 $P<0.05$。

根据转录组结果选取 10 个显著变化的基因进行 qRT-PCR,验证 RNA-seq 结果。使用 Beacon Designer 7.0 软件设计引物(表 4.3)。按照细菌总 RNA,采用 Quant 逆转录酶(天根生化科技有限公司,北京)将 RNA 反转录为 cDNA。采用 TB Green Premix Ex TaqTM Ⅱ试剂盒(宝生物工程有限公司,大连)和 ABI Step-One-Plus RT-PCR 系统(ABI 7500,Applied Biosystems,美国)进行 qRT-PCR。反应体系(20 μL)为:10 μL 2×TB Green Premix Ex Taq Ⅱ、1.6 μL 引物、1 μL cDNA、0.4 μL 50×ROX 和 7.0 μL Rnase-free 水。RT-qPCR 条件如下:95 ℃ 30 s,然后95 ℃ 5 s 和 60 ℃ 34 s 扩增40 个循环。每个样品 3 个重复。以 16S rRNA 为内参,结果根据 $2^{-\Delta\Delta CT}$ 法计算。

表 4.3　试验所用引物序列

引物名称	引物序列(5′-3′)	产物大小/bp
gapA	F:TTGGCTGGTATGCGTCCAAT	114
	R:TCCATAAGCACCAGCAACGA	
pfkA	F:GTCACATCCTTCGTGGTGGT	98
	R:ACCACGACCTTGTTGAAGCA	
fba	F:TTCCTTGCAGCAGGTATCGG	129
	R:TGAACCACCGTGCAATACGA	
pgk	F:GTCAATGCAGCAAGACCTGG	108
	R:AGCTATCAACCTTGGCCGTG	
pck	F:AAGCCCGTCGAATTTTTGGC	91
	R:TGACGACGATGCGCTTGATA	
pfl	F:CCGTTAAACCAATCCGCGAC	114
	R:CCAACCATTCGGCAAGTTCG	
pyk	F:TGGGGTGAAAGCCTTGATGT	119
	R:CGTTCACCTTGTTCTGCGTG	
ldh	F:ATGGGTGAACACGGTGACTC	148
	R:AGTAAGCAGCGTCACGAACA	
ackA	F:AGTGATGTTCGTGCGGATGT	113
	R:ACGCGAGCTTGATCTGTTGA	

续表4.3

引物名称	引物序列(5′-3′)	产物大小/bp
amy	F:GGTGGCGACCATCAAAGGTA	94
	R:GTTGTCGAGGTTGCTCCTGA	
16S	F:GAACACCGGTGGCGA	—
	R:CTCATCGTTTACGGCG	

二、结果

为了进一步研究不同浓度葡萄糖条件下 CcpA 对 *S. bovis* S1 的全局转录调控,试验通过 RNA-seq 技术对生长在高、低浓度葡萄糖条件下的 *S. bovis* S1 野生菌株和 *ccpA* 敲除菌株指数生长期的全部基因表达水平进行了测定。如表 4.4 所示,所有样本总共生成了 3.64 亿个原始 reads,去除低质量 reads 后,获得约 3.34 亿条平均 reads 长度为 150 bp 的高质量序列 reads,用于后续分析。将这些序列与 *S. equinus* S1 基因组进行比对,其中 3.16 亿个 reads 比对到参考基因组上,平均比对率为 94.91%;序列 reads 数与 *S. equinus* S1 基因组中的所有 1 802 个编码基因匹配,这表明测序深度足以覆盖细胞中的所有转录物。

表4.4 *S. bovis* S1 野生菌株和 *ccpA* 敲除菌株在不同浓度葡萄糖条件下的 RNA-seq 数据

样品	reads 总数	高质量序列 reads 数	比对上参考基因组的序列总数	比对率/%
HGWT1	30.40	27.23	26.88	98.71
HGWT2	25.78	24.29	24.13	99.35
HGWT3	25.94	24.57	24.42	99.39
HGKO1	26.98	25.49	23.95	93.97
HGKO2	28.16	26.22	24.74	94.36
HGKO3	33.26	31.27	29.83	95.40
LGWT1	27.56	24.96	24.22	97.04
LGWT2	32.57	29.38	27.80	94.62
LGWT3	31.58	29.27	28.18	96.27
LGKO1	35.05	31.69	27.54	86.89
LGKO2	37.30	32.89	29.12	88.53
LGKO3	29.36	26.92	25.40	94.34
总和	363.92	334.18	316.21	94.91

基于 *S. equinus* S1 基因组的注释,使用 HTSeq 0.6.1p2 统计比对到每一个基因上 read count 值,作为基因的原始表达量。为了使不同基因、不同样本间的基因表达水平具有可比性,采用 FPKM 对不同样品的基因表达量进行标准化。采用主成分分析(PCA)评估所有样品的基因表达谱。如预期结果一致,4 个处理的数据可以显著地分开,且每个处

理条件下的 3 个生物学重复都紧密地聚集在一起（图 4.4）。为研究 *S. bovis* S1 野生菌株和 *ccpA* 敲除菌株分别在高、低浓度葡萄糖条件下基因表达量的变化，采用 DESeq 对基因表达进行差异分析，以表达差异倍数 | log$_2$FoldChange | >1，显著性 *P*<0.05 作为筛选差异表达基因的条件。在本研究中，两个独立的处理因素是 *ccpA* 基因敲除与否和底物葡萄糖浓度水平，共形成 4 对转录组比较，即 *S. bovis* S1 野生菌株在高、低浓度葡萄糖条件下相比；*S. bovis* S1 *ccpA* 敲除菌株在高、低浓度葡萄糖条件下相比；在高浓度葡萄糖条件下，*S. bovis* S1 野生菌株与 *ccpA* 敲除菌株相比；在低浓度葡萄糖条件下，*S. bovis* S1 野生菌株与 *ccpA* 敲除菌株相比（图 4.5）。将每对转录组比较下基因的表达模式用火山图可视化表示，如图 4.6 所示。

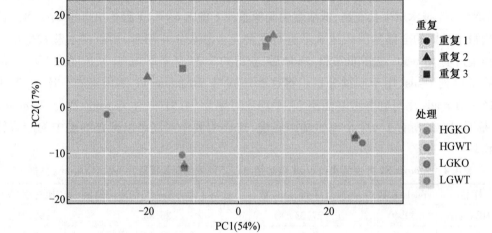

图 4.4　4 组样品基因表达谱的主成分分析

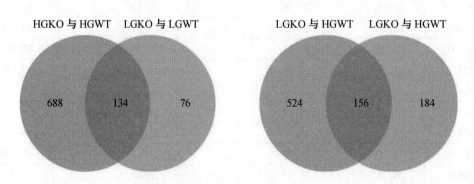

图 4.5　4 组比较下差异表达基因间的韦恩图
HGKO 与 HGWT—高浓度葡萄糖条件下 *S. bovis* S1 *ccpA* 敲除菌株与野生菌株相比；
LGKO 与 LGWT—低浓度葡萄糖条件下 *S. bovis* S1 *ccpA* 敲除菌株与野生菌株相比；
LGWT 与 HGWT—*S. bovis* S1 野生菌株在高、低浓度葡萄糖下相比；
LGKO 与 HGKO—*S. bovis* S1 *ccpA* 敲除菌株在高、低浓度葡萄糖下相比。下同。

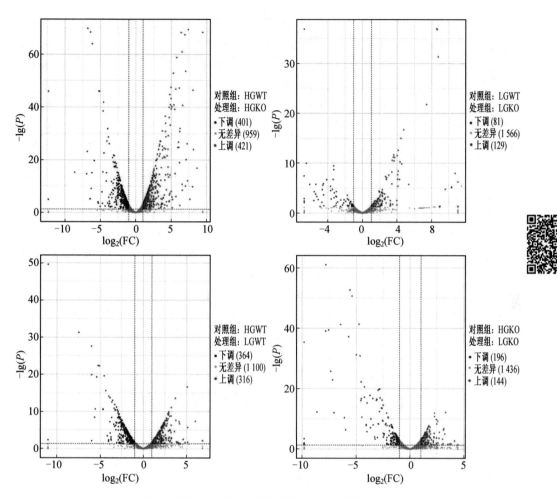

图 4.6　不同转录组比较下的火山图

为了验证 RNA-seq 结果,随机选择了 10 个差异基因进行 RT-qPCR 试验(表 4.5)。尽管两种分析之间遗传变异的幅度不同,但 RT-qPCR 结果显示出与转录组分析相似的上调或下调趋势,这证实了转录组数据的可靠性。

表 4.5　RT-qPCR 试验对 RNA-seq 结果的验证

基因名称	HGWT 与 HGKO		LGWT 与 LGKO		HGWT 与 LGWT		HGKO 与 LGKO	
	$\log_2$ RNA-seq FC	$\log_2$ q PCR FC	$\log_2$ RNA-seq FC	$\log_2$ q PCR FC	$\log_2$ RNA-seq FC	$\log_2$ q PCR FC	$\log_2$ RNA-seq FC	$\log_2$ q PCR FC
gapA	-1.21	-1.16	-0.66	-0.56	0.24	0.11	0.73	0.72
pfkA	-2.66	-2.28	-0.29	-0.27	-1.74	-1.21	0.57	0.79
fba	-2.77	-2.48	-0.29	-0.33	-1.92	-1.81	0.49	0.35
pgk	-2.19	-1.55	-1.14	-0.83	-1.32	-1.10	-0.33	-0.36
pck	3.77	3.93	0.25	0.86	1.39	1.23	-2.20	-1.84
pfl	3.46	3.24	0.59	0.71	2.05	2.05	-0.88	-0.47

续表 4.5

基因名称	HGWT 与 HGKO		LGWT 与 LGKO		HGWT 与 LGWT		HGKO 与 LGKO	
	$\log_2$ RNA-seq FC	$\log_2$ q PCR FC	$\log_2$ RNA-seq FC	$\log_2$ q PCR FC	$\log_2$ RNA-seq FC	$\log_2$ q PCR FC	$\log_2$ RNA-seq FC	$\log_2$ q PCR FC
pyk	−1.46	−1.28	−0.34	−0.15	−0.50	−0.29	0.55	0.84
ldh	−2.91	−2.03	−0.49	−0.37	−2.66	−1.99	−0.30	−0.33
ackA	−0.11	2.00	0.07	−0.47	−0.35	2.42	−0.25	−0.05
amy	−2.89	−1.91	−4.56	−4.07	1.79	2.57	0.05	0.42

三、小结

所有样本共生成了 3.64 亿个原始 reads,去除低质量 reads 后,获得约 3.34 亿条平均 reads 长度为 150 bp 的高质量序列 reads,用于后续分析。将这些序列与 *S. equinus* S1 基因组进行比对,其中 3.16 亿个 reads 比对到参考基因组上,平均比对率为 94.91%;序列 reads 数与 *S. equinus* S1 基因组中的所有 1 802 个编码基因匹配,这表明测序深度足以覆盖细胞中的所有转录物。尽管两种分析之间遗传变异的幅度不同,但 RT-qPCR 结果显示出与转录组分析相似的上调或下调趋势,这证实了转录组数据的可靠性。

第三节 不同能量条件下 *S. bovis* S1 野生菌株和 *ccpA* 敲除菌株转录水平的差异化分析

一、材料与方法

为了更好地分析不同浓度葡萄糖条件下 *S. bovis* S1 受 CcpA 调节的表型差异的分子机制,采用京都基因和基因组百科全书(KEGG)对差异表达基因进行富集分析。

通过文献查找,发现 CcpA 可以与 *cre*1 与 *cre*2,比较公认的序列分别为 WWGAAARC-GYTTCWW 与 TTTTYHWDHHWWTTTY。将靶基因启动子区域的序列转换成适用于基因分析软件的文件,然后在靶基因启动子区域查找 WWGAAARCGYTTCWW 与 TTTTYH-WDHHWWTTTY 位点。

根据启动子中 *cre* 位点预测结果设计探针,本研究中 5 个基因的探针序列分别为:pPFL: AAAAATAAAAAGAAAAA;pPCK: GAAAAAAGCTAAAAAA;pLDH: TTTTTCAAATTTTTACAAT; pACKA:CTTTTCAGTTTATTTTC;pα-AMY CTTTTTAGTTATTTTC。采集 *S. bovis* 野生菌株指数生长期菌体沉淀,无菌 PBS 洗 3 遍后,采用核蛋白抽提试剂盒(微奥基因科技有限公司,常州)提取核蛋白,用于 EMSA 试验。采用非放射性 EMSA 测定通用试剂盒(微奥基因科技有限公司,常州)进行 EMSA 试验,具体操作参考试剂盒说明书进行。

二、结果

(一)高浓度葡萄糖条件下 *S. bovis* S1 野生菌株与 *ccpA* 敲除菌株之间基因的差异化分析

在高浓度葡萄糖条件下生长的 *S. bovis* S1 *ccpA* 敲除菌株与野生菌株相比,总共鉴定出 822 个差异基因,包括 401 个下调基因和 421 个上调基因。该比较是 4 对转录组比较中差异表达基因数目最多的一组。根据 KEGG 富集分析(图 4.7),这些差异表达基因中的 61%(502 个基因)参与到 98 种特定的代谢通路中,包括碳水化合物、能量和氨基酸的代谢通路。*ccpA* 基因敲除后,KEGG 中发生显著改变的碳水化合物代谢通路是果糖和甘

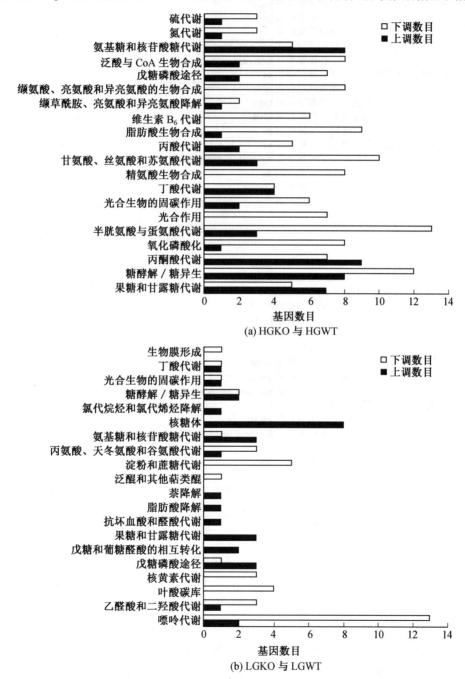

图 4.7 4 组比较中上调与下调基因基于 KEGG 通路分类的分布情况

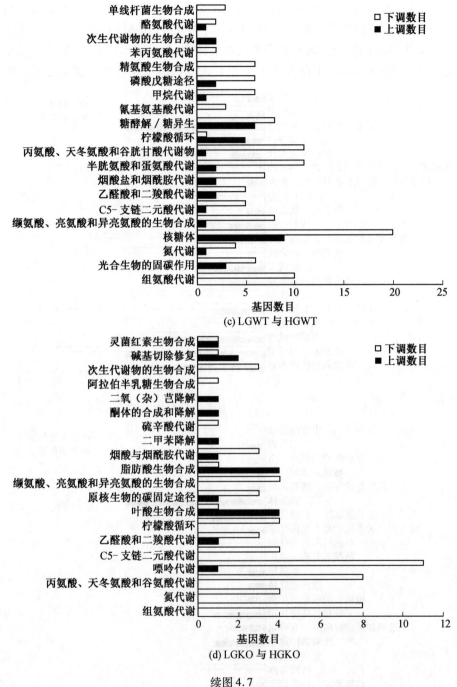

(c) LGWT 与 HGWT

(d) LGKO 与 HGKO

续图 4.7

露糖代谢通路(ko00051)、糖酵解/糖异生通路(ko00010)、丙酮酸代谢通路(ko00620)和丁酸代谢通路(ko00650)。在果糖和甘露糖代谢通路中,参与果糖和甘露糖转运的 4 个基因(*manX*、*manY*、*manZ*、*fruA*)和编码果糖-1-磷酸激酶的基因上调,而编码参与果糖和甘露糖代谢的 5 种酶,包括 FBA、PFK、果糖激酶(SCRK)、磷酸丙糖异构酶(TPI)、甘露糖-

6-磷酸异构酶的基因下调。这些发现表明,CcpA 可以调控果糖和甘露糖的运输和代谢。*ccpA* 基因敲除后,糖酵解/糖异生通路中 20 个基因的表达水平发生显著变化。与野生菌株相比,编码 PDH 复合物、半乳糖变旋酶、磷酸烯醇丙酮酸羧激酶(PCK)和 ADHE 的基因在 *ccpA* 敲除菌株中显著上调。编码 L-LDH、PGK、PFK、PYK、GAPDH、GAPN、FBA、TPI、2,3-二磷酸甘油酸依赖型磷酸甘油酸变位酶(PGAM)、磷酸丙酮酸水合酶和 6-磷酸-β-葡萄糖苷酶的基因显著下调。参与丙酮酸代谢通路的一些基因在 *ccpA* 基因缺失后也发生了差异表达。在这些差异基因中,除编码 NAD 依赖型苹果酸酶、D-3-磷酸甘油酸脱氢酶和甲酸乙酰转移酶的基因外,其他上调基因都参与了糖酵解/糖异生途径;编码乙酰辅酶 A 羧化酶生物素和酰基磷酸酶的基因在 *ccpA* 敲除菌株中显著下调。

此外,*ccpA* 的缺失也导致编码 α-AMY 的基因下调。总之,这些结果表明,*ccpA* 的缺失影响了 *S. bovis* S1 的糖酵解和丙酮酸代谢途径,其中 *ldh* 基因的下调和 *pfl* 基因的上调导致 *S. bovis* S1 有机酸产物中乳酸产量减少而甲酸产量增加,这表明敲除 *ccpA* 可以通过调控产酸关键酶的转录水平将 *S. bovis* S1 的发酵模式从同型乳酸发酵转换为混合酸发酵。

(二)低浓度葡萄糖条件下 *S. bovis* S1 野生菌株与 *ccpA* 敲除菌株之间基因的差异化分析

比较了低浓度葡萄糖下 *S. bovis* S1 野生菌株和 *ccpA* 敲除菌株的转录水平差异。在这组比较中,只有 210 个基因发生了显著差异表达;与野生菌株相比,在 *ccpA* 敲除菌株中,129 个基因上调,而 81 个基因下调。与高浓度葡萄糖条件下两菌株转录组比较,该组比较中差异基因数目减少了大约 3/4。这表明 CcpA 对某些基因的调节依赖于葡萄糖浓度。在这 210 个差异基因中,118 个参与 KEGG 数据库的特定代谢通路。其中,仅鉴定出 4 个发生显著性改变的代谢通路($P<0.05$),包括嘌呤代谢通路(ko00230)、乙醛酸和二羧酸盐代谢通路(ko00630)、叶酸碳库(ko00670)和核黄素代谢通路(ko00740)。在这 4 个差异显著的代谢通路中,只有乙醛酸和二羧酸代谢通路与碳水化合物代谢有关。值得注意的是,在这组比较中,几乎没有与丙酮酸代谢相关的差异基因。尽管如此,仍有大量的差异基因参与碳水化合物代谢。例如,编码 1-磷酸果糖激酶、糖基水解酶家族 32、PTS 果糖转运蛋白亚基ⅡC、半乳糖变旋酶和 ADHE 的基因在 *ccpA* 基因缺失后发生上调,而编码 α-AMY、PGK、葡萄糖-6-磷酸异构酶(GPI)、PTS 纤维二糖转运蛋白亚基ⅡB、淀粉磷酸化酶的基因发生显著下调。这些差异基因主要与果糖和甘露糖代谢通路、淀粉和蔗糖代谢通路(ko00500)以及糖酵解/糖异生通路相关,这与两株菌株在高浓度葡萄糖条件下的差异基因结果一致。然而,编码 LDH 和 PFL 的基因表达在这组比较中没有出现显著差异,这意味着 *ccpA* 的缺失可能对低浓度葡萄糖条件下 *S. bovis* S1 的有机酸发酵产物影响不大。

(三) S. bovis S1 野生菌株在高、低浓度葡萄糖条件下基因的差异化分析

为了分析底物葡萄糖浓度对 S. bovis S1 转录水平的影响,比较了 S. bovis S1 野生菌株在高、低浓度葡萄糖条件下的转录组数据,发现共有 680 个基因差异表达:与高浓度葡萄糖条件下的菌株相比,在低浓度葡萄糖下生长的菌株中有 316 个基因上调,364 个基因下调。根据 KEGG 富集分析,这些差异表达基因中有 418 个基因参与 92 个特定的代谢通路中,其中有 12 条通路发生差异性变化。这些差异显著的通路主要涉及氨基酸、能量、碳水化合物、辅酶因子和维生素代谢。在本研究中,主要关注与碳水化合物代谢相关的代谢通路。与高浓度葡萄糖下的菌株相比,参与 TCA 循环的差异基因,包括编码 PCK 和 PDH 复合物的基因在低浓度葡萄糖条件下生长的菌株中显著上调,而编码柠檬酸合酶(GLTA)的基因显著下调。S. bovis S1 野生菌株中的糖酵解/糖异生通路也受底物葡萄糖浓度的影响。在该通路中,除了编码半乳糖变旋酶的基因外,其他上调的基因与 TCA 循环通路中的差异基因一致。在低浓度葡萄糖条件下,参与糖酵解/糖异生通路的基因包括编码 L-LDH、GAPDH、PGK、FBA、PFK、TPI、PGAM 和磷酸丙酮酸水合酶的基因均发生显著下调。此外,低浓度葡萄糖条件还导致 S. bovis S1 野生菌株中编码 α-AMY、CcpA 和 PFL-AE 的基因表达上调。这些结果表明,底物葡萄糖浓度可以在一定程度上通过转录调控影响 S. bovis S1 野生菌株的发酵模式。这一结果可与细菌有机酸发酵结果相互佐证。

(四) S. bovis S1 ccpA 敲除菌株在高、低浓度葡萄糖条件下基因的差异化分析

比较了在不同浓度葡萄糖条件下生长的 ccpA 敲除菌株的转录组谱。在这组比较中,总共有 340 个基因差异表达,包括 144 个上调基因和 196 个下调基因。其中,210 个基因参与到不同的 KEGG 通路中。与野生菌株不同,ccpA 敲除菌株在高、低浓度葡萄糖下 TCA 循环通路中的基因没有显著上调;编码 PCK 的基因和编码 ACNA、GLTA 和 NADP 依赖型异柠檬酸脱氢酶的 3 个基因簇显著下调。此外,在丙酮酸代谢、淀粉和蔗糖代谢、果糖和甘露糖代谢及糖酵解/糖异生通路中的差异表达基因数均明显低于野生菌株在高、低浓度葡萄糖要件下的比较。这些结果表明,CcpA 介导了这些基因的差异表达。在该比较中,编码 L-LDH 的基因也发生下调,这与在野生菌株中的比较结果相一致。这一结果表明,即使在没有 ccpA 基因的情况下,低浓度葡萄糖条件也会导致 S. bovis S1 的乳酸产量降低。

(五) EMSA 检测 CcpA 与靶基因启动子的作用

根据转录水平分析结果,选取在 ccpA 敲除菌株中显著上调的基因 pfl、ackA、pck 和显著下调的基因 ldh、α-amy 的启动子序列与含 CcpA 的核蛋白进行体外混合,通过 EMSA 检测 CcpA 与启动子的相互作用。结果如图 4.8 所示,5 个基因的启动子与含 CcpA 的核蛋白作用均有明显的阻滞条带,说明含 CcpA 的核蛋白可以直接与这些启动子结合,调控

其转录,但是由于本研究使用的是核蛋白,该结合的特异性还需要竞争 EMSA 或 Supershift 试验后才能确定。

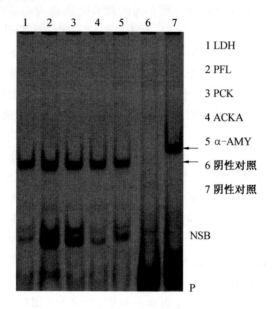

图 4.8　EMSA 检测 CcpA 与靶基因启动子的作用

注:箭头表示 DNA/protein 复合物位置;NSB 表示非特异性结合;P 表示游离生物素标记探针。

三、讨论

在反刍动物生产中,抑制瘤胃中 S. bovis 的过度生长对于预防反刍动物瘤胃酸中毒至关重要。在本研究中,ccpA 基因的缺失导致 S. bovis S1 的生长速率降低,这意味着可以通过控制 S. bovis 中 CcpA 的合成来抑制其过度生长,从而缓解瘤胃酸中毒。这一结果与在其他产乳酸菌,如 L. bulgaricus 和 L. casei 中发现的结果一致。先前的研究发现,在中间链球菌(Streptococcus intermedius)中 CcpA 对细菌的生长速率的调控受细胞外葡萄糖浓度的影响。然而,在本研究中,无论是在高浓度葡萄糖条件还是低浓度葡萄糖条件下均发现由 ccpA 基因缺失而导致 S. bovis S1 生长速率减慢的结果。

此外,抑制 S. bovis 过度产生乳酸对于预防反刍动物瘤胃酸中毒也很重要。研究发现,部分产乳酸菌可以根据生长条件的变化而改变其发酵模式,从单一产乳酸转变为产混合酸。在本研究中也观察到在高、低浓度葡萄糖条件下生长的 S. bovis S1 的有机酸发酵模式不一致。与低浓度葡萄糖条件相比,S. bovis S1 在高浓度葡萄糖条件下的发酵产物主要趋向于提高乳酸产量并降低甲酸和乙酸产量,表明增加葡萄糖浓度可诱导 S. bovis S1 发酵模式从异型发酵转变为同型发酵,这与 Chen 等人的研究结果一致。在其他产乳酸菌中也观察到了类似的结果。据报道,CcpA 可以介导编码 LDH、PFL 和 ACKA 的基因转录,从而改变细菌有机酸的产生。在本研究中也发现 ccpA 基因的缺失导致乙酸和甲酸百分比升高而乳酸百分比显著降低。值得注意的是,在高浓度葡萄糖条件下,S. bovis S1 ccpA 敲除菌株中乳酸产量在指数生长期和平台期较野生菌株菌减少了 10% 以上;而在低浓度葡萄糖条件下,乳酸产量仅下降了 7% 左右。发酵产物结果表明,CcpA 可能是调控 *S. bovis* S1 发酵模式变化的关键因素,而这一调控作用受底物葡萄糖浓度的影响。

在 *C. difficile* 和 *S. mutans* 中,CcpA 对靶基因的调节受底物葡萄糖水平的影响。在本研究中,为了进一步了解 CcpA 对 *S. bovis* S1 的转录调控与底物葡萄糖浓度的关系,对不同浓度葡萄糖条件下的 *S. bovis* S1 野生菌株和 *ccpA* 敲除菌株进行了转录组学分析。在 4 组成对比较中,高浓度葡萄糖下生长的 *S. bovis* S1 野生菌株和 *ccpA* 敲除菌株之间的差异基因数量最多,而在低浓度葡萄糖下生长的两株菌株之间的差异基因数量最少。这些结果表明,CcpA 可以根据细胞外葡萄糖浓度调控 *S. bovis* S1 的基因转录,这与代谢产物的结果一致。这一发现也意味着通过 CcpA 控制 *S. bovis* 的生长和代谢可能对预防高精料日粮诱发的反刍动物瘤胃酸中毒具有很大的潜力。此外,在不同浓度葡萄糖条件下生长的 *S. bovis* S1 野生菌株中的差异基因数量是 *ccpA* 敲除菌株的两倍,表明 *S. bovis* S1 的基因表达受细胞外葡萄糖浓度的调控,并且这一调控作用因 *ccpA* 的缺失而减弱。

S. bovis 在摄取葡萄糖后通过糖酵解将其代谢为丙酮酸,然后丙酮酸在胞内进一步转化为乳酸、甲酸、乙酸和乙醇。在本研究中,转录组学差异分析结果主要侧重于碳水化合物代谢相关通路,例如糖酵解和丙酮酸代谢,特别是对于在高、低浓度葡萄糖条件下生长的 *S. bovis* S1 野生菌株之间的比较以及在高浓度葡萄糖下生长的 *S. bovis* S1 野生菌株和 *ccpA* 敲除菌株之间的比较。在 *S. bovis* S1 野生菌株中,大多数 PDH 复合物基因在低浓度葡萄糖条件下显著上调,与糖酵解和乳酸产生途径相关的基因下调。这与前期观察到的低浓度葡萄糖改变了 *S. bovis* S1 野生菌株的代谢,即产生更少的乳酸结果相一致。在乳酸菌生长过程中,发酵模式的转变与多种因素有关,其中 $NADH/NAD^+$ 比率反映的细胞内氧化还原电位是一个关键因素。据报道,在 *E. faecalis* 中,*ldh* 的转录似乎受到全局转录调控因子 Rex 和 CcpA 的调控,并且这两个转录调控因子都对 $NADH/NAD^+$ 水平敏感。在本研究中,尽管观察到随着底物葡萄糖浓度降低 *rex* 转录水平降低而 *ccpA* 转录水平升高,但这两种转录调节因子在葡萄糖浓度发生改变时对靶基因的抑制或激活机制还需要进一步研究。此外,在本研究中,*ldh* 基因表达也在低浓度葡萄糖条件下出现下降,这可能是低浓度葡萄糖导致低 FBP 浓度的结果。然而,这些基因的差异表达在 *ccpA* 基因缺失后均无差异,表明 CcpA 在葡萄糖浓度调控 *S. bovis* S1 的转录中发挥着重要的调节作用。值得注意的是,尽管葡萄糖是本研究中 *S. bovis* S1 的主要碳源,但编码参与淀粉降解关键酶(包括淀粉磷酸化酶和 α-AMY)的基因在低浓度葡萄糖条件下显著上调。这种现象可能是细菌面对能源不足时的潜在反应。

CcpA 是一种多效调节控制蛋白,参与许多细菌的碳代谢调控,以响应环境总能量水平和碳水化合物含量的变化。例如,在 *B. subtilis* 中,80% 以上的基因受 CcpA 调控以响应环境葡萄糖水平的改变。在本研究中,*S. bovis* S1 *ccpA* 基因缺失导致丙酮酸代谢通路中产甲酸的基因上调而产乳酸的基因下调,从而调节了丙酮酸代谢通路下游碳的流通方向,这与前面在代谢产物水平上所观察到的结果一致。这些结果说明 *S. bovis* S1 的发酵模式可以通过 CcpA 调控相关代谢酶的转录来调节,与前人在其他乳酸菌中的发现相似。在 *L. plantarum* 和 *S. mutans* 中的研究发现,*ccpA* 基因缺失会导致 *ackA* 的转录增强,从而产生更多的乙酸。但是,虽然本研究中转录组结果显示 *S. bovis* S1 野生菌株和 *ccpA* 敲除菌株之

间的 *ackA* 转录水平没有显著差异,但 RT-qPCR 结果显示在高浓度葡萄糖条件下 *ccpA* 基因缺失后 *ackA* 的表达升高,这验证了代谢产物的变化。然而,当菌株在低浓度葡萄糖下生长时,这种升高会减弱,这表明 CcpA 对 *ackA* 的调节受底物葡萄糖浓度的影响。此外,*ccpA* 的敲除也极大地影响了高浓度葡萄糖条件下生长的 *S. bovis* S1 的果糖和甘露糖代谢途径;参与果糖和甘露糖运输的基因上调,而与果糖和甘露糖代谢相关的基因下调。然而,当细菌在低浓度葡萄糖条件下生长时,这种效应也会减弱。正如前人在 *C. difficile* 中所报道的那样,本研究中在低浓度葡萄糖条件下 CcpA 对靶基因的调节减弱可能是由于细菌在葡萄糖相对缺乏的环境中,其 CcpA 调节系统不活跃。

除碳代谢外,葡萄糖浓度还影响 *S. bovis* S1 野生菌株和 *ccpA* 敲除菌株的组氨酸代谢和氮代谢。这些途径中的几乎所有基因在高浓度葡萄糖下都被下调,这表明 *S. bovis* S1 的氨基酸代谢和氮代谢也随着细胞外葡萄糖浓度改变而改变。脂肪酸是所有生物体膜的重要组成部分,它们的生物合成和降解对于维持膜脂稳态以应对环境变化非常重要。据报道,CcpA 可调节 *B. subtilis* 和 *S. mutans* 中的脂肪酸代谢以响应环境变化。在本研究中,与高浓度葡萄糖条件下的野生菌株相比,*ccpA* 敲除菌株中参与脂肪酸生物合成的 9 个差异表达基因被下调,类似于先前在 *L. plantarum* 中的发现。但是,当细胞在低浓度葡萄糖条件下生长时,这种现象就消失了。这些结果表明,仅当能量充足时,*ccpA* 基因的缺失才会减弱 *S. bovis* S1 的脂肪酸合成。

四、小结

转录组学研究表明,CcpA 主要参与 *S. bovis* S1 的碳水化合物代谢调控,包括促进糖酵解基因的表达;改变丙酮酸代谢关键基因转录,其中对 *ldh* 基因正调控,对 *pfl* 基因负调控;调控果糖和甘露糖的转运与代谢等。在低浓度葡萄糖条件下,*ccpA* 基因敲除后细菌的增殖与产酸也表现出相同的变化,但有机酸发酵模式转变率较低,且 CcpA 对 *S. bovis* S1 碳水化合物代谢的转录调控作用减弱;底物葡萄糖浓度可调控 *S. bovis* S1 野生菌株的碳水化合物代谢、组氨酸代谢及氮代谢等,但在 *ccpA* 敲除菌株中这些调控作用均减弱。

第五章 不同能量条件下 CcpA 对牛链球菌蛋白表达的调控作用

蛋白质组是由一个基因组或者由一个细胞、组织、生物体表达的全部蛋白。与基因组不同,蛋白质组随着细胞、组织、时间、环境状态的不同而改变。蛋白质组学是以蛋白质组为研究对象,通过对生物体蛋白质组成、结构及蛋白质翻译后修饰,蛋白质之间的相互作用关系等进行分析,从而整体、全面地认识蛋白质之间的功能联系、细胞代谢和疾病发生等过程。通过蛋白质组学技术,不仅可以分析不同环境条件下发生差异表达的蛋白质,还可以对同种生物不同类型的细胞进行比较,寻找发生特异性改变的蛋白质。研究蛋白质组的方法有很多种,近年来,质谱分析技术因其高通量、高灵敏度、高分辨率、易自动化等特点而成为一项重要的定量蛋白质组学研究技术。质谱分析技术主要包括两大类:一种是非标记技术,即用双向凝胶电泳(2-DE)分离蛋白,选择染色表达不同的蛋白质点进行质谱识别,但由于它在表达水平和不同性质上的差异而无法解析样本内的全部蛋白质,因此具有一定的局限性;另一种是与各种同位素标记技术相结合的检测技术,例如,同位素标记的绝对和相对定量技术(isobaric tags for relative and absolute quantification,iTRAQ)、串联质谱标签蛋白定量技术(tandem mass tag,TMT)、同位素标记亲和标签技术(isotope coded affinity tags,ICAT)、非标蛋白质定量技术(lable free)和细胞内稳定同位素标记技术(stable isotope labeling with amino acids in cell culture,SILAC)等,目前应用较为广泛的是iTRAQ 技术和 TMT 技术。

在第四章中,利用转录组学技术研究了不同浓度葡萄糖条件下 CcpA 蛋白对 *S. bovis* S1 的转录调控,从基因表达水平揭示了底物浓度和 CcpA 蛋白对 *S. bovis* S1 的调控作用。本章利用 TMT 化学标记定量蛋白质组学技术对 *S. bovis* S1 野生菌株和 *ccpA* 敲除菌株在不同浓度葡萄糖条件下的蛋白质组进行差异表达分析,以期从蛋白质表达角度阐明底物浓度和 CcpA 蛋白对 *S. bovis* S1 的调控,为 *S. bovis* S1 代谢机制研究提供更全面的参考。

第一节 不同能量条件下 *S. bovis* S1 野生菌株和 *ccpA* 敲除菌株的蛋白质组概况分析

一、材料与方法

所用菌株为 *S. bovis* S1 野生菌株及其 *ccpA* 敲除菌株,其种子培养基配方及培养方法同第三章。本试验设计同第四章。

当细菌生长到达各自的指数生长期时(对于在高浓度葡萄糖条件下生长的野生菌株和 *ccpA* 敲除菌株,OD_{600} 为 0.6;对于在低浓度葡萄糖条件下生长的两种菌株,OD_{600} 为 0.2),采集细菌菌液,于 4 ℃、4 000 r/min 离心 10 min,弃上清液。然后分别用 10 mL 预冷的无菌 PBS 洗涤沉淀 3 次，最后一次洗涤完后，将沉淀转移至 1.5 mL 的无菌 EP 管中，再次按上述条件离心，吸干上清液，将菌体沉淀迅速置于液氮中速冻 15 min，-80 ℃ 保存用于后续蛋白质提取。

菌体样本中加入适量配制好的 SDT 裂解液（质量体积比为 4%），100 mmol Tris/HCl pH 7.6，0.1 mol/L DTT），转移至预先装有适量石英砂和 1 颗 0.635 cm 陶瓷珠的 2 mL 离心管中，使用匀浆仪（FastPrep-24，MP，美国）进行匀浆破碎（6.0 m/s，60 s，循环 2 次）；然后进行超声波破碎（80 W，工作 10 s，间歇 15 s，循环 10 次）；破碎结束后在沸水浴中水浴 15 min，然后在 4 ℃、14 000g 离心 40 min，取上清液，采用 0.22 μm 滤膜过滤，收集滤液，即为蛋白质提取液。采用 BCA 法进行蛋白质定量。

每个样品取 20 μg 蛋白质分别与 5× 上样缓冲液混合并煮沸 5 min。在 12.5% SDS-PAGE 凝胶（恒流 14 mA，90 min）上分离蛋白质。通过考马斯蓝 R-250 染色观察蛋白质条带。

采用过滤辅助样品制备（FASP）方法进行胰蛋白酶酶解，具体操作：每个样品取 200 μg 蛋白质，加入 30 μL SDT 缓冲液（4% SDS、100 mmol DTT、150 mmol Tris-HCl pH 8.0），使用 UA 缓冲液（8 mol/L 尿素，150 mmol Tris-HCl pH 8.0）通过重复超滤（Microcon 单位，10 ku）去除去污剂、DTT 和其他低分子质量成分。然后加入 100 μL 碘乙酰胺（UA 缓冲液中的 100 mmol IAA）以阻断减少的半胱氨酸残基，并将样品在黑暗中孵育 30 min。过滤器用 100 μL UA 缓冲液洗涤 3 次，然后用 100 μL 25 mmol NH$_4$HCO$_3$ 缓冲液洗涤 2 次。最后，将蛋白质悬浮液在 40 μL 25 mmol NH$_4$HCO$_3$ 缓冲液中用 4 μg 胰蛋白酶（promega）在 37 ℃ 下消化过夜，收集所得肽作为滤液。采用 C18 固相萃取柱（Empore™，内径为 7 mm，体积为 3 mL，Sigma）对肽段进行脱盐，肽段冻干后加入 40 μL 0.1% 甲酸溶液复溶，在 280 nm 处对肽段进行定量。

每个样品分别取 100 μg 肽段，按照 Thermo 公司 TMT 标记试剂盒说明书进行标记。各处理样品信息见表 5.1，本试验共 4 组，每个组含有 3 个生物学重复样本，共计 12 个样本。

表5.1　各处理样品信息

TMT 标记	126	127N	127C	128N	128C	129N	129C	130N	130C	131N	131C	132N
样本名称	HGWT1	HGWT2	HGWT3	LGWT1	LGWT2	LGWT3	HGKO1	HGKO2	HGKO3	LGKO1	LGKO2	LGKO3

采用强阳离子交换（SCX）方法对肽段进行分级，具体操作：将每组标记后的肽段混合，采用 AKTA Purifier 100 系统（GE Healthcare）进行分级。缓冲液 A 液为 10 mmol KH$_2$PO$_4$，25% CAN；pH 3.0；B 液为 10 mmol KH$_2$PO$_4$，500 mmol KCl，25% CAN，pH 3.0。色谱柱（PolyLC Polysulfoethyl，4.6 mm×100 mm，5 μm）以 A 液平衡，使用进样器将样品上样到色谱柱进行分离，流速为 1 mL/min。液相梯度：0% B 液，25 min；B 液线性梯度 0 ~ 10%，25 ~ 32 min；B 液线性梯度为 10% ~ 20%，32 ~ 42 min；B 液线性梯度为 20% ~ 45%，42 ~ 47 min；B 液线性梯度为 45% ~ 100%，47 ~ 52 min；B 液维持在 100%，52 ~ 60 min；60 min 以后，B 液重置为 0。洗脱过程中监测 214 nm 的吸光度值，每隔 1 min 收集洗脱组分，采用 C18 固相萃取柱（Empore™，内径为 7 mm，体积为 3 mL，Sigma）脱盐后

冻干。

每份样品采用纳升流速的 HPLC 液相系统 Easy Nlc（Thermo Scientific）进行分离。缓冲液 A 液为 0.1% 甲酸水溶液，B 液为 0.1% 甲酸乙腈水溶液（乙腈为 84%）。色谱柱以 95% 的 A 液平衡，样品由自动进样器上样到上样柱（Thermo Scientific Acclaim PepMap100,100 μm×2 cm,nanoViper C18），经过分析柱（Thermo scientific EASY column,10 cm,ID 75 μm,3 μm,C18-A2）分离，流速为 300 nL/min。样品经色谱分离后用 Q-Exactive 质谱仪（Thermo Scientific）进行质谱分析。仪器在启用肽识别模式的情况下运行，检测方式为正离子。质朴数据通过数据依赖 top10 方法获取，一级全扫描范围为 300~1 800 m/z，一级质谱分辨率在 200 m/z 处为 70 000，自动增益控制（automatic gain control，AGC）目标值设置为 1×10^6，最长注射时长为 50 ms，动态排除时间（dynamic exclusion）为 60 s。多肽和多肽碎片的质量电荷比按照下列方法采集：每次全扫描（full scan）后采集 20 个碎片图谱（MS2 scan），MS2 激活类型为 HCD，观察窗设为（isolation window）2 m/z，二级质谱分辨率在 200 m/z 处为 17 500，标准化碰撞能量（normalized collision energy，NCE）为 30 eV，未充满系数设为 0.1%。

每个样本的质谱原始数据均采用软件 Mascot 2.2 和 Proteome Discoverer 1.4 进行查库鉴定及定量分析。鉴定和定量参数见表 5.2。

表 5.2 鉴定和定量参数

项目	数值
酶	胰蛋白酶
允许的最大漏切位点数目	2
一级离子质量容差	$\pm 2 \times 10^{-5}$
二级离子质量容差	0.1 u
固定修饰	TMT 6/10/16 plex（N-term），TMT 6/10/16 plex（K）
可变修饰	Oxidation（M）
查库所使用的蛋白质序列数据库	uniprot_*Streptococcus bovis*_18717_20210626.fasta
用于计算 FDR 的数据库模式	Decoy
可信蛋白质的筛选标准	≤0.01
蛋白质定量方法	根据唯一肽段定量值的中位数进行蛋白质定量
试验数据矫正方法	根据蛋白质定量值的中位数进行数据矫正

二、结果

（一）蛋白质提取质量与定量检测结果

采用 BCA 法进行蛋白质定量，各组样品蛋白质质量浓度见表 5.3，蛋白质量满足后续试验要求。通过 SDS-PAGE 电泳对所提取蛋白质样品质量进行检测，结果如图 5.1 所示，蛋白质条带清晰完整，表明蛋白质样品质量良好，可用于后续试验。

表5.3 样品蛋白质质量浓度

样品名称	体积/μL	质量浓度/(μg·μL⁻¹)	总量/μg
HGWT1	150.00	0.787	117.99
HGWT2	150.00	0.949	142.31
HGWT3	150.00	0.583	87.48
LGWT1	150.00	2.322	348.30
LGWT2	150.00	1.094	164.10
LGWT3	150.00	2.616	392.40
HGKO1	150.00	3.876	581.40
HGKO2	150.00	2.128	319.20
HGKO3	150.00	1.934	290.10
LGKO1	150.00	2.475	371.25
LGKO2	150.00	2.565	384.75
LGKO3	150.00	2.884	432.60

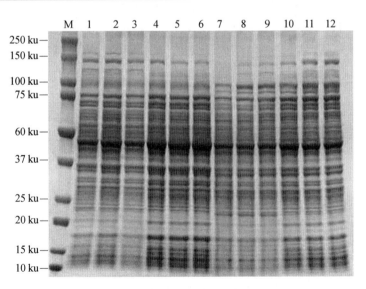

图5.1 SDS-PAGE 电泳图谱

注:M 为 Marker;1~3 为 HGWT 组样品蛋白电泳条带;4~6 为 LGWT 组样品蛋白电泳条带;
7~9 为 HGKO 组样品蛋白电泳条带;10~12 为 LGKO 组样品蛋白电泳条带。

(二)质谱数据检测结果

肽段离子质量偏差分布图如图 5.2 所示,所有鉴定肽段的质量偏差主要分布在 1×10^{-5} 以内,说明鉴定结果准确可靠。然后结合 MASCOT 这种严格的分析工具对 MS 图谱数据进行分析,获得每张 MS2 图谱的得分。如图 5.3 所示,MS2 的 MASCOT 得分较为理想,约 65.45% 以上的肽段得分在 20 分以上,肽段得分中位数为 28 分,进一步说明 MS 试验数据质量较高。

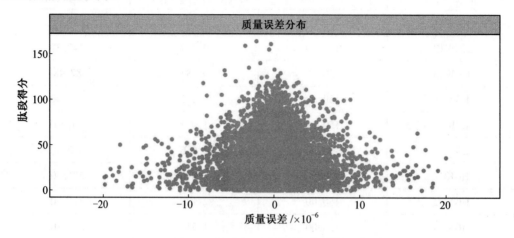

图 5.2　肽段离子质量偏差分布图

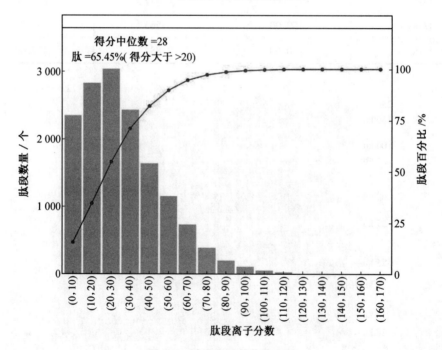

图 5.3　肽段离子得分分布图

(三)鉴定与定量结果统计

质谱鉴定与定量结果统计柱状图如图 5.4 所示,共鉴定到二级谱图总数为 1 077 190 个,其中数据库匹配谱图(PSM)总数为 62 661 个;鉴定到肽段总数目为 15 083 个,其中唯一肽段总数目为 9 218 个;鉴定到的蛋白质总数为 2 197 个,其中可定量蛋白质数量为 2 195 个。通过蛋白质分子质量分布图(图 5.5)可知,所鉴定的蛋白质分子质量均不超过 200 ku,且大多数蛋白质分子质量均处于 10 ~ 70 ku 之间。

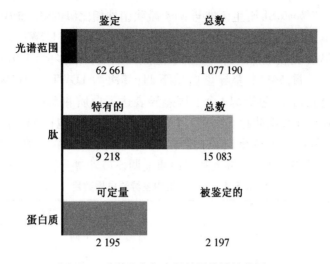

图 5.4　质谱鉴定与定量结果统计柱状图

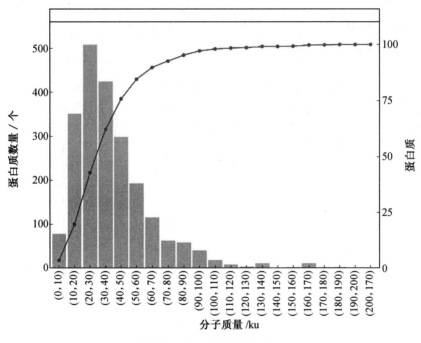

图 5.5　蛋白质分子质量分布

(四)差异结果数量统计

为了分析不同组间具有表达差异的蛋白质,对试验数据进行差异筛选。在显著性差异表达蛋白质筛选中,以表达倍数 FC>1.2 倍(上调大于 1.2 倍或下调小于 0.83 倍)且 $P<0.05$(T 检验)为标准,得到比较组间的上调、下调蛋白质数目,见表 4.4。与转录组分析一致,本章所研究的两个独立因素是 ccpA 基因敲除与否及底物葡萄糖浓度,共形成 4 组蛋白质组比较,即 S. bovis S1 野生菌株在高、低浓度葡萄糖条件下相比(LGWT 和 HGWT);S. bovis S1 ccpA 敲除菌株在高、低浓度葡萄糖条件下相比(LGKO 和 HGKO);在

高浓度葡萄糖下，*S. bovis* S1 野生菌株与 *ccpA* 敲除菌株相比（HGKO 和 HGWT）；在低浓度葡萄糖下，*S. bovis* S1 野生菌株与 *ccpA* 敲除菌株相比（LGKO 和 LGWT）。在这 4 个比较组中，HGKO 和 HGWT 比较组筛选出的差异表达蛋白质数目最多，为 1 076 个，其中 535 个差异表达蛋白质上调，541 个差异蛋白质下调；其次为 LGWT 和 HGWT 比较组，共有 1 055 个差异表达蛋白质，包括 519 个上调差异表达蛋白质和 536 个下调差异表达蛋白质；LGKO 和 HGKO 比较组共筛选出 977 个差异表达蛋白质，包括 438 个上调差异表达蛋白质和 539 个下调差异表达蛋白质；差异表达蛋白质数目最少的比较组为 LGKO 和 LGWT，共 774 个，其中 399 个差异表达蛋白质上调，375 个差异蛋白质下调。

表 5.4　各比较组中差异蛋白质数目

比较组	差异表达蛋白质数目		
	上调	下调	总差异表达蛋
HGKO 和 HGWT	535	541	1 076
LGWT 和 HGWT	519	536	1 055
LGKO 和 HGKO	438	539	977
LGKO 和 LGWT	399	375	744

采用 PCA 评估所有样品蛋白质表达谱，结果显示，对于每种处理条件，3 个生物重复紧密地聚集在一起，且 4 组数据能够显著分开，如图 5.6 所示。为了展示比较组间蛋白质的显著性差异，将比较组中蛋白质以表达差异倍数 FC 和 P 值两个因素为标准绘制火山

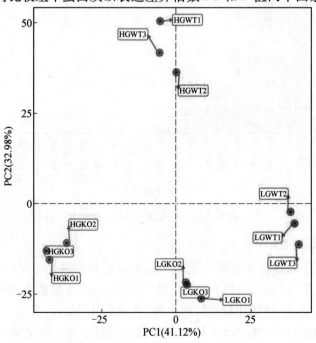

图 5.6　4 组样品蛋白表达谱主成分分析

图 5.7 中,显著下调的蛋白质以蓝色标注(FC<0.83 且 P<0.05),显著上调的蛋白质以红色标注(FC>1.2 且 P<0.05),无差异的蛋白质为灰色。

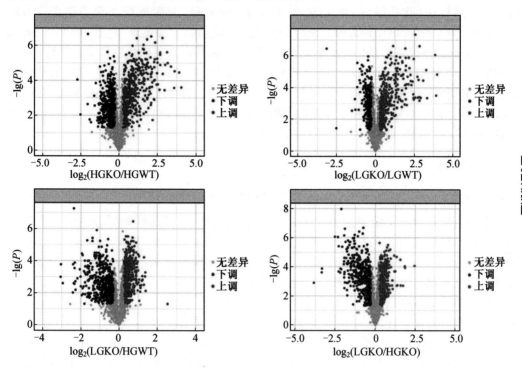

图5.7　不同蛋白质组比较下的火山图

三、小结

HGKO 和 HGWT 比较组筛选出的差异表达蛋白质数目最多,为 1 076 个,其中 535 个差异表达蛋白质上调,541 个下调;其次为 LGWT 和 HGWT 比较组,共有 1 055 个差异表达蛋白质,包括 519 个上调差异表达蛋白质和 536 个下调差异表达蛋白质;LGKO 和 HGKO 比较组共筛选出 977 个差异表达蛋白质,包括 438 个上调差异表达蛋白质和 539 个下调差异表达蛋白质;差异表达蛋白质数目最少的比较组为 LGKO 和 LGWT,共 774 个,其中 399 个差异表达蛋白质上调,375 个差异表达蛋白质下调。

第二节　不同能量条件下 S. bovis S1 野生菌株和 ccpA 敲除菌株的差异表达蛋白质分析

一、材料与方法

为了分析不同组间的差异表达蛋白质,对试验数据进行差异筛选,以表达倍数 FC>1.2 倍(上调大于 1.2 倍或下调小于 0.83 倍)且 P<0.05(T 检验)为标准,得到比较组间的差异表达蛋白质。

首先,对目标蛋白质集合的定量信息进行归一化处理(归一化到(-1,1)区间),然后使用 Complexheatmap R 包(R Version 3.4)同时对样品和蛋白质的表达量从两个维度进行分类(距离算法:欧几里得;连接方式:Average linkage),并生成层次聚类热图。采用 CELLO(http://cello.life.nctu.edu.tw/)的方法进行亚细胞定位预测;使用 InterProScan 软件包和 Pfam 数据库进行蛋白质结构域分析;利用 Blast2GO 对目标蛋白质集合进行 GO 注释;利用 KAAS(KEGG automatic annotation server)软件,对目标蛋白质集合进行 KEGG 通路注释;采用 Fisher 精确检验(fisher's exact test)比较各个 GO 分类(或 KEGG 通路、Domain)在目标蛋白质集合和总体蛋白质集合中的分布情况,对目标蛋白质集合进行 GO 注释(或 KEGG 通路、Domain)注释的富集分析。

二、结果

(一)高浓度葡萄糖条件下 *S. bovis* S1 野生菌株和 *ccpA* 敲除菌株的差异表达蛋白质分析

在该组比较中所鉴定到的差异表达蛋白质数量最多,对这些差异表达蛋白质进行 GO 功能注释,分别有 519、755 和 398 个蛋白质富集到生物过程(biological process,BP)、分子功能(molecular function,MF)和细胞组分(cellular component,CC)。在 GO 二级功能注释层级上对差异表达蛋白质数目进行统计,结果如图 5.8 所示。将所有差异表达蛋白质与试验鉴定的所有蛋白质以 GO 功能的注释结果进行对照比较,通过 Fisher 精确检验得出两者差异的显著性,从而找到所有差异表达蛋白质富集的功能类别($P<0.05$)。用气泡图分别显示 GO 三大分类下的 GO 条目富集情况,如图 5.9 所示,在该比较组中,嘧啶核糖核苷一磷酸生物合成及代谢过程、UMP 生物合成及代谢过程、嘧啶核糖核苷酸生物合成及代谢过程等重要生物学过程,作用于糖基键的水解酶活性、跨膜转运体活性、质子跨膜转运活性等分子功能,以及质子转运 ATP 合酶复合体、质子转运双区 ATP 酶复合体、膜蛋白复合体等细胞组分发生了显著性变化。将该比较组中所有差异表达蛋白质进行 KEGG 富集,共富集到 114 条特定的代谢通路上,其中有 14 条差异显著的代谢通路,包括碳水化合物代谢、能量代谢、氨基酸代谢及核苷酸代谢等(图 5.10)。*ccpA* 基因敲除后,KEGG 中发生显著改变的碳水化合物代谢通路是淀粉和蔗糖代谢、糖酵解/糖异生、丙酮酸代谢、TCA 循环、半乳糖代谢、乙醛酸和二羧酸代谢、丙酸酯代谢和丁酸酯代谢。在糖酵解通路中,GAPDH、PYK、PGK、PFK、PDH 复合体等 20 个蛋白在 *ccpA* 基因敲除后表达下调,ADHE、FBA、PCK、ENO、6-磷酸-β-葡萄糖苷酶等 24 个差异表达蛋白质表达上调。与野生菌株相比,*ccpA* 基因敲除导致丙酮酸通路中 30 个蛋白质发生差异表达。在这些差异表达蛋白质中,除了糖酵解/糖异生通路的蛋白质外,还有 ACKA、PFL、磷酸乙酰转移酶等蛋白质表达上调,乙酰辅酶 A 生物素羧化酶及羧基转移酶表达下调。此外,*ccpA* 基因缺失还导致 α-AMY 蛋白表达下调。这些结果说明,CcpA 对 *S. bovis* S1 的碳水化合物代谢相关蛋白质表达有很大调控作用。对这些差异表达蛋白质进行结构域预测并进行富集分析,发现 *ccpA* 敲除导致的差异表达蛋白质结构域主要在卤酸脱卤酶样水解酶、NADPH 依赖型 FMN 还原酶、糖基水解酶家族 1 以及乙酰转移酶(GNAT)家族等蛋白质富集(图 5.11)。对所有差异表达蛋白质进行亚细胞定位分析,发现 69.92% 差异表达蛋白质分布于细胞质中,18.64% 分布于细胞膜中,11.10% 分布于细胞外基质中,0.34% 分布于细胞壁中(图 5.12(a))。

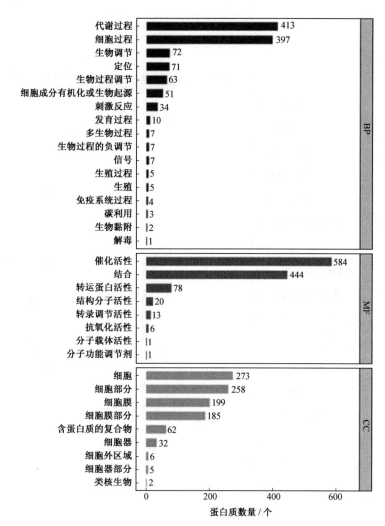

图 5.8　HGKO 和 HGWT 差异表达蛋白质的 GO 注释统计（二级）

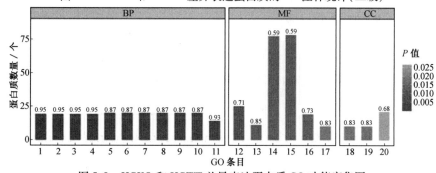

图 5.9　HGKO 和 HGWT 差异表达蛋白质 GO 功能富集图

1—UMP 代谢过程;2—嘧啶核糖核苷单磷酸代谢过程;3—UMP 生物合成过程;4—嘧啶核糖核苷单磷酸生物合成过程;5—嘧啶核苷代谢过程;6—嘧啶核苷生物合成过程;7—嘧啶核糖核苷代谢过程;8—嘧啶核糖核苷酸代谢过程;9—嘧啶核糖核苷生物合成过程;10—嘧啶核糖核苷酸生物合成过程;11—UMP 从头生物合成;12—水解酶活性(作用于糖苷键);13—质子跨膜转运蛋白活性;14—跨膜转运蛋白活性;15—转运蛋白活性;16—水解酶活性,水解 O—糖基化合物;17—胺跨膜转运蛋白活性;18—质子转运二区 ATP 酶复合体;19—质子转运 ATP 合酶复合物;20—膜蛋白复合物

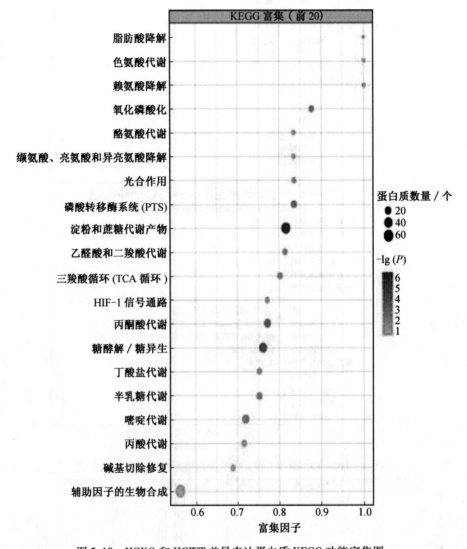

图 5.10　HGKO 和 HGWT 差异表达蛋白质 KEGG 功能富集图

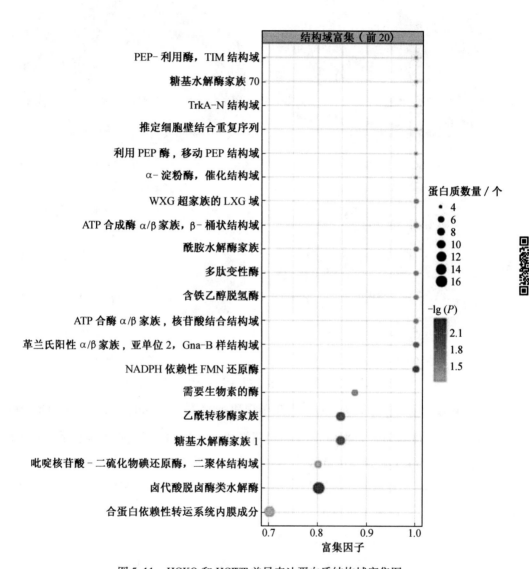

图 5.11　HGKO 和 HGWT 差异表达蛋白质结构域富集图

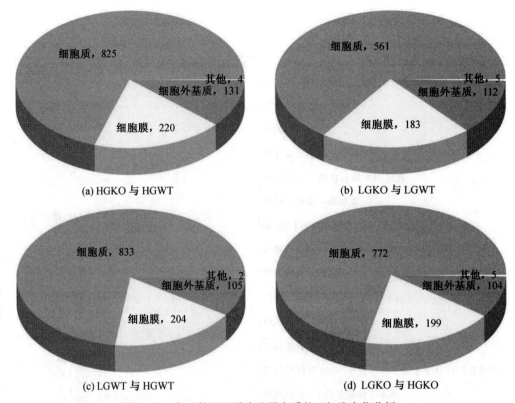

图 5.12　各比较组差异表达蛋白质的亚细胞定位分析

(二)低浓度葡萄糖下 *S. bovis* S1 野生菌株和 *ccpA* 敲除菌株的差异表达蛋白质分析

通过对低浓度葡萄糖下 *S. bovis* S1 野生菌株和 *ccpA* 敲除菌株的差异表达蛋白质比较分析,发现共有 774 个差异表达蛋白质,这些差异表达蛋白质中分别有 355 538 和 309 个蛋白质富集到 GO 注释中的一级三大类——生物过程、分子功能和细胞组分中。同样地,GO 二级功能注释信息统计如图 5.13 所示。对差异表达蛋白质进行 GO 功能富集分析(图 5.14)发现,在这组比较中,碳水化合物代谢及运输过程、依赖 PEP 的糖磷酸转移酶系统、有机物运输过程等重要生物学过程,膜的组成成分及固有成分、细胞膜及细胞外区域等细胞组分,水解 O -糖基化合物水解酶活性、转移己糖基转移酶活性等分子功能发生了显著变化。对所有差异表达蛋白质进行 KEGG 分析,共富集到 91 条特定的代谢通路,其中 7 条代谢通路差异显著,包括淀粉和蔗糖代谢、糖酵解/糖异生、PTS 转运系统、半乳糖代谢、丙酸酯代谢、脂肪酸生物合成及初级胆汁酸生物合成(图 5.15)。*ccpA* 基因缺失导致 PGK、PGAM、ENO、L-LDH、GPI、PYK、GAPDH、α-AMY、6-磷酸半乳糖异构酶亚基LACA 等蛋白表达减少,PFL、PFL-AE、ACKA、HPrK/P、SCRK、6-磷酸-β-葡萄糖苷酶以及涉及蔗糖、甘露糖、果糖、纤维二糖等转运的 PTS 系统等蛋白质表达增加。这些差异表达蛋白质主要涉及碳水化合物的代谢与转运,说明在低浓度葡萄糖条件下 CcpA 对

S. bovis S1 碳代谢相关蛋白表达也有很大影响。对所有差异表达蛋白质进行结构域预测及富集分析,发现 *ccpA* 敲除导致的差异表达蛋白质结构域主要在 GBS Bsp-like repeat、CHAP 结构域、革兰氏阳性菌毛蛋白骨架亚基 2,Cna-B 样结构域等蛋白富集(图 5.16)。对这些差异表达蛋白质进行亚细胞定位分析,发现 65.16% 的差异表达蛋白质分布于细胞质中,21.25% 分布于细胞膜中,13.01% 分布于细胞外基质中,0.58% 分布于细胞壁中(图 5.12(b))。

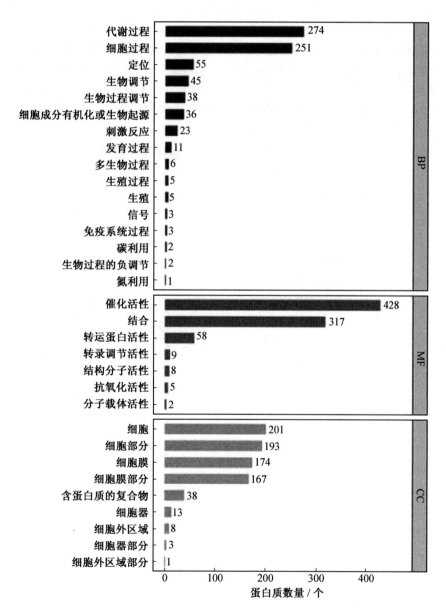

图 5.13　差异表达蛋白质的 GO 注释统计(二级)

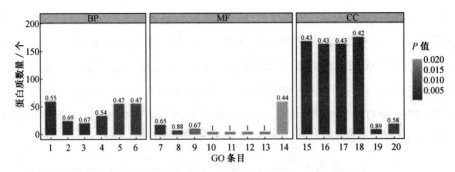

图 5.14 LGKO 和 LGWT 差异表达蛋白质 GO 功能富集图

1—碳水化合物代谢过程；2—碳水化合物运输；3—磷酸烯醇丙酮酸依赖糖；4—有机物运输；5—定位；6—定位建立；7—水解酶活性（作用于糖苷键）；8—转移酶活性，转移—己糖基团；9—蛋白质—N（PD—磷酸组氨酸—糖磷酸转移酶；10—葡糖基转移酶活性；11—磷酸烯醇丙酮酸—蛋白磷酸转移酶活性；12—氨基酸结合；13—核苷激酶活性；14—转运蛋白活性；15—膜部分；16—膜的整体成分；17—膜的固有成分；18—薄膜；19—细胞外区域；20—膜蛋白复合物

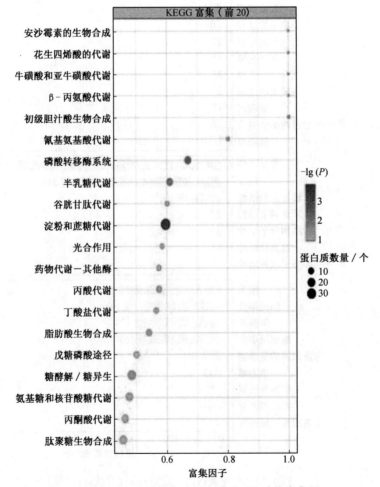

图 5.15 LGKO 和 LGWT 差异表达蛋白质 KEEG 功能富集图

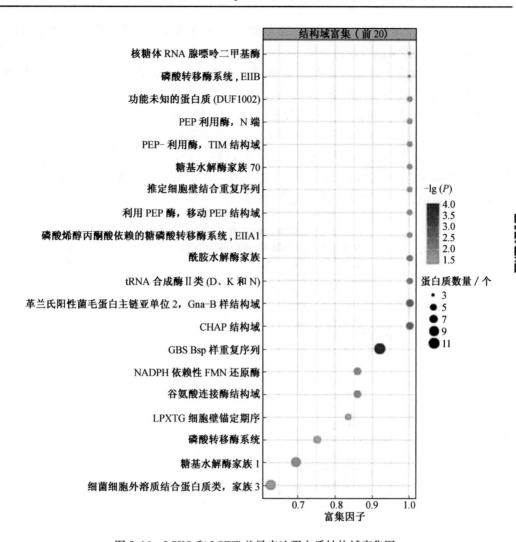

图 5.16　LGKO 和 LGWT 差异表达蛋白质结构域富集图

(三) *S. bovis* S1 野生菌株在高、低浓度葡萄糖下的差异表达蛋白质分析

S. bovis S1 野生菌株在高、低浓度葡萄糖条件下共形成 1 055 个差异表达蛋白质,其中有 544 个、784 个、426 个差异表达蛋白质分别富集到 GO 注释的生物过程、分子功能和细胞组分中。GO 二级功能注释信息统计如图 5.17 所示。通过 GO 功能富集分析发现,这些差异表达蛋白质主要涉及有机氮化合物生物合成与代谢过程、细胞蛋白质代谢过程、细胞酰胺代谢过程、肽生物合成与代谢过程等重要生物学过程,核糖体的结构成分、结构分子活性等分子功能,以及核糖核蛋白复合物、核糖体、非膜界细胞器、细胞内细胞器等细胞组分(图 5.18)。通过 KEGG 通路富集分析,发现这些差异表达蛋白质共富集到 114 条特定的代谢通路上,其中 13 条通路具有显著性,主要涉及氨基酸代谢、碳水化合物代谢、能量代谢及辅助因子和维生素代谢等(图 5.9)。葡萄糖浓度的降低导致 *S. bovis* S1 野生菌株中 ACKA、PDH 复合体、GLTA、异柠檬酸脱氢酶、2-酮戊二酸还原酶、ATP 磷酸核糖基转移酶、组氨醇-磷酸氨基转移酶等蛋白表达下降,这些蛋白质主要参与 TCA 循环、甲烷

代谢和组氨酸代谢等通路。在低浓度葡萄糖条件下,*S. bovis* S1 野生菌株中 PYK、PFL、PGAM、GPI、ENO 等蛋白质表达增加,这些蛋白质主要参与丙酮酸代谢、TCA 循环等。另外,一些转录调控因子在低浓度葡萄糖条件下的蛋白表达水平也发生上调,如 CCPA、CODY、REX 等,这些因子主要参与调控细菌的碳代谢、氮代谢及能量代谢等。对所有差异表达蛋白质进行结构域预测及富集分析,发现底物葡萄糖浓度导致的差异表达蛋白质结构域主要在延长因子 Tu GTP 结合结构域、乌头酸酶家族(ACNA)、延长因子 Tu 结构域 2、tRNA 合成酶Ⅱ类等蛋白富集(图 5.20)。对这些差异表达蛋白质进行亚细胞定位分析,发现 72.81% 差异表达蛋白质分布于细胞质中,17.83% 分布于细胞膜中,9.18% 分布于细胞外基质中,0.17% 分布于细胞壁中(图 5.12(c))。

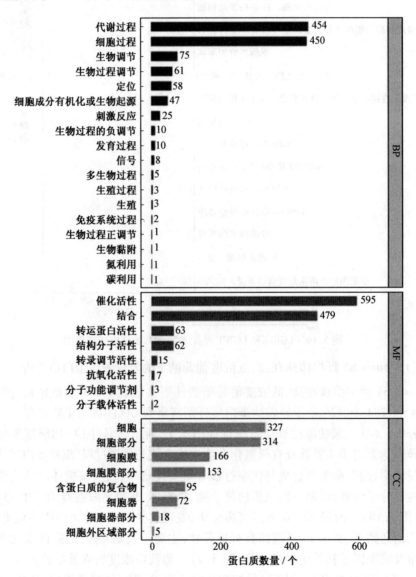

图 5.17　差异表达蛋白质的 GO 注释统计(二级)

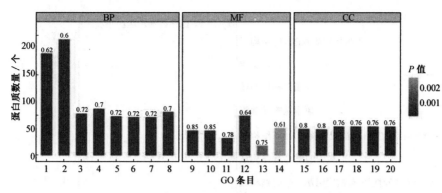

图 5.18　LGWT 和 HGWT 差异表达蛋白质 GO 功能富集图

1—有机氮化合物生物合成过程；2—有机氮化合物代谢过程；3—细胞蛋白质代谢过程；4—细胞酰胺代谢过程；5—肽代谢过程；6—肽生物合成过程；7—翻译；8—酰胺生物合成过程；9—结构分子活性；10—核糖体结构成分；11—rRNA 结合；12—RNA 结合；13—tRNA 结合；14—连接酶活性；15—核糖核蛋白复合体；16—核糖体；17—细胞器；18—无膜限制细胞器；19—胞内细胞器；20—胞内无膜限制细胞器

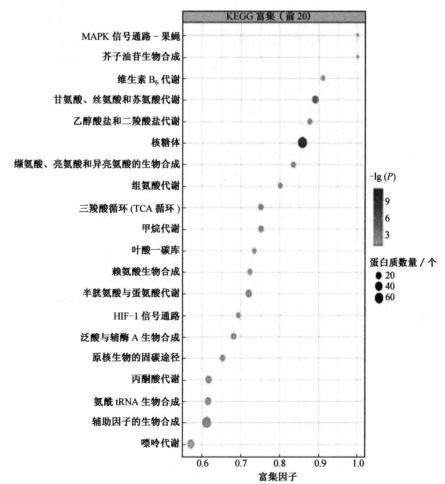

图 5.19　LGWT 和 HGWT 差异表达蛋白质 KEEG 功能富集图

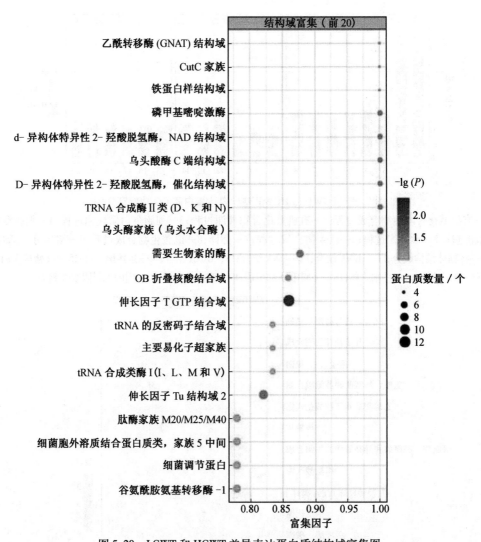

图 5.20　LGWT 和 HGWT 差异表达蛋白质结构域富集图

(四) S. bovis S1 ccpA 敲除菌株在高、低浓度葡萄糖条件下的差异表达蛋白质分析

对 S. bovis S1 ccpA 敲除菌株在高、低浓度葡萄糖下的差异表达蛋白质比较分析,对这些差异表达蛋白质进行 GO 功能注释,发现分别有 509、695 和 399 个蛋白富集到生物过程、分子功能和细胞组分中。GO 二级功能注释信息统计如图 5.21 所示。通过 GO 功能富集分析发现,与野生菌株 GO 富集结果相似,不同浓度葡萄糖导致 ccpA 敲除菌株中有机氮化合物生物合成与代谢过程、细胞蛋白质代谢过程、支链氨基酸生物合成与代谢过程等重要生物学过程,核糖体、核糖核蛋白复合物及细胞质部分等细胞组分,核糖体的结构成分、结构分子活性等分子功能发生了显著性变化(图 5.22)。对所有差异表达蛋白质进行 KEGG 通路富集分析,共富集到 103 条特定代谢通路,其中 19 条通路具有显著性,主要涉及碳水化合物代谢、氨基酸代谢、核苷酸代谢、能量代谢等(图 5.23)。与高浓度葡萄糖条件相比,低浓度葡萄糖导致 S. bovis S1 ccpA 敲除菌株 ACKA、PFL、ADHE、PCK、异柠檬酸脱氢酶、组氨醇-磷酸氨基转移酶、ATP 磷酸核糖转移酶调节亚基、谷氨酸合酶(NADPH/

NADH)大链和小链等蛋白质表达降低,这些蛋白质主要参与丙酮酸代谢、TCA 循环、组氨酸代谢、氮代谢等通路。在低浓度葡萄糖条件下,*ccpA* 敲除菌株 PDH 复合体、PGAM、乙酰辅酶 A 羧化酶羧基转移酶 α 亚基和葡糖激酶等蛋白表达增加,这些蛋白质主要富集到糖酵解/糖异生、丙酮酸代谢、色氨酸代谢等代谢通路上。通过对差异表达蛋白质进行结构域预测及富集分析,发现底物葡萄糖浓度导致的差异表达蛋白质结构域主要在磷酸核糖转移酶结构域、S4 结构域以及乌头酸酶家族(ACNA)等蛋白富集(图 5.24)。对这些差异表达蛋白质进行亚细胞定位分析,发现 71.48% 差异表达蛋白质分布于细胞质中,18.43%分布于细胞膜中,9.63%分布于细胞外基质中,0.46%分布于细胞壁中(图 5.12(d))。

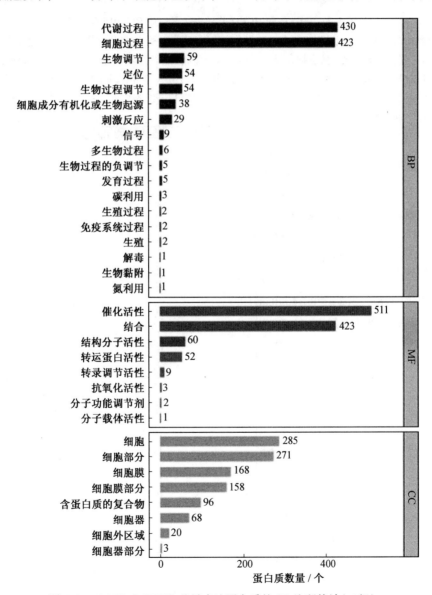

图 5.21　LGKO 和 HGKO 差异表达蛋白质的 GO 注释统计(二级)

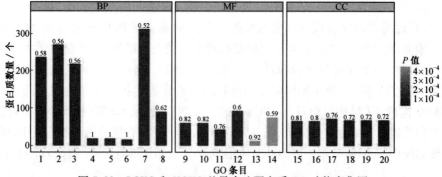

图 5.22 LGKO 和 HGKO 差异表达蛋白质 GO 功能富集图

1—有机氮化合物生物合成过程;2—有机氮化合物代谢过程;3—细胞氮化合物合成过程;4—支链氨基酸代谢过程;5—支链氨基酸生物合成过程;6—从头生物合成过程;7—有机物合成过程;8—细胞蛋白质代谢过程;9—结构分子活性;10—核糖体结构成分;11—rRNA 结合;12—RNA 结合;13—碳氮裂解酶活性;14—辅因子结合;15—核糖体;16—核糖核蛋白复合体;17—细胞质部分;18—细胞器;19—无膜限制细胞器;20—胞内细胞器

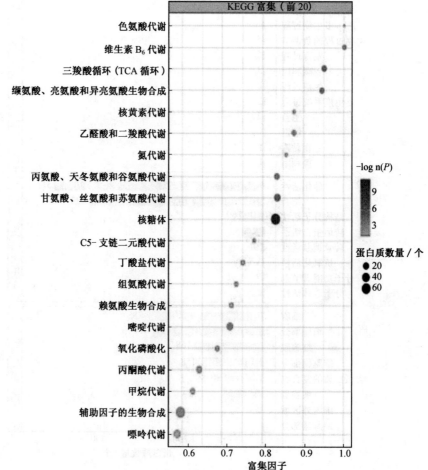

图 5.23 LGKO 和 HGKO 差异表达蛋白质 KEGG 功能富集图

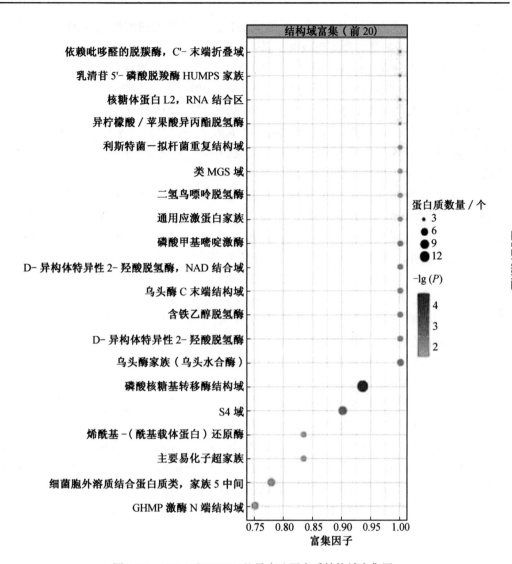

图 5.24　LGKO 和 HGKO 差异表达蛋白质结构域富集图

三、讨论

糖酵解通路和 TCA 循环是 *S. bovis* 形成碳骨架并产生能量的主要代谢途径。CcpA 是调节糖酵解、碳溢流代谢及 TCA 循环的全局调节因子,该因子在转录水平上对 *S. bovis* S1 碳水化合物代谢相关通路的调控在第四章已有发现。在本章中,*ccpA* 基因缺失导致的差异表达蛋白质在高、低浓度葡萄糖条件下均富集到了糖酵解通路上。糖酵解过程是从葡萄糖开始分解生成丙酮酸的过程,可以分为活化和放能两个阶段。在第一阶段中,葡萄糖在己糖激酶、葡萄糖磷酸异构酶(PGI)、PFKA、FBA 等作用下被分解成两个磷酸丙糖。然后,磷酸丙糖在 GAPDH、PGK、PGAM、ENO 和 PYK 等作用下生成丙酮酸。本研究中 *ccpA* 基因缺失导致高浓度葡萄糖条件下 PFKA、GAPDH、PGK、PGAM、PYK 蛋白质表达下降,低浓度葡萄糖条件下 PGI、GAPDH、PGK、PGAM、ENO、PYK 蛋白质表达下降,说明在蛋白质水平上 CcpA 对 *S. bovis* S1 在高、低浓度葡萄糖条件下的糖酵解通路的调控作用相似，并没有因葡萄糖浓度的降低而减弱，与转录组测序结果不一致。在这些差异表达中，高浓度葡萄糖条件下的 PFKA、GAPDH、PGK、PGAM、PYK 及低浓度葡萄糖条件下的 PGK 蛋白表达变化趋势与 mRNA 水平的变化趋势一致，而高浓度葡萄糖条件下 PGI、FBA、ENO、PGK 及低浓度葡萄糖条件下 PGI、GAPDH、PGAM、ENO、PYK 的变化趋势与 mRNA 水平变化趋势不同。这可能是因为蛋白质水平的表达不仅受转录水平的影响，也受蛋白翻译、翻译后折叠、磷酸化、脱磷酸化等修饰反应的影响，从而导致蛋白质水平和转录水平出现不一致的结果。值得注意的是，pfkA 和 pyk 在 *S. bovis* S1 基因组中以操纵子的形式存在，本研究中 CcpA 对 pfk-pyk 操纵子的蛋白质表达有正调控作用，与 *L. bulgaricus*、*L. plantarum* 和 *L. lactis* 中的发现一致。然而，在 *L. casei* 中，CcpA 对 PFK 和 PYK 的表达呈现负调控作用。这说明 CcpA 对靶基因的调控虽然都是基于 PTS/CcpA 介导的信号转导，但对于不同微生物其调控作用并不相同。从整体结果来看，本研究中 *ccpA* 的缺失导致了 *S. bovis* S1 糖酵解能力的下降，可能因此导致细菌生长减慢。同样地，在其他革兰氏阳性细菌的研究中，如 *B. subtilis*、*L. bulgaricus*、*L. plantarum* 等，也报道了 CcpA 对细菌糖酵解通路中酶蛋白表达的正调控作用。在本研究中，高、低浓度葡萄糖下产甲酸、乙酸和乙醇的酶在 *ccpA* 基因敲除后蛋白质表达均上升；高浓度葡萄糖条件下 PDH 复合体蛋白表达下降，LDH 表达不变，而低浓度葡萄糖条件下 LDH 表达下降，PDH 复合体表达无显著变化。这些蛋白质表达趋势变化与 mRNA 水平变化不完全一致。

　　虽然 CcpA 对 *S. bovis* S1 碳溢流的调节在转录水平和蛋白质水平的结果有些不同，但从整体上来看 CcpA 能够调控 *S. bovis* S1 丙酮酸之后的碳流向，使其向混合酸发酵方向转变，这与发酵产物结果一致。除了碳溢流以外，*S. bovis* 产生的丙酮酸还经乙酰辅酶 A 进入 TCA 循环。在高浓度葡萄糖条件下，CcpA 对 *S. bovis* S1 TCA 循环中的代谢酶，如 ACNA、异柠檬酸脱氢酶等的蛋白表达具有负调控作用，与前人在 *B. subtilis* 上的研究结果一致。然而，在低浓度葡萄糖条件下，CcpA 对 TCA 循环无调控作用，说明 CcpA 对 TCA 循环的蛋白质表达调控受底物葡萄糖水平的影响。虽然本研究以葡萄糖作为细菌的碳源，但 *ccpA* 敲除后高、低浓度葡萄糖条件下的差异表达蛋白质均显著富集到淀粉/蔗糖代谢和 PTS 通路上，说明即使在葡萄糖为底物时，涉及多糖和二糖转运与代谢的蛋白质也可以正常表达，且这些蛋白质的表达受 CcpA 的调控，这与转录组测序的结果一致。

　　除了碳代谢以外，CcpA 还调控 *S. bovis* S1 核苷酸代谢和脂质代谢等相关蛋白质的表达。在高浓度葡萄糖条件下，嘧啶代谢通路中的二氢乳清酸酶（PYRC）、乳清蛋白 5'-磷酸脱羧酶（PYRF）、尿嘧啶磷酸核糖基转移酶等蛋白质表达在 *ccpA* 敲除后升高。前人在 *L. plantarum* 中也报道了 CcpA 对细菌嘧啶生物合成通路的影响，但是其中差异表达蛋白质 PYRC 的变化趋势与本研究相反，说明 CcpA 对细菌嘧啶代谢有调控作用，但具体调控的蛋白质与调控方向因细菌种类不同而异。在转录组分析中发现，在高浓度葡萄糖条件下 *ccpA* 敲除菌株中参与脂肪酸生物合成的基因被下调，这种现象在低浓度葡萄糖条件下消失。然而，蛋白质组分析呈现了与之相反的结果，即在低浓度葡萄糖条件下，参与脂肪酸合成的 13 种蛋白质表达在 *ccpA* 敲除后下调，而在高浓度葡萄糖条件下无显著变化。这可能是脂肪酸合成相关蛋白质在表达时受到翻译后折叠、磷酸化、脱磷酸化等修饰反应的影响,具体原因还需进一步探究。

细菌发酵效率和酶产率受多种因素的影响,而营养物质的缺乏会干扰细菌的生长与产物的形成,这可能与营养物质缺乏影响酶的转录与翻译有关。在本研究中发现不同浓度葡萄糖条件下 S. bovis S1 的生长速率和发酵产物均发生变化,并在第四章中从转录组的角度讨论了可能导致 S. bovis S1 的生长速率和发酵产物改变的原因以及底物葡萄糖浓度对细菌碳水化合物代谢和氨基酸代谢通路的影响,本章从蛋白质角度讨论以上生物过程及相关通路变化。

由于葡萄糖是本研究中 S. bovis S1 的主要碳源,因此,高、低浓度葡萄糖导致的差异表达蛋白质与预期一致,主要富集到了碳代谢相关通路上。与前人在 B. subtilis 上的报道相似,本研究中无论是 S. bovis S1 野生菌株还是 ccpA 敲除菌株,差异表达蛋白质均没有显著富集到糖酵解通路上。这一结果与转录组结果不同,说明低浓度葡萄糖虽然导致 S. bovis S1 野生菌株糖酵解通路转录水平下降,但其酶蛋白的合成是稳定的。在本研究中,转录组和蛋白质组样品的采样时间点一致,但由于转录水平的变化更快,而细胞反应在蛋白质组水平有一定的延迟,因此可能导致两个水平的表达差异。据报道,当 E. coli 生长在过量葡萄糖条件下时,其能量大部分都来自糖酵解,而 TCA 循环酶的合成会受到抑制;但当其生长在葡萄糖限制条件下时,TCA 循环中的酶被上调以满足细胞能量需求,并为大分子生物合成提供中间体。同样,在 B. subtilis 中也发现葡萄糖饥饿会导致 TCA 循环酶的蛋白质表达上调,同时糖异生作用也会加强,其中糖异生蛋白 GAPB 和 PCK 的蛋白合成量显著增加。然而,在本研究中,TCA 循环中的酶,如 GLTA、ACNA、异柠檬酸脱氢酶等的蛋白质合成量在低浓度葡萄糖条件下均下降,同时糖异生蛋白 PCK 的表达也下降,可能是因为本研究中低浓度葡萄糖并未达到葡萄糖饥饿水平,且采样时间点在生长指数中期,底物中的葡萄糖还可以满足细菌的能量需求。另外,本研究中的高、低浓度葡萄糖导致的差异表达蛋白质还参与了乙醛酸和二羧酸代谢,这些差异表达蛋白质在野生菌株和 ccpA 敲除菌株中都显著下调。乙醛酸和二羧酸代谢包括一系列乙醛酸或二羧酸酯的反应,二羧酸是一类含有两个羧基官能团的有机化合物,如草酸或琥珀酸;细胞内的脂肪酸氧化分解为乙酰辅酶 A 后,在乙醛酸循环体内可生成琥珀酸、乙醛酸和苹果酸,另外甘氨酸代谢、丝氨酸代谢、苏氨酸代谢和嘌呤代谢等都可生成乙醛酸,故这些代谢途径与乙醛酸和二羧酸代谢具有密切联系。低浓度葡萄糖条件下乙醛酸和二羧酸代谢受到抑制可能与葡萄糖供应不足有关。

S. bovis S1 野生菌株和 ccpA 敲除菌株中的差异表达蛋白质 HISA、HISB、HISC、HISE、HISF、HISZ 与组氨酸代谢有关,在低浓度葡萄糖条件下这些差异表达蛋白质均显著下调。L-组氨酸是一种 α 氨基酸,是由磷酸戊糖途径的中间产物 D-核酮糖经磷酸戊糖异构酶生成 D-核糖,再由磷酸核糖焦磷酸激酶作用生成磷酸核糖焦磷酸(PRPP),然后 PRPP 在 HISZ、HISI、HISA、HISF、HISB、HISC、HISD 等作用下生成 L-组氨酸。ATP 磷酸核糖转移酶(HISZ)是合成组氨酸的限速酶,受终产物组氨酸的抑制。咪唑甘油磷酸脱水酶(HISB)和咪唑甘油磷酸合酶亚基(HISF)在组氨酸合成过程中起催化作用,促使 L-组氨酸顺利合成。L-组氨酸的合成需要以 ATP 为前体,本研究中低浓度葡萄糖条件下细菌生成的 ATP 需要首先满足基础代谢与能量需要,因此用于 L-组氨酸合成的供能减少,因此组氨酸代谢中的酶蛋白表达下调。除此之外,低浓度葡萄糖还导致其他一些氨基酸代谢途径中蛋白质表达下调,如甘氨酸代谢、丝氨酸代谢和苏氨酸代谢生物合成、缬氨酸生物合成、亮氨酸生物合成、异亮氨酸生物合成、半胱氨酸代谢、蛋氨酸代谢、赖氨酸生物合成、苯丙氨酸、酪氨酸和色氨酸生物合成等,说明这些氨基酸的合成与代谢在低浓度葡萄糖条件下均受到抑制。

四、小结

本章利用 TMT 技术从蛋白质表达层次揭示了 CcpA 和底物葡萄糖浓度对 *S. bovis* S1 的调控作用,具体如下。

(1)CcpA 主要调控 *S. bovis* S1 的碳水化合物代谢、核苷酸代谢和脂肪酸代谢等通路的蛋白质表达。在高、低浓度葡萄糖条件下,CcpA 均可促进 *S. bovis* S1 糖酵解和 TCA 循环中关键酶蛋白质的表达,并通过调控丙酮酸代谢下游关键酶(LDH、PFL、ACKA 等)的蛋白质表达而影响其发酵产酸代谢。此外,CcpA 还可促进脂肪酸合成蛋白质的表达,但该调控作用只在低浓度葡萄糖条件下才存在。

(2)底物葡萄糖浓度主要影响 *S. bovis* S1 的碳水化合物代谢和氨基酸代谢。与高浓度葡萄糖相比,低浓度葡萄糖条件下 *S. bovis* S1 的 TCA 循环和乙醛酸-二羧酸代谢受到抑制,参与氨基酸代谢的酶蛋白表达下调,主要涉及组氨酸代谢、甘氨酸代谢、丝氨酸代谢、苏氨酸代谢、缬氨酸生物合成、亮氨酸、异亮氨酸生物合成、半胱氨酸代谢和蛋氨酸代谢等。

第六章 不同能量条件下 CcpA 对牛链球菌能量代谢的调控作用

转录组和蛋白质组反映的是特定时间特定条件下 mRNA 水平和蛋白水平的变化,代谢组(metabolome)是某一生物细胞、组织、器官或有机体在特定生理时期内所有的低分子质量代谢产物,是细胞过程的终端产物,与细胞内许多生命活动如细胞信号转导、能量传递等密切相关。代谢物水平的变化是细胞或者生命体综合遗传因素和环境变化的最终反映,与细胞代谢网络直接相关。通过分析特定环境因素或者特定时间细胞内代谢物变化既可以分析生物体在环境变化前后所做出的应答反应,也可以分析不同样本之间的表达差异。与转录组和蛋白质组相比,代谢组更接近生物的表型特征,同时也更容易测量,对环境干扰更敏感,更具有鉴别性。第四章和第五章分别从转录水平和蛋白质水平揭示了底物葡萄糖水平和转录调控因子 CcpA 对 *S. bovis* S1 的影响,发现这两个因素均对细菌的中心碳代谢产生重要的调控作用。中心碳代谢,又称能量代谢,是维持生命体最基本的生命活动。能量代谢主要是葡萄糖的无氧酵解和有氧呼吸生成 ATP 产生能量的过程,也包括氨基酸、脂质等物质分解产生底物进入 TCA 循环参与代谢的过程。主要有糖酵解通路、三羧酸途径、磷酸戊糖途径和氨基酸转氨作用。因此,本章利用靶向能量代谢定量检测技术,对 *S. bovis* S1 野生菌株和 *ccpA* 敲除菌株在不同浓度葡萄糖条件下的细胞内能量代谢物进行分析,从代谢水平阐明底物浓度和 CcpA 蛋白对 *S. bovis* S1 的调控。

第一节 不同能量条件下 *S. bovis* S1 野生菌株和 *ccpA* 敲除菌株代谢产物鉴定与多元统计分析

一、材料与方法

(一)试验菌株

本试验所用菌株为 *S. bovis* S1 野生菌株及其 *ccpA* 敲除菌株,其种子培养基配方及培养方法同第三章。试验设计同第四章。

(二)样品采集

当细菌生长到各自的指数生长期时(对于在高浓度葡萄糖条件下生长的野生菌株和 *ccpA* 敲除菌株,OD_{600} 为 0.6;对于在低浓度葡萄糖条件下生长的两种菌株,OD_{600} 为 0.2),采集细菌菌液,于 4 ℃、12 000 r/min 离心 10 min,弃上清液。然后分别用 10 mL 预冷的无菌 PBS 洗涤沉淀 3 次,最后一次洗涤完后,将沉淀转移至 1.5 mL 的无菌 EP 管中,再次按上述条件离心,吸干上清液,将菌体沉淀迅速置于液氮中速冻 15 min,−80 ℃ 保存用于后续分析。

(三)样本前处理

(1)从-80 ℃冰箱中取出样本于冰上解冻(后续操作都要求在冰上进行)。

(2)样本解冻后,加入500 μL 80%甲醇水溶液(-20 ℃预冷)提取液,于2 500 r/min条件下涡旋2 min。

(3)放入液氮中速冻5 min,取出冰上解冻5 min,涡旋2 min混匀。

(4)上一步骤循环3次。

(5)在4 ℃、12 000 r/min条件下离心10 min后吸取上清液300 μL到新的离心管中。

(6)在-20 ℃冰箱中静置30 min,在4 ℃、12 000 r/min条件下离心10 min。

(7)取上清液200 μL过蛋白沉淀板后用于上机分析,上机液置于-20 ℃保存。

(四)色谱质谱采集条件

数据采集仪器系统主要包括超高效液相色谱(ultra performance liquid chromatography,UPLC)(ExionLC™ AD,https://sciex.com.cn/)和串联质谱(tandem mass spectrometry,MS/MS)(QTRAP® 6500+,https://sciex.com.cn/)。

液相条件主要包括:

(1)色谱柱:ACQUITY UPLC BEH Amide柱(1.7 μm,100 mm×2.1 mm内径)。

(2)流动相:A相为超纯水(10 mmol乙酸铵,0.3%氨水);B相为90%乙腈/水(体积比)。

(3)流速:0.40 mL/min;柱温:40 ℃;进样量:2 μL。

(4)流动相梯度:0~1.2 min A/B为5∶95(体积比),8.0 min A/B为30∶70(体积比),9.0~11.0 min A/B为50∶50(体积比),11.1~15.0 min A/B为5∶95(体积比)。

质谱条件主要包括:

电喷雾离子源(electrospray ionization,ESI)温度为550 ℃,正离子模式下质谱电压为5 500 V,负离子模式下质谱电压为-4 500 V,帘气(curtain gas,CUR)为35 psi。在Q-Trap 6500+中,每个离子对根据优化的去簇电压(declustering potential,DP)和碰撞能(collision energy,CE)进行扫描检测。

(五)定性与定量分析

采用Analyst 1.6.3软件进行质谱峰提取,采用MultiQuant 3.0.3软件处理质谱数据,参考标准品的保留时间与峰型信息,对待测物在不同样本中检测到的质谱峰进行积分校正,以确保定性定量的准确。

1.定性分析

基于标准品构建MWDB(metware database)数据库,对质谱检测的数据进行定性分析。

2.定量分析

利用三重四级杆质谱的多反应监测模式(multiple reaction monitoring,MRM)分析完成。在MRM模式中,四级杆首先筛选目标物质的前体离子(母离子),排除其他分子质量物质对应的离子以初步排除干扰;前体离子经碰撞室诱导电离后断裂形成多个碎片离子,碎片离子再通过三重四级杆过滤选择所需要的特征碎片离子,排除非目标离子干扰,使定量更为精确,重复性更好。获得不同样本的质谱分析数据后,对所有目标物的色谱峰进行积分,通过标准曲线进行定量分析。

配制 0.01 ng/mL、0.02 ng/mL、0.05 ng/mL、0.1 ng/mL、0.2 ng/mL、0.5 ng/mL、1 ng/mL、2 ng/mL、5 ng/mL、10 ng/mL、20 ng/mL、50 ng/mL、100 ng/mL、200 ng/mL、500 ng/mL、1 000 ng/mL、2 000 ng/mL、5 000 ng/mL、10 000 ng/mL 不同质量浓度的标准品溶液,获取各个质量浓度标准品的对应定量信号的质谱峰强度数据;以外标与内标浓度比或外标浓度(concentration ratio or concentration)为横坐标,外标与内标峰面积比或外标峰面积(area ratio or area)为纵坐标,绘制不同物质的标准曲线。

将检测到的所有样本的积分峰面积比值代入标准曲线线性方程进行计算,进一步代入计算公式计算后,最终得到实际样本中该物质的含量数据。

(六)样本质控分析

以混合溶液作为 QC 样本,在仪器分析过程中,每隔 10 个检测分析样本插入一个质控样本,通过对同一质控样本质谱检测分析的总离子流色谱图(TIC)进行重叠展示分析,以判断项目检测期间仪器的稳定性。对 QC 样本进行皮尔逊(Pearson)相关性分析,QC 样本相关性越高($|r|$越接近于1)说明整个检测过程稳定性越好,数据质量越高。使用经验累积分布函数(empirical cumulative distribution function,ECDF)分析小于参考值的物质变异系数(coefficient of variation,CV)出现的频率,QC 样本的 CV 值较低的物质占比越高,代表试验数据越稳定;QC 样本 CV 值小于 0.5 的物质占比高于 85%,表明试验数据稳定;QC 样本 CV 值小于 0.3 的物质占比高于 75%,表明试验数据非常稳定。

(七)多元统计分析

采用多元统计分析中的 PCA 对数据进行分析,以便初步了解各组样本之间的总体代谢差异和组内样本之间的变异度大小。然后,采用正交偏最小二乘判别分析(OPLS-DA)使组间区分最大化,有利于寻找差异代谢物。OPLS-DA 在原始数据进行对数转换后,再进行中心化处理(mean centering),公式如下:

$$x^* = x - \bar{x}$$

然后利用 R 软件中的 MetaboAnalystR 包 OPLSR. Anal 函数进行分析。

二、结果

(一)样本质控分析结果

由总离子流色谱图重叠图可知,峰保留时间和峰强度均一致,说明在检测过程中仪器信号稳定性较好,可以保障数据的重复性与可靠性。QC 样本相关性分析结果(图 6.1)显示,QC 样本相关性系数$|r| \geqslant 0.999\ 8$,说明检测过程稳定性好,数据质量高。从各组样本中 CV 分布结果(图 6.2)来看,QC 样本 CV 值小于 0.3 的物质占比高于 75%,说明试验数据非常稳定。

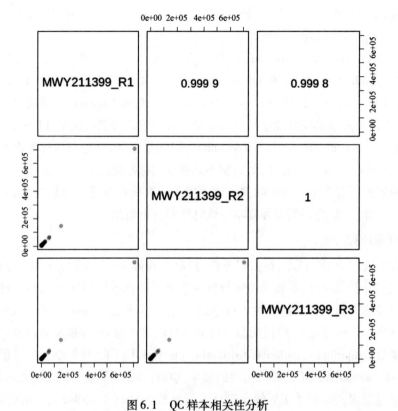

图 6.1　QC 样本相关性分析

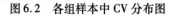

图 6.2　各组样本中 CV 分布图

(二)代谢物鉴定及多元统计分析

将质谱结果与迈维代谢公司自建数据库 MWDB(metware database)比对,共鉴定出 51 种代谢物,包括氨基酸及其衍生物、核苷酸及其衍生物、有机酸及其衍生物、磷酸糖、磷酸类化合物、辅酶和维生素等。

对本研究中 4 组样本进行 PCA 分析,结果如图 6.3 所示,第一主成分(PC1)和第二主成分(PC2)对样本差异的贡献值分别为 42.23% 和 25.86%,4 个处理的样本可以很明显地分开,说明 4 组样本的细菌胞内代谢物在能量代谢相关的代谢物组成上有明显差异。

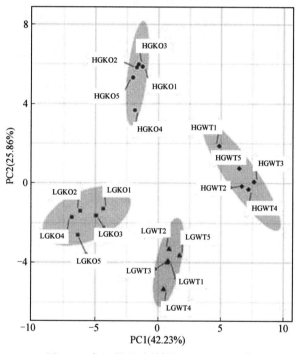

图 6.3　各组样品质谱数据的 PCA 得分图

与转录组和蛋白质组分析一致,在本章中也形成 4 组比较,即 *S. bovis* S1 野生菌株在高、低浓度葡萄糖下相比(LGWT 和 HGWT);*S. bovis* S1 *ccpA* 敲除菌株在高、低浓度葡萄糖条件下相比(LGKO 和 HGKO);在高浓度葡萄糖下,*S. bovis* S1 野生菌株与 *ccpA* 敲除菌株相比(HGKO 和 HGWT);在低浓度葡萄糖下,*S. bovis* S1 野生菌株与 *ccpA* 敲除菌株相比(LGKO 和 LGWT)。因此,在做代谢物差异分析前,对进行差异比较的分组样品分别做PCA 分析,结果如图 6.4 所示。在每个比较组中,两个处理组的样本均分布于第一主成分原点的左右两侧,说明这两个处理组细菌胞内能量代谢相关化合物有明显差异。在HGKO 和 HGWT 比较组中,第一主成分(PC1)和第二主成分(PC2)对样本差异的贡献值分别为 64.39% 和 13.31%;在 LGKO 和 LGWT 比较组中,第一主成分(PC1)和第二主成分(PC2)对样本差异的贡献值分别为 63.51% 和 12.58%;在 LGWT 和 HGWT 比较组中,第一主成分(PC1)和第二主成分(PC2)对样本差异的贡献值分别为 60.39% 和 16.05%;在 LGKO 和 HGKO 比较组中,第一主成分(PC1)和第二主成分(PC2)对样本差异的贡献值分别为 58.92% 和 13.52%。

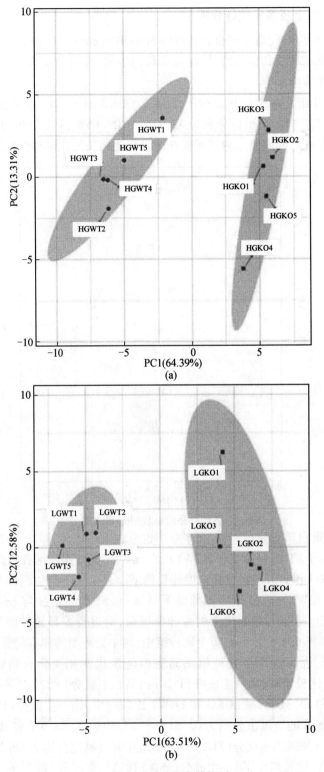

图6.4 分组主成分分析图

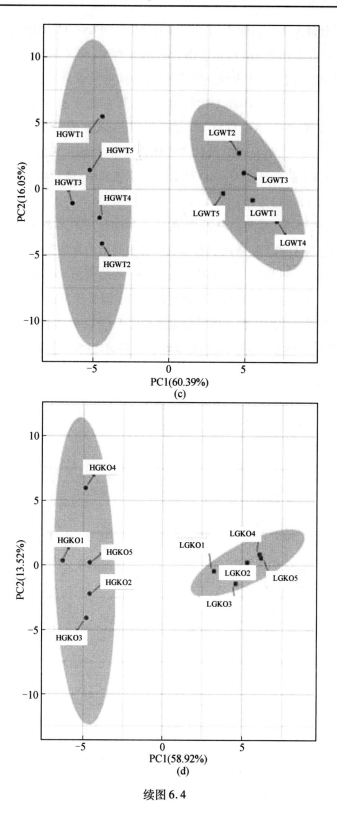

续图 6.4

为使组间区分最大化并去除不相关的差异,建立 OPLS-DA 模型进一步分析代谢组数据,OPLS-DA 得分图如图 6.5 所示。OPLS-DA 建模时,将 X 矩阵信息分解成与 Y 相关和不相关的两类信息,其中与 Y 相关的变量信息为预测主成分,与 Y 不相关的变量信息为正交主成分。在 HGKO 和 HGWT 比较组中,预测主成分和正交主成分分别解释了 63.9% 和 15% 的变异;在 LGKO 和 LGWT 比较组中,预测主成分和正交主成分分别解释了 65% 和 10.9% 的变异;在 LGWT 和 HGWT 比较组中,预测主成分和正交主成分分别解释了 59.8% 和 13.3% 的变异;在 LGKO 和 HGKO 比较组中,预测主成分和正交主成分分别解释了 62.5% 和 11% 的变异。

对 OPLS-DA 模型进行验证,评价模型的预测参数有 R^2X、R^2Y 和 Q^2,其中 R^2X 和 R^2Y 分别表示所建模型对 X 和 Y 矩阵的解释率,Q^2 表示模型的预测能力,这 3 个指标越接近于 1 时表示模型越稳定可靠,$Q^2>0.5$ 时可认为是有效的模型,$Q^2>0.9$ 时为出色的模型。在这 4 个比较组中,Q^2 均大于 0.9,表明模型预测的准确度较高;Q^2 和 R^2Y 的 P 值均小于 0.005,表明在此次置换检测中没有随机分组模型优于 OPLS-DA 模型(图 6.6)。因此,本研究所建立的 OPLS-DA 模型可以准确有效地说明各组之间的差异变化。

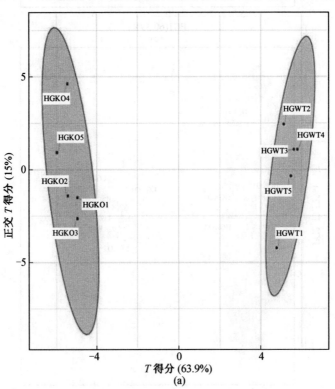

图 6.5 各组比较 OPLS-DA 得分图

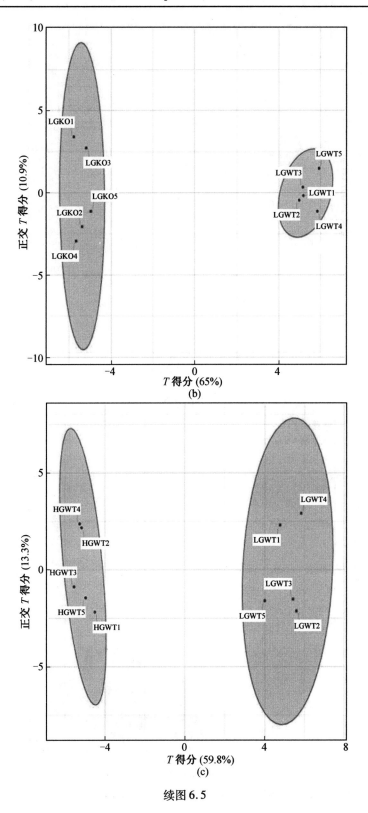

续图 6.5

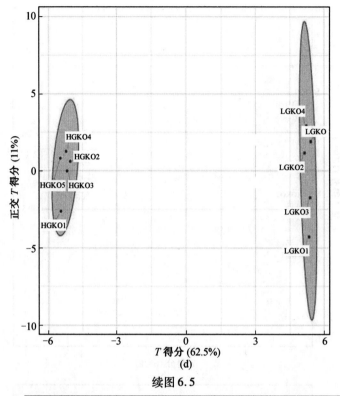

续图6.5

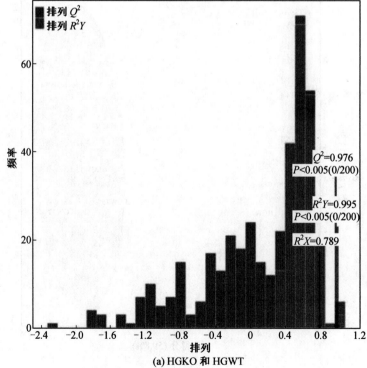

(a) HGKO 和 HGWT

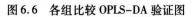

图6.6　各组比较 OPLS-DA 验证图

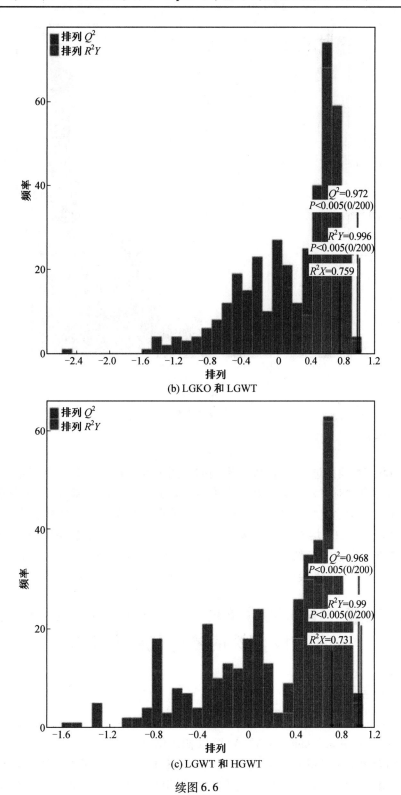

(b) LGKO 和 LGWT

(c) LGWT 和 HGWT

续图 6.6

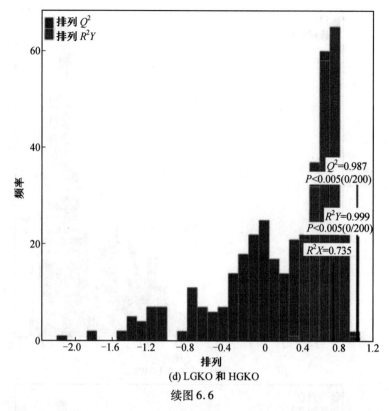

(d) LGKO 和 HGKO

续图 6.6

三、小结

对 OPLS-DA 模型进行验证,评价模型的预测参数有 R^2X、R^2Y 和 Q^2,其中 R^2X 和 R^2Y 分别表示所建模型对 X 和 Y 矩阵的解释率,Q^2 表示模型的预测能力,这 3 个指标越接近于 1 时表示模型越稳定可靠,$Q^2>0.5$ 时可认为是有效的模型,$Q^2>0.9$ 时为出色的模型。在这 4 个比较组中,Q^2 均大于 0.9,表明模型预测的准确度较高;Q^2 和 R^2Y 的 P 值均小于 0.005,表明在此次置换检测中没有随机分组模型优于 OPLS-DA 模型(图 6.6)。因此,本研究所建立的 OPLS-DA 模型可以准确有效地说明各组之间的差异变化。

第二节　不同能量条件下 *S. bovis* S1 野生菌株和 *ccpA* 敲除菌株的差异代谢产物分析

一、材料与方法

基于 OPLS-DA 结果,从获得的多变量分析 OPLS-DA 模型的变量重要性投影(variable importance in projection,VIP),可以初步筛选出不同品种或组织间差异的代谢物。同时结合单变量分析的 P 值或者差异倍数值(fold change,FC)来进一步筛选出差异代谢物。采取将 FC 和 OPLS-DA 模型的 VIP 值相结合的方法来筛选差异代谢物。筛选标准如下:

（1）选取 FC≥2 和 FC≤0.5 的代谢物。代谢物在对照组和试验组中差异为 2 倍以上或 0.5 以下，则认为差异显著。

（2）选取 VIP≥1 的代谢物。VIP 值表示对应代谢物的组间差异在模型中各组样本分类判别中的影响强度，一般认为 VIP≥1 的代谢物则为差异显著。

利用 KEGG 数据库（https://www.kegg.jp/）对筛选到的差异代谢物进行功能注释及富集分析。

二、结果

（一）高浓度葡萄糖条件下 *S. bovis* S1 野生菌株和 *ccpA* 敲除菌株差异代谢物筛选及通路富集分析

在高浓度葡萄糖条件下生长的 *S. bovis* S1 野生菌株和 *ccpA* 敲除菌株之间共筛选出 23 种差异代谢物（图 6.7）。如表 6.1 所示，*ccpA* 敲除菌株相比于野生菌株，共有 20 个差异代谢物下调，主要包括丙酮酸、乳酸、延胡索酸/富马酸等有机酸及其衍生物，谷氨酰胺、谷氨酸盐（谷氨酸）、丙氨酸、L-天冬酰胺等氨基酸及其衍生物，三磷酸腺苷（ATP）、脱氧尿苷酸（dUMP）、脱氧腺苷酸（dAMP）等核苷酸及其衍生物，DHAP、PEP、3-磷酸甘油酸等磷酸类化合物，以及 FBP 等化合物。这些下调差异代谢物主要富集到糖酵解/糖异生途径，丙氨酸、天冬氨酸和谷氨酸代谢，磷酸戊糖途径，碳代谢等 KEGG 代谢通路上（图 6.8）。*ccpA* 基因缺失导致 *S. bovis* S1 菌株中肌苷-1-磷酸、尿苷二磷酸-N-乙酰氨基葡萄糖、7-磷酸景天庚酮糖含量显著上升，这 3 种代谢物分别属于磷酸类化合物、核苷酸及其衍生物类以及磷酸糖类化合物，参与嘌呤代谢、氨基糖和核苷酸糖代谢、磷酸戊糖途径等 KEGG 代谢通路（图 6.8）。

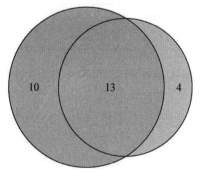
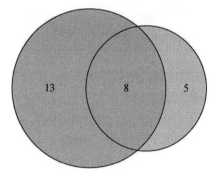

(a) HGKO 与 HGWT，LGKO 与 LGWT　　　　(b) LGKO 与 HGKO，LGWT 与 HGWT

图 6.7　4 组比较下差异代谢物间的韦恩图

表 6.1　高浓度葡萄糖下 *S. bovis* S1 野生菌株和 *ccpA* 敲除菌株差异代谢物

代谢物	变量权重值	*P* 值	差异倍数	变化类型
谷氨酰胺	1.236	0.000	0.221	下调
谷氨酸盐（谷氨酸）	1.231	0.000	0.362	下调
丙氨酸	1.168	0.000	0.397	下调

续表 6.1

代谢物	变量权重值	P 值	差异倍数	变化类型
L-天冬酰胺	1.230	0.000	0.049	下调
肌苷-1-磷酸	1.233	0.000	2.013	上调
三磷酸腺苷	1.242	0.014	0.000	下调
鸟苷	1.224	0.000	0.100	下调
尿嘧啶	1.225	0.004	0.017	下调
肌苷	1.208	0.000	0.217	下调
脱氧尿苷酸	1.170	0.004	0.493	下调
尿苷二磷酸-N-乙酰氨基葡萄糖	1.228	0.000	2.062	上调
脱氧腺苷酸	1.180	0.002	0.345	下调
精氨基琥珀酸	1.239	0.000	0.295	下调
丙酮酸	1.037	0.002	0.219	下调
乳酸	1.027	0.004	0.070	下调
延胡索酸/富马酸	1.227	0.001	0.375	下调
果糖 1,6-二磷酸	1.222	0.008	0.033	下调
7-磷酸景天庚酮糖	1.107	0.002	4.626	上调
2,3-二磷酸甘油酸	1.134	0.005	0.041	下调
磷酸二羟丙酮	1.217	0.002	0.198	下调
2-磷酸-D-甘油酸	1.204	0.000	0.088	下调
3-磷酸甘油酸	1.006	0.003	0.468	下调
磷烯醇丙酮酸	1.208	0.000	0.469	下调

(二)低浓度葡萄糖条件下 S. bovis S1 野生菌株和 ccpA 敲除菌株差异代谢物筛选及通路富集分析

比较了低浓度葡萄糖条件下 S. bovis S1 野生菌株和 ccpA 敲除菌株胞内能量代谢相关化合物,共筛选出 17 种差异代谢物(图 6.7)。如表 6.2 所示,有 15 个差异代谢物在 ccpA 基因缺失后下调,主要包括 DL-3-苯乳酸、精氨基琥珀酸、丙酮酸和乳酸等有机酸及其衍生物,ATP、二磷酸腺苷(ADP)、dAMP 等核苷酸及其衍生物,DHAP、PEP、3-磷酸甘油酸、2-磷酸-D-甘油酸、2,3-二磷酸甘油酸(2,3-BPG)等磷酸类化合物,FBP、D-核酮糖 5-磷酸等磷酸糖,以及谷氨酰胺等。这些下调差异代谢物主要富集到磷酸戊糖途径、糖酵解/糖异生途径、碳代谢、甘油脂代谢、膦酸盐和次膦酸盐代谢等 KEGG 代谢通路上(图 6.8)。与 S. bovis S1 野生菌株相比,在 ccpA 敲除菌株胞内 6-磷酸葡萄糖酸和 7-磷酸景天庚酮糖含量显著上升(表 6.2),这两种上调差异代谢物主要参与了磷酸戊糖途径、碳代谢等 KEGG 代谢通路(图 6.8)。

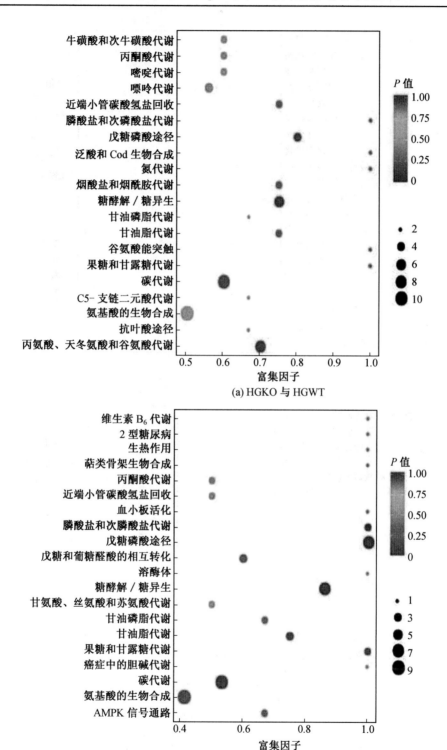

图 6.8　4 组比较下差异代谢物 KEGG 功能富集图

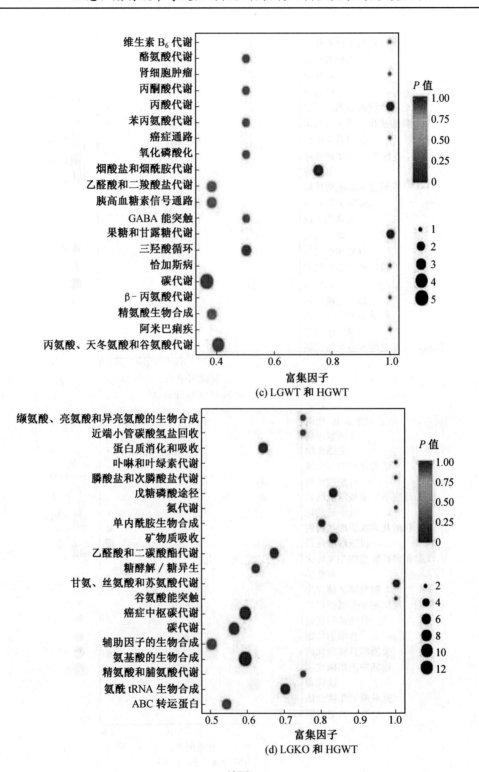

(c) LGWT 和 HGWT

(d) LGKO 和 HGWT

续图 6.8

表6.2 低浓度葡萄糖下 *S. bovis* S1 野生菌株和 *ccpA* 敲除菌株差异代谢物

代谢物	变量权重值	*P* 值	差异倍数	变化类型
谷氨酰胺	1.140	0.002	0.250	下调
三磷酸腺苷	1.236	0.033	0.000	下调
二磷酸腺苷	1.234	0.000	0.320	下调
脱氧腺苷酸	1.226	0.000	0.086	下调
DL-3-苯乳酸	1.057	0.024	0.496	下调
精氨基琥珀酸	1.107	0.000	0.433	下调
丙酮酸	1.228	0.000	0.022	下调
乳酸	1.168	0.070	0.000	下调
6-磷酸葡萄糖酸	1.236	0.001	∞	上调
果糖1,6-二磷酸	1.180	0.014	0.112	下调
7-磷酸景天庚酮糖	1.227	0.000	4.174	上调
D-核酮糖 5-磷酸	1.083	0.001	0.473	下调
2,3-二磷酸甘油酸	1.186	0.001	0.019	下调
磷酸二羟丙酮	1.155	0.011	0.476	下调
2-磷酸-D-甘油酸	1.238	0.000	0.000	下调
3-磷酸甘油酸	1.230	0.000	0.232	下调
磷烯醇丙酮酸	1.236	0.000	0.011	下调

(三) *S. bovis* S1 野生菌株在不同浓度葡萄糖条件下的差异代谢物筛选及通路富集分析

S. bovis S1 野生菌株在不同浓度葡萄糖下共筛选出 13 种差异代谢物(图 6.7),包括 10 个下调差异代谢物和 3 个上调差异代谢物(表 6.3)。与高浓度葡萄糖相比,在低浓度葡萄糖下 *S. bovis* S1 野生菌株胞内鸟苷、肌苷、尿嘧啶等核苷酸及其代谢物,DL-3-苯乳酸、乳酸、琥珀酸、延胡索酸/富马酸和柠檬酸等有机酸及其衍生物,以及 FBP、DHAP 等化合物含量显著下降。这些下调差异代谢物主要富集到烟酸和烟酰胺代谢、丙酸酯代谢、果糖和甘露糖代谢、TCA 循环等 KEGG 代谢通路上(图 6.8)。底物葡萄糖浓度下降导致 *S. bovis* S1 野生菌株胞内谷氨酰胺、精氨酸和脱氧胸苷酸(dTMP)含量显著上升,这些差异代谢物主要参与了精氨酸生物合成、精氨酸和脯氨酸代谢、氮代谢等 KEGG 代谢通路(图 6.8)。

表6.3　S. bovis S1 野生菌株在不同浓度葡萄糖下的差异代谢物

代谢物	变量权重值	P 值	差异倍数	变化类型
谷氨酰胺	1.280	0.001	11.932	上调
精氨酸	1.260	0.000	2.033	上调
脱氧胸苷酸	1.201	0.000	2.038	上调
鸟苷	1.159	0.000	0.338	下调
尿嘧啶	1.266	0.004	0.037	下调
肌苷	1.065	0.001	0.392	下调
DL-3-苯乳酸	1.200	0.000	0.339	下调
乳酸	1.116	0.004	0.133	下调
琥珀酸	1.226	0.000	0.464	下调
延胡索酸/富马酸	1.275	0.001	0.276	下调
柠檬酸	1.289	0.000	0.284	下调
果糖1,6-二磷酸	1.239	0.010	0.100	下调
磷酸二羟丙酮	1.244	0.002	0.267	下调

(四)S. bovis S1 ccpA 敲除菌株在不同浓度葡萄糖条件下的差异代谢物筛选及通路富集分析

比较了在高浓度葡萄糖和低浓度葡萄糖条件下生长的 ccpA 敲除菌株的差异代谢物，共筛选出 21 种差异代谢物(图6.7)。如表6.4 所示，有 10 个差异代谢物在低浓度葡萄糖条件下下调，主要包括 4 种有机酸及其衍生物(DL-3-苯乳酸、丙酮酸、乳酸和柠檬酸)，3 种磷酸糖(FBP、D-葡萄糖1-磷酸、7-磷酸景天庚酮糖)，2 种磷酸类化合物(2-磷酸-D-甘油酸和 PEP)，以及 1 种核苷酸及其代谢物类(脱氧腺苷酸)。这些下调差异代谢物主要富集到氨基酸的生物合成、磷酸戊糖途径、碳代谢、糖酵解/糖异生途径等 KEGG 代谢通路上(图6.8)。低浓度葡萄糖导致 ccpA 敲除菌株 11 个差异代谢物上调(表6.4)，主要包括 6 种氨基酸(丝氨酸、谷氨酸、苏氨酸、精氨酸、亮氨酸、L-天冬酰胺)和 1 种氨基酸衍生物(谷氨酰胺)，2 种核苷酸及其代谢物(脱氧胸苷酸和肌苷)，1 种磷酸类化合物(尿苷5-单磷酸)及 1 种磷酸糖(6-磷酸葡萄糖酸)。这些上调的差异代谢物主要富集到氨基酸的生物合成、矿物质吸收、氨酰-tRNA 生物合成、蛋白质的消化吸收等 KEGG 代谢通路上(图6.8)。

表 6.4　*S. bovis* S1 *ccpA* 敲除菌株在不同浓度葡萄糖下的差异代谢物

代谢物	变量权重值	P 值	差异倍数	变化类型
谷氨酰胺	1.237	0.003	13.535	上调
丝氨酸	1.197	0.000	2.178	上调
谷氨酸盐(谷氨酸)	1.234	0.001	2.976	上调
苏氨酸	1.173	0.000	2.154	上调
精氨酸	1.241	0.000	2.035	上调
亮氨酸	1.226	0.000	2.106	上调
L-天冬酰胺	1.237	0.002	16.309	上调
尿苷 5-单磷酸	1.208	0.000	2.028	上调
脱氧胸苷酸	1.198	0.000	2.558	上调
肌苷	1.180	0.004	3.585	上调
脱氧腺苷酸	1.173	0.001	0.398	下调
DL-3-苯乳酸	1.203	0.004	0.182	下调
丙酮酸	1.117	0.113	0.081	下调
乳酸	1.068	0.117	0.000	下调
柠檬酸	1.256	0.000	0.481	下调
6-磷酸葡萄糖酸	1.264	0.001	∞	上调
果糖 1,6-二磷酸	1.023	0.059	0.344	下调
D-葡萄糖 1-磷酸	1.204	0.006	0.219	下调
7-磷酸景天庚酮糖	1.160	0.006	0.356	下调
2-磷酸-D-甘油酸	1.261	0.040	0.000	下调
磷烯醇丙酮酸	1.261	0.000	0.026	下调

三、讨论

中心碳代谢是生物体所需能量的主要来源,并为体内其他代谢过程提供前体物质。CcpA 作为一种多效性调控蛋白,能参与多种细菌的中心碳代谢调控,例如,促进细菌糖酵解通路,调控碳溢流代谢,偶联细菌碳代谢与氨基酸代谢等。在本研究中发现 CcpA 参与了 *S. bovis* S1 中心碳代谢中关键酶的转录与蛋白表达,本章中通过 LC-MS/MS 测定胞内代谢物浓度变化,发现 *ccpA* 敲除菌株和野生菌株之间的差异代谢物与转录组和蛋白质组分析中观察到的差异有关。

在本研究中,*ccpA* 基因缺失后,高、低浓度葡萄糖条件下生长的菌株糖酵解中间代谢产物 FBP、DHAP、PEP、3-磷酸甘油酸、2-磷酸-D-甘油酸以及糖酵解通路终产物丙酮酸浓度均下降,说明 *ccpA* 缺失对糖酵解过程造成了负面影响,这与在转录组和蛋白质组中的发现一致。在糖酵解通路中,由 PFK 和 PYK 催化的反应都是不可逆的,因而这两个酶可能对糖酵解通量和速率有一定的控制作用。在转录组和蛋白质组分析中发现这两个酶的 mRNA 表达和蛋白质表达在 ccpA 缺失后均有不同程度的下调,因而可能抑制了糖酵解通路,导致糖酵解代谢产物浓度下降。Bulock 等在 S. aureus 中也观察到 ccpA 缺失导致细菌胞内糖酵解代谢物的下降。除此之外,胞内 2,3-BPG 浓度在 ccpA 基因敲除后也显著下调。2,3-BPG 是糖酵解通路中的中间产物 1,3-BPG 的同分异构体,由二磷酸甘油酸变位酶催化二者的相互转化,这条代谢途径被称为 2,3-BPG 支路。这条分支代谢通路首次在血红细胞中发现,在调节氧气与血红蛋白亲和力方面有重要作用。在 S. bovis S1 中 2,3-BPG 的生物学作用还不清楚,但推测在 ccpA 敲除菌株中其浓度降低也是由糖酵解通路受抑制所致。S. bovis S1 中碳流在丙酮酸下游一般会生成乳酸、甲酸、乙酸和乙酰辅酶 A,但由于本研究所用靶向能量代谢数据库中没有甲酸和乙酸,因而在这里只讨论胞内乳酸和乙酰辅酶 A 的变化。在高、低浓度葡萄糖水平下,ccpA 缺失后胞内乙酰辅酶 A 均无显著变化,说明 CcpA 对进入 TCA 循环的碳流量无显著影响。与预期一致,ccpA 缺失导致胞内乳酸浓度显著降低,与细菌发酵液中所测得的发酵产物结果一致,这是由于 ccpA 敲除导致 LDH 基因和蛋白质表达水平,且酶的活性也受到抑制。S. bovis 通过乳酸获得的 ATP 速度比混合酸发酵更快,因此在葡萄糖充足的条件下,同等时间内细菌通过乳酸途径产生的 ATP 要比混合酸发酵时多。在本研究中,ccpA 缺失导致 S. bovis 乳酸通路受到抑制,因此导致胞内 ATP 浓度下降。此外,ccpA 缺失还导致戊糖磷酸途径中的 6-磷酸葡萄糖酸和 7-磷酸景天庚酮糖浓度上升,D-核酮糖 5-磷酸下降,但是从糖酵解通路到戊糖磷酸途径中关键酶的转录和蛋白水平并没有发生显著变化,推测可能与酶的活性有关,还需进一步验证。

　　CcpA 还影响 S. bovis S1 氨基酸代谢。与 B. subtilis 相似,本研究中 S. bovis S1 谷氨酸合成酶的表达也受 CcpA 调控,转录组分析发现,ccpA 缺失导致编码谷氨酸合成酶的操纵子 gltAB 转录下调,因此可能导致 ccpA 敲除菌株中谷氨酸和谷氨酰胺浓度下降。在细胞内,精氨酸琥珀酸合成酶可以利用瓜氨酸和天冬氨酸合成精氨酸琥珀酸,进一步经精氨酸琥珀酸裂解酶催化分解为精氨酸和延胡索酸。在本研究中,ccpA 缺失 S. bovis S1 精氨酸琥珀酸合成酶与裂解酶转录表达均下调,因此可能导致胞内精氨酸琥珀酸和延胡索酸浓度下降。在 S. aureus 中,精氨酸可以利用谷氨酸合成,也可以以脯氨酸为底物通过尿素循环合成,而 ccpA 基因失活会促进其利用后一条通路合成精氨酸。在 S. bovis S1 是否存在其他合成精氨酸的途径目前尚不清楚。此外,ccpA 缺失后 S. bovis S1 胞内丙氨酸和天冬酰胺也下调,这与 Li 等在球形芽孢杆菌(Bacillus globulus)中的发现一致,但 CcpA 介导这两种氨基酸的代谢调控机制还不清楚,有待进一步研究。

　　与转录组和蛋白质组分析结果一致,CcpA 在代谢物水平上也影响了 S. bovis S1 的核苷酸代谢,导致该途径中部分代谢物的浓度发生显著变化。与野生菌株相比,ccpA 敲除菌株脱氧腺苷酸、脱氧尿苷酸、ADP 等浓度均下降,这些差异代谢物主要参与细菌嘌呤代谢,因此 ccpA 缺失可能会抑制 S. bovis S1 的嘌呤代谢过程。此外,ADP 是合成 ATP 的前体,其浓度下降可能也是胞内 ATP 浓度下降的原因之一。除嘌呤代谢以外,ccpA 缺失还导致高浓度葡萄糖条件下细菌胞内尿嘧啶含量下降,说明在底物葡萄糖充足时,CcpA 可

能还参与 *S. bovis* S1 嘧啶代谢调控。CcpA 调控细菌嘌呤和嘧啶代谢的现象在其他细菌上也有发现,但均基于转录水平和蛋白质水平,而在代谢水平上的研究还未见报道。

转录组和蛋白质组研究发现,底物葡萄糖浓度可以调控 *S. bovis* S1 碳水化合物代谢中关键酶的 mRNA 和蛋白质表达,主要涉及糖酵解、丙酮酸代谢、TCA 循环等通路。在糖酵解通路中,6-磷酸葡萄糖通过 GPI 和 PFK 转化为 FBP,然后 FBP 通过 FBA 分解为 GAP 和 DHAP。细胞内 FBP 浓度随葡萄糖流入速率而波动。当 *S. bovis* 生长在高浓度葡萄糖条件下时,细胞内 FBP 浓度很高,并且随着培养基中葡萄糖浓度的降低,细胞内 FBP 的浓度也会降低。与前人报道类似,本研究发现与高浓度葡萄糖培养基相比,在低浓度葡萄糖培养基中生长的 *S. bovis* S1 胞内的 FBP 浓度降低。*S. bovis* 中的 FBP 可诱导 LDH 活性增加,并且 FBP 浓度与 *ldh*-mRNA 水平呈正相关,与 *pfl*-mRNA 水平呈负相关。在本研究中,低浓度葡萄糖条件下乳酸比例减少和甲酸比例增加可能与 FBP 浓度减少有关。*S. bovis* S1 野生菌株胞内 DHAP 浓度在低浓度葡萄糖条件下也降低。由于 DHAP 对 PFL 活性有抑制效应,因此 DHAP 浓度降低可能导致其对 PFL 的抑制效应减弱,从而导致低浓度葡萄糖要件下发酵产物中甲酸比例增加。此外,低浓度葡萄糖条件下 *ccpA* 敲除菌株中 D-葡萄糖 1-磷酸、2-磷酸-D-甘油酸和 PEP 等其他糖酵解中间代谢物浓度也下降,说明在低浓度葡萄糖条件下 *ccpA* 敲除菌株糖酵解代谢活性也减弱。在 *E. coli* 中,当细菌从富含葡萄糖的培养基转到葡萄糖限制性培养基时,TCA 循环活性会降低,乙酰辅酶 A 主要通过 PEP-乙醛酸循环被氧化。在低浓度葡萄糖条件下,本研究中 *S. bovis* S1 野生菌株胞内柠檬酸、琥珀酸和延胡索酸浓度下降,*ccpA* 敲除菌株中柠檬酸浓度也下降,说明低浓度葡萄糖可能会抑制 *S. bovis* S1 的 TCA 循环活性,且该抑制效应可能受 CcpA 的影响。本研究中葡萄糖浓度对 *S. bovis* S1 野生菌株和 *ccpA* 敲除菌株碳水化合物代谢的影响差异较大,这可能与 CcpA 在转录水平和蛋白水平上的表达都受底物葡萄糖浓度影响有关。

与高浓度葡萄糖相比,低浓度葡萄糖导致 *S. bovis* S1 胞内氨基酸及其衍生物浓度升高,其中野生菌株中只有谷氨酰胺和精氨酸浓度升高,而 *ccpA* 敲除菌株中谷氨酰胺、谷氨酸、丝氨酸、精氨酸等 7 种氨基酸浓度均升高,说明在低浓度葡萄糖条件下 *S. bovis* S1 多种氨基酸合成被加强。据报道,乳酸链球菌(*Streptococcus lactis*)精氨酸代谢受底物葡萄糖水平的影响,在连续培养中,葡萄糖限制会诱导精氨酸脱氨酶表达,导致精氨酸被代谢,说明葡萄糖限制会导致 *S. lactis* 精氨酸浓度下降,与本研究结果相反。本研究中葡萄糖浓度是以何种机制介导 *S. bovis* S1 氨基酸合成,以及 CcpA 在其中发挥怎样的作用还需要进一步研究。此外,葡萄糖浓度还导致 *S. bovis* S1 核苷酸代谢物出现差异,但对嘌呤代谢和嘧啶代谢的影响并不一致,且在野生菌株和 *ccpA* 敲除菌株中的影响也不同,具体调控机制还有待研究。

四、小结

本研究利用靶向能量代谢定量检测技术从胞内代谢物角度阐明了 CcpA 和底物葡萄糖浓度对 *S. bovis* S1 中心碳代谢的调控作用。具体如下。

(1)在高、低浓度葡萄糖条件下,CcpA 均可以促进 *S. bovis* S1 糖酵解通路,调控碳溢流代谢,并对戊糖磷酸途径有抑制作用。

（2）底物低浓度葡萄糖会抑制 *S. bovis* S1 糖酵解和 TCA 活性,促进氨基酸的生物合成,且对核苷酸代谢也有一定调控作用,但葡萄糖浓度对 *S. bovis* S1 中心碳代谢的调控受 CcpA 影响较大。

第七章 玉米预处理与活性干酵母缓解亚急性瘤胃酸中毒的体外研究

第一节 单宁酸预处理玉米缓解体外模拟瘤胃酸中毒的参数筛选和效果研究

一、材料与方法

1. 玉米样品制备

玉米样品粉碎后过 2 mm 筛。称取 24 份等量的玉米样品,分别用于不同处理因素的样品制备。设定的处理因素包括单宁酸添加量(质量分数)(0、1.5%、2.5% 和 3.5%)、浸泡时间(12 h、24 h 和 48 h)及处理温度(25 ℃和 55 ℃)。粉碎的玉米在室温或 55 ℃ 条件下,分别用质量分数为 0、1.5%、2.5% 和 3.5% 的单宁酸水溶液等以 1∶1(质量体积比)浸泡 12 h、24 h 或 48 h。然后,样品在室温下干燥。处理后的样品用于体外批次培养试验。

2. 体外批次培养试验

体外发酵底物为 1 g,其中包括玉米 560 mg、豆粕 240 mg、苜蓿 100 mg 和燕麦 100 mg。其中,水处理对照组(Con)底物中玉米原料为水浸泡的玉米,试验组(TA)底物中玉米原料为单宁酸浸泡的玉米。营养组成如下(DM 基础):粗蛋白 17.49%、中性洗涤纤维 21.01%、酸性洗涤纤维 12.44%、淀粉 34.94%。瘤胃液供体为 3 只装有永久性瘤胃瘘管的山羊,每天饲喂两次,自由饮水。瘤胃液供体羊的试验日粮组成及营养成分见表 7.1。晨饲前通过瘤胃瘘管采集瘤胃液经 4 层纱布过滤,装入提前预热且充满 CO_2 的保温瓶内迅速带回实验室与磷酸盐缓冲液以 1∶1 的比例(25 mL 瘤胃液+25 mL 缓冲液)混合后持续通入高纯 CO_2。发酵过程在 100 mL 无菌玻璃瓶中进行。每个处理组 4 个重复,用于分析单宁酸添加量、浸泡时间和浸泡温度 3 个因素对体外发酵的主效应和互作效应及单宁酸预处理玉米原料对体外瘤胃发酵液中细菌组成的影响。

3. 样品采集与分析

发酵瓶于 39 ℃ 的水浴摇床中发酵 24 h 后,各瓶培养液经 4 层纱布过滤,立即测定 pH。收集过滤后的瘤胃液样品进行挥发性脂肪酸(VFAs)和乳酸的测定。采用气相色谱法(GC-14B,Shimadzu,Japan)测定挥发性脂肪酸浓度。简要的测定过程为将 1 mL 瘤胃上清液加入 0.2 mL 偏磷酸溶液(25%)中,旋涡 30 s。然后样品在 12 000g 离心 15 min(4 ℃)。样品经 0.45 μm 过滤器过滤。仪器参数设定为气化室温度为 200 ℃,FID 检测器温度为 250 ℃,初温为 100 ℃,末温为 150 ℃,升温速率为 3 ℃/min,进样量为 1 μL。参照 Baker and Summerson 方法测定乳酸浓度。

表 7.1　瘤胃液供体羊的试验日粮组成及营养成分

项目	组成
原料(干物质基础)	
燕麦草/%	40.00
苜蓿/%	20.00
玉米粉/%	34.30
豆粕/%	3.80
石粉/%	0.40
食盐(NaCl)/%	0.50
预混料/%	1.00
营养成分	
代谢能/(MJ·kg^{-1})	8.36
粗蛋白/%	10.79
中性洗涤纤维/%	41.54
粗脂肪/%	2.49
淀粉/%	21.02
钙/%	0.57
磷/%	0.26

注:1 预混料每千克含 7 g 铁,8 g 锌,5 g 锰,1.2 g 铜,130 mg 碘,27 mg 硒,45 mg 钴,1 600 000 IU 维生 A,150 000 IU 维生素 D 和 62 000 IU 维生素 E。

4. 基于细菌 16S rRNA 序列的 Ilumina Miseq 测序

分别提取对照组(水处理 12 h 的玉米配制的底物组)和 TA 组(2.5% 单宁酸预处理 12 h 的玉米配制的底物组)发酵 24 h 后瘤胃液样本中的基因组 DNA(E. Z. N. A.® soil 试剂盒;Omega Bio-tek,Norcross,GA,USA),利用 NanoDrop2000 和 1% 琼脂糖凝胶电泳检测基因组 DNA 的提取效果。合格后,用 338F(5′-ACTCCTACGGGAGGCAGCAG-3′) 806R (5′-GGACTACHVGGGTWTCTAAT-3′)引物对 V3 ~ V4 可变区进行 PCR 扩增。扩增程序包括:预变性(95 ℃,3 min),27 个循环(95 ℃ 变性 30 s,55 ℃退火 30 s,72 ℃延伸 30 s),延伸(72 ℃,10 min)。扩增体系中包括 4 μL 缓冲液(5 × FastPfu),2 μL dNTPs (2.5 mmol),0.8 μL 引物(上游和下游 5 μmol/L),0.4 μL FastPfu 聚合酶,10 ng DNA 模板。

使用 2% 琼脂糖凝胶回收 PCR 扩增的产物,经过纯化(AxyPrep DNA Gel Extraction Kit;AxygenBiosciences,Union City,CA,USA)、洗脱(Tris-HCl)后采用 2% 琼脂糖电泳检测。利用 QuantiFluorM ST(Promega,USA)进行检测定量。根据 Ilumina MiSeq 平台 (llumina,San Diego,USA)标准操作规程将纯化后的扩增片段构建 PE 2×300 的文库。测序平台为 Ilumina 公司的 Miseq PE300。

原始测序序列使用 Trimmomatic 软件质控,使 FLASH 软件进行拼接。具体参数设置如下:

（1）设置 50 bp 的窗口，如果窗口内的平均质量值低 20，从窗口前端位置截去该碱基后端所有序列，之后再去除质控后长度低于 50 bp 的序列。

（2）根据重叠碱基 overlap 将两端序列进行拼接，拼接时 overlap 之间的最大错配率为 0.2，长度需大于 10 bp。

（3）根据序列首尾两端的 barcode 和引物将序列拆分至每个样本，barcode 需精确匹配，引物允许 2 个碱基的错配，去除存在模糊碱基的序列。使用 UPARSE 软件（Version 7.1，http://drive5 com/uparse/），根据 97% 的相似度对序列进行 OTU 聚类，并在聚类的过程中去除单序列和嵌合体。

（4）利用 RDP classifer（http:/rdp cme msu. edu/）对每条序列进行物种分类注释，比对 Silva 数据库（SSU123），设置比对阈值为 70%。基于 OTU 丰度开展后续分析。

利用 PICRUSt 软件包（http://picrust. github. io/picrust）预测瘤胃微生物群落的功能变化。利用 KEGG 预测 KO 丰度用于显著性分析。

5. 淀粉的瘤胃降解参数及扫描电镜

选择孔径为 40 μm 的尼龙布，制成 12 cm×8 cm 的尼龙袋，标号后用自来水浸泡冲洗，65 ℃ 烘干恒重后备用。分别称取 2.5% 单宁酸预处理 12 h 和水预处理 12 h 的玉米 3 g（DM 基础），放入规定尼龙袋内，每个处理称取 36 份。每个处理的 2 个尼龙袋（平行）分别用橡皮筋固定在 1 根塑料软管上，塑料软管两端与尼龙绳相连，尼龙绳固定在瘤胃瘘管的外端。晨饲 2 h 后，将尼龙袋通过瘘管分别投入 6 只羊（重复）瘤胃腹囊处，每只羊瘤胃中放 6 根塑料软管，即每只羊一次性投放 12 个尼龙袋，按"依次投入，同时取出"的原则进行试验，发酵时间分别为 2 h、4 h、8 h、12 h、24 h 和 48 h。取出的尼龙袋用流水缓慢冲洗至澄清，一般为 3~5 min，65 ℃ 烘至恒重（约 48 h）后取出残余物并磨碎，过 1 mm 孔筛，测定淀粉含量。

称取 3 g 玉米样品（水处理和 2.5% 单宁酸处理）放入尼龙袋中，将尼龙袋绑在橡胶管上并用橡皮筋固定。每个处理样品称取 2 份。将尼龙袋投入瘘管山羊瘤胃中，共设定 3 个时间点，分别在投入 2 h、12 h、24 h 后取出（即每个时间点 2 个重复）立即用清水洗去尼龙袋上的残渣。原位瘤胃中培养后残留的玉米用体积分数为 5% 的戊二醛溶液固定 3 h 后，用扫描电子显微镜观察其淀粉颗粒的结构。

6. 统计分析

用 SAS 软件三因素方差分析方法统计分析单宁酸添加量、处理时间和温度对高玉米底物瘤胃发酵参数的影响，各试验组间指标的差异性采用 Duncan 法进行多重比较。用 t 检验分析淀粉的瘤胃降解参数、瘤胃细菌群落及细菌 KO 丰度变化的显著性。采用 Spearman 检验细菌群落与瘤胃发酵变量之间的相关性。$P \leq 0.05$ 代表差异显著。

参照 Ørskov 等提出的指数模型计算淀粉的降解参数。指数模型为

$$dp = a + b(1 - e^{-ct})$$

式中 dp——尼龙袋在瘤胃中滞留 t 时间后的饲料淀粉的降解率；

    a——快速降解部分；

    b——慢速降解部分；

    c——慢速降解部分降解的速率常数。

利用以下方程计算瘤胃有效降解率(ED)：

$$\mathrm{ED} = a + \frac{bc}{c+k}$$

式中　k——瘤胃外流速率,参考 Martínez 等将其值设为 0.05 h^{-1}。

二、结果

(一)单宁酸添加量、浸泡时间和浸泡温度对体外瘤胃发酵参数及乳酸含量的影响

由表7.2可见,以单宁酸添加量为主效应时,1.5%、2.5%和3.5%的单宁酸预处理玉米组体外瘤胃发酵液的 pH、乙酸的摩尔比显著升高($P<0.05$),同时丁酸的摩尔比例显著降低($P<0.05$)。与水处理组相比,在2.5%和3.5%的单宁酸预处理玉米组体外瘤胃发酵液中总挥发脂肪酸(TVFA)含量显著降低($P<0.05$)。以浸泡时间为主效应时,浸泡12 h发酵液的 pH 显著高于浸泡24 h和48 h,乳酸浓度显著低于浸泡24 h和48 h($P<0.05$)。以浸泡温度为主效应时,各组间体外瘤胃发酵参数均无显著性变化($P>0.05$)。

表7.2　单宁酸添加量、处理时间和温度对高玉米底物体外瘤胃发酵影响的主效应分析

项目	pH	总挥发性脂肪酸/mmol	乙酸/%	丙酸/%	丁酸/%	乙/丙	乳酸/mmol
			A				
0	5.79[c]	159.67[a]	55.63[c]	23.55	15.24[a]	2.36[b]	0.24
1.5%	5.90[b]	158.37[ab]	56.95[b]	23.93	14.01[b]	2.38[ab]	0.22
2.5%	5.95[a]	157.12[b]	57.53[a]	23.72	13.80[c]	2.43[a]	0.24
3.5%	5.94[a]	157.08[b]	57.68[a]	23.84	13.74[c]	2.42[a]	0.24
P 值	<0.001	0.002	<0.001	0.205	<0.001	0.050	0.072
			B				
12 h	5.91[a]	158.18	57.01	23.81	14.13	2.40	0.22[b]
24 h	5.88[b]	158.23	57.05	23.60	14.20	2.42	0.24[a]
48 h	5.89[b]	157.75	56.78	23.86	14.26	2.38	0.24[a]
P 值	<0.001	0.704	0.325	0.233	0.305	0.253	0.025
			C				
25 ℃	5.90	157.89	56.97	23.82	14.23	2.39	0.23
55 ℃	5.89	158.22	56.93	23.70	14.18	2.40	0.24
P 值	0.381	0.530	0.780	0.345	0.570	0.569	0.737

注:A代表单宁酸添加量,B代表浸泡时间,C代表浸泡温度。同列肩表不同小写字母表示差异显著($P<0.05$);相同字母或无字母表示差异不显著($P>0.05$)。下表同。

两因素处理对高玉米底物的体外瘤胃液发酵影响的互作效应分析结果显示(表7.3):单宁酸添加量和浸泡时间对体外瘤胃发酵液的 pH、丁酸的摩尔比和乳酸浓度存在互作效应。在2.5%和3.5%的单宁酸溶液中浸泡12 h的玉米配制的底物组体外发

酵液的 pH 最高,两组间的 pH 差异不显著($P>0.05$)。与水处理组相比,单宁酸预处理玉米组体外瘤胃发酵液中丁酸的摩尔比例显著降低($P<0.05$)。水浸泡 12 h 的玉米配制的底物组和 1.5% 的单宁酸溶液中浸泡 48 h 的玉米配制的底物组的体外瘤胃发酵液中的乳酸浓度最低,但其发酵液中乳酸浓度与在 2.5% 的单宁酸溶液中浸泡 12 h 的玉米配制的底物组无显著性差异($P>0.05$)。由表 7.4 的三因素处理对高玉米底物体外瘤胃发酵影响的互作效应分析结果可见,单宁酸浓度、浸泡时间和浸泡温度对体外瘤胃发酵指标无互作效应($P>0.05$)。

表 7.3　两因素处理对高玉米底物体外瘤胃发酵影响的互作效应分析

项目		pH	总挥发性脂肪酸/mmol	乙酸/%	丙酸/%	丁酸/%	乙/丙	乳酸/mmol
A×B								
0%	12 h	5.78[f]	159.14	55.74	23.87	15.18[a]	2.34	0.20[cd]
	24 h	5.79[f]	160.83	55.66	22.97	15.38[a]	2.42	0.28[a]
	48 h	5.80[f]	159.03	55.50	23.82	15.17[a]	2.33	0.25[ab]
1.5%	12 h	5.93[bc]	158.79	57.12	23.71	13.92[bc]	2.41	0.22[bcd]
	24 h	5.88[e]	158.31	56.97	24.03	14.12[b]	2.37	0.24[abc]
	48 h	5.89[de]	158.01	56.76	24.03	13.99[bc]	2.37	0.22[cd]
2.5%	12 h	5.98[a]	157.99	57.54	23.70	13.93[bc]	2.43	0.22[bcd]
	24 h	5.95[ab]	155.96	57.84	23.73	13.82[bc]	2.44	0.22[bcd]
	48 h	5.92[bcd]	157.37	57.22	23.73	13.96[bc]	2.41	0.26[ab]
3.5%	12 h	5.96[a]	156.79	57.64	23.98	13.58[c]	2.40	0.22[bcd]
	24 h	5.91[cde]	157.83	57.76	23.68	13.79[bc]	2.44	0.23[abcd]
	48 h	5.95[ab]	156.61	57.64	23.85	13.87[bc]	2.42	0.27[ab]
P 值		0.006	0.412	0.951	0.168	0.043	0.612	0.006
A×C								
0%	25 ℃	5.79	159.90	55.57	23.65	15.28	2.35	0.25
	55 ℃	5.79	159.43	55.70	23.45	15.20	2.38	0.24
1.5%	25 ℃	5.90	158.46	56.95	24.08	14.02	2.37	0.21
	55 ℃	5.90	158.28	56.95	23.78	14.00	2.40	0.23
2.5%	25 ℃	5.95	156.81	57.57	23.75	13.81	2.42	0.24
	55 ℃	5.94	157.41	57.50	23.68	13.79	2.43	0.23
3.5%	25 ℃	5.94	156.41	57.80	23.80	13.76	2.43	0.24
	55 ℃	5.94	157.74	57.56	23.87	13.73	2.41	0.24
P 值		0.907	0.600	0.864	0.753	0.990	0.800	0.552

续表7.3

项目		pH	总挥发性脂肪酸/mmol	乙酸/%	丙酸/%	丁酸/%	乙/丙	乳酸/mmol
B×C								
12 h	25 ℃	5.92	157.99	57.20	23.71	14.11	2.41	0.22
	55 ℃	5.90	158.36	56.81	23.92	14.16	2.38	0.21
24 h	25 ℃	5.88	157.88	57.13	23.63	14.31	2.42	0.24
	55 ℃	5.88	158.59	56.98	23.57	14.09	2.42	0.25
48 h	25 ℃	5.89	157.81	56.58	24.12	14.24	2.35	0.24
	55 ℃	5.88	157.69	56.98	23.56	14.29	2.42	0.25
P 值		0.480	0.789	0.118	0.073	0.165	0.072	0.551

表7.4　三因素处理对高玉米底物体外瘤胃发酵影响的互作效应分析

项目			pH	总挥发性脂肪酸/(mmol · L⁻¹)	乙酸/%	丙酸/%	丁酸/%	乙/丙	乳酸/(mmol · L⁻¹)
A×B×C									
0	12 h	25 ℃	5.79	159.38	55.59	24.02	15.18	2.31	0.21
		55 ℃	5.78	158.90	55.89	23.72	15.18	2.36	0.19
	24 h	25 ℃	5.79	160.06	55.76	23.10	15.49	2.41	0.28
		55 ℃	5.78	161.60	55.56	22.83	15.26	2.43	0.28
	48 h	25 ℃	5.79	160.25	55.35	23.83	15.17	2.32	0.25
		55 ℃	5.80	157.80	55.65	23.80	15.17	2.34	0.25
1.5%	12 h	25 ℃	5.93	158.77	57.44	23.50	13.91	2.45	0.23
		55 ℃	5.93	158.81	56.80	23.93	13.94	2.37	0.22
	24 h	25 ℃	5.87	158.53	56.85	24.17	14.27	2.35	0.22
		55 ℃	5.89	158.08	57.09	23.90	13.97	2.39	0.26
	48 h	25 ℃	5.91	158.07	56.56	24.56	13.89	2.30	0.17
		55 ℃	5.88	157.95	56.96	23.50	14.09	2.43	0.21

续表7.4

项目			pH	总挥发性脂肪酸/(mmol·L⁻¹)	乙酸/%	丙酸/%	丁酸/%	乙/丙	乳酸/(mmol·L⁻¹)
2.5%	12 h	25 ℃	5.98	157.80	57.84	23.50	13.75	2.46	0.22
		55 ℃	5.97	158.18	57.24	23.90	13.95	2.40	0.22
	24 h	25 ℃	5.96	155.52	57.75	23.83	13.65	2.42	0.22
		55 ℃	5.94	156.40	57.92	23.63	13.38	2.46	0.22
	48 h	25 ℃	5.92	157.10	57.11	23.94	14.04	2.39	0.26
		55 ℃	5.92	157.65	57.34	23.52	14.04	2.44	0.26
3.5%	12 h	25 ℃	5.98	156.01	57.96	23.81	13.58	2.43	0.23
		55 ℃	5.94	157.56	57.32	24.15	13.58	2.37	0.21
	24 h	25 ℃	5.90	157.39	58.16	23.44	13.84	2.48	0.23
		55 ℃	5.92	158.27	57.36	23.91	13.74	2.40	0.23
	48 h	25 ℃	5.94	155.84	57.29	24.13	13.87	2.37	0.27
		55 ℃	5.95	157.38	57.99	23.57	13.87	2.46	0.27
P值			0.138	0.885	0.672	0.520	0.967	0.549	0.995

(二)淀粉在瘤胃内的降解参数及原位瘤胃培养后残留玉米结构的变化

如表7.5所示,经2.5%单宁酸预处理的玉米中淀粉在瘤胃内的慢速降解部分和有效降解率(ED)显著低于对照组($P<0.05$),快速降解部分和慢速降解部分降解的速率常数差异不显著($P>0.05$)。如图7.1所示,水处理和单宁酸处理的玉米在发酵2 h后的扫描电子显微镜结果((a)~(d))显示淀粉颗粒外观基本无差异。然而,从发酵12 h和24 h后的扫描电子显微镜结果((e)~(h))能够发现,与对照组相比,单宁酸处理玉米组淀粉颗粒表面的孔洞稀疏。

表7.5 单宁酸预处理对玉米中淀粉瘤胃降解参数的影响

项目	处理		标准误	P值
	Con	TA		
a/%	19.51	18.49	2.15	0.616
b/%	65.75	58.20	4.84	0.030
c(%·h⁻¹)	0.075	0.076	0.007	0.877
ED/%	58.82	53.58	2.88	<0.001

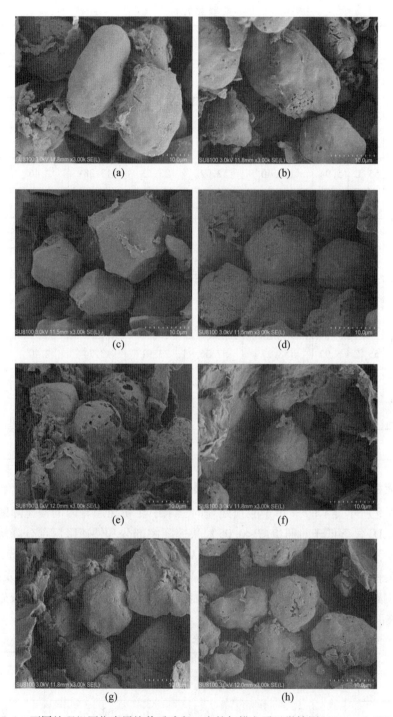

图 7.1 不同处理组原位瘤胃培养后残留玉米的扫描电子显微镜图(10 μm,3 000×)
注:(a)、(b),对照组 2 h;(c)、(d),单宁酸处理组 2 h;(e)、(f),对照组 12 h;(g)、(h),单
宁酸处理组 12 h;(i)、(j),对照组 24 h;(k)、(l),单宁酸处理组 24 h。

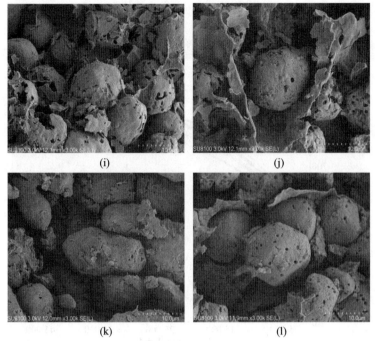

续图7.1

(三)不同预处理玉米对体外瘤胃发酵液中细菌群落多样性的影响

细菌 16S rRNA 基因测序共获得 491 064 条有效序列,平均长度为 413 bp。相似度为 97% 的质量过滤得到 186 048 条高质量序列,聚集在 1 453 个 OTU 上。韦恩图显示,Con 组和试验组独有 OTU 数分别为 118 个和 166 个,共有 OTU 为 1 169 个,共有 OTU 占总 OTU 的 80.45%(图 7.2(a))。稀疏曲线几乎接近饱和,表明测序工作在覆盖细菌多样性 方面较为全面(图 7.2(b))。Shannon 曲线表明,多样性分析的数据集足够大,可以反映 样本的细菌多样性信息(图 7.2(c))。

不同处理组体外瘤胃酵液中细菌多样性指数变化见表 7.6,TA 组体外瘤胃发酵液中 细菌 OTU 的数量和香侬指数(Shannon)显著提高($P<0.05$)。各处理组间覆盖率(Good's coverage)、基于丰度的覆盖估计值(ACE)、Chao1 和辛普森(Simpson)指数无显著性差异 ($P>0.05$)。图 7.3 微生物区系的主成分分析显示不同处理组可明显分开。乙酰辅酶 A (PCoA)1 轴解释了 60.71% 的变异,PCoA2 轴解释了 14.92% 的变异。

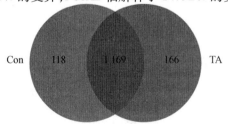

(a) 体外瘤胃细菌 OTUs 的韦恩图

图 7.2　不同试验组间体外瘤胃微生物操作分类单位(OTU)

注:Con 组中玉米浸泡在水中 12 h;TA 组中玉米浸泡在 2.5% 的单宁酸溶液中 12 h,下图同。

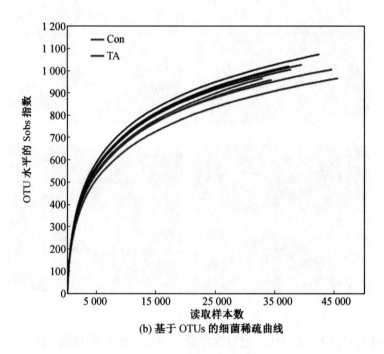

(b) 基于 OTUs 的细菌稀疏曲线

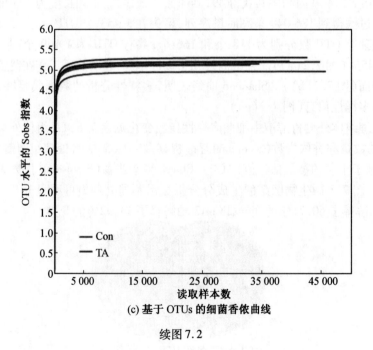

(c) 基于 OTUs 的细菌香侬曲线

续图 7.2

表 7.6 不同处理组体外瘤胃发酵液细菌多样性指数

项目	处理		标准误	P 值
	Con	TA		
OTU	972	1 029	18.10	0.020
Good's coverage	0.99	0.99	0.00	0.719
Shannon	5.11	5.26	0.06	0.045
Simpson	0.017	0.013	0.00	0.112
ACE	1 191	1 120	21.72	0.220
Chao1	1 205	1 247	37.94	0.304

注:Con 为玉米浸泡在水中 12 h;TA 为玉米浸泡在 2.5% 的单宁酸溶液中 12 h,下表同。

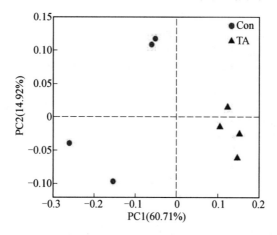

图 7.3 体外瘤胃液细菌 OTU 水平的主成分分析(PCoA)

(四)体外瘤胃发酵液中细菌菌群的变化

根据获得的 OTUs,共鉴定出 19 个细菌门。在这些细菌门中,厚壁菌门(Firmicutes)和拟杆菌门(Bacteroidetes)为优势菌门。如图 7.4 所示,对照组厚壁菌门(Firmicutes)相对丰度显著高于 TA 组($P<0.05$);反之,拟杆菌门(Bacteroidetes)的相对丰度显著低于 TA 组($P<0.05$)。其他菌门相对丰度在各处理组间无显著性差异($P>0.05$)。

在属水平上,相对丰度占前 10 位的菌属变化如图 7.5 所示。对照组中克里斯滕森菌科 R-7 群(Christensenellaceae_R-7_group)、瘤胃球菌科 NK4A214 群(Ruminococcaceae_NK4A214_group)、瘤胃球菌属_2(Ruminococcus_2)和未分类梭菌属(unclassified_o_Clostridiales)的相对丰度显著高于 TA 组($P<0.05$);反之,对照组中理研菌科 RC9 肠道群(Rikenellaceae_RC9_gut_group)、解琥珀酸菌属(Succiniclasticum)和 Quinella 的相对丰度显著低于 TA 处理组($P<0.05$)。普雷沃氏菌属_1(Prevotella_1)、norank_f_Muribaculaceae 和 Family_XⅢ_AD3011_group 的相对丰度均未受任何处理的影响($P>0.05$)。

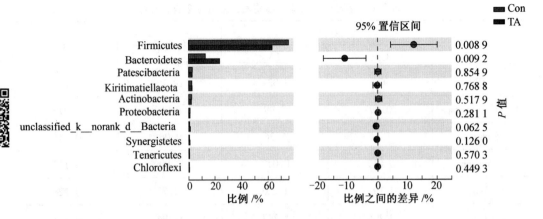

图7.4　门水平上微生物群落的相对丰度(前10位)

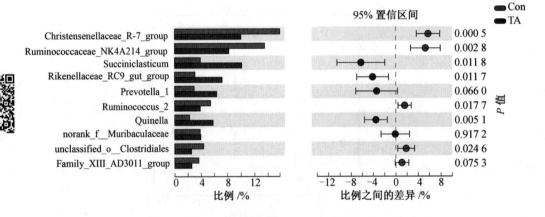

图7.5　属水平上微生物群落的相对丰度(前10位)

(五)体外瘤胃发酵液中细菌菌群与发酵参数的相关性分析

细菌菌属的相对丰度与瘤胃发酵参数的相关性分析如图7.6所示。体外瘤胃发酵液pH 与理研菌科 RC9 肠道群(*Rikenellaceae_RC9_gut_group*)、解琥珀酸菌属(*Succiniclasticum*)和 *Quinella* 的相对丰度呈显著正相关($P < 0.05$);与瘤胃球菌_2(*Ruminococcus_2*)、瘤胃球菌科 NK4A214 群(*Ruminococcaceae_NK4A214_group*)、克里斯滕森菌科 R-7 群(*Christensenellaceae_R-7_group*)和未分类梭菌属(*unclassified_o_Clostridiales*)的相对丰度呈显著负相关($P<0.05$)。总挥发性脂肪酸浓度与理研菌科 RC9 肠道群(*Rikenellaceae_RC9_gut_group*)、解琥珀酸菌属(*Succiniclasticum*)和 *Quinella* 的相对丰度呈显著负相关($P<0.05$),与瘤胃球菌_2(*Ruminococcus_2*)、瘤胃球菌科 NK4A214 群(*Ruminococcaceae_NK4A214_group*)呈显著正相关($P<0.05$)。丁酸的摩尔比与 *norank_f_Muribaculaceae*、理研菌科 RC9 肠道群(*Rikenellaceae_RC9_ _gut_ _group*)和 *Quinella* 的相对丰度呈显著负相关($P<0.05$);与瘤胃球菌_2(*Ruminococcus_2*)、瘤胃球菌科 NK4A214 群(*Ruminococcaceae_NK4A214_group*)、克里斯滕森菌科 R-7 群(*Christensenellaceae_R-7_group*)和未分类梭菌属(unclassified_o_Clostridiales)的相对丰度呈显著正相关($P<0.05$)。

丙酸的摩尔比与瘤胃球菌_2（*Ruminococcus*_2）、瘤胃球菌科 NK4A214 群（*Ruminococcaceae*
_*NK4A214*_*group*）、克里斯滕森菌科 R-7 群（*Christensenellaceae*_*R*-7_*group*）和未分类梭菌
属（unclassified_o_Clostridiales）的相对丰度呈显著负相关（*P*<0.05）；与解琥珀酸菌属
（*Succiniclasticum*）和 *Quinella* 呈显著正相关（*P*<0.05）。乙酸的摩尔比与瘤胃球菌科
NK4A214 群（*Ruminococcaceae*_*NK4A214*_*group*）的相对丰度呈显著负相关（*P*<0.05）；与理
研菌科 RC9 肠道群（*Rikenellaceae*_*RC9*_*gut*_*group*）、*norank*_*f*_*Muribaculaceae* 和 *Quinella* 呈
显著正相关（*P*<0.05）。本试验中未发现乳酸浓度与各菌属的相对丰度之间的显著相关
性（*P*>0.05）。

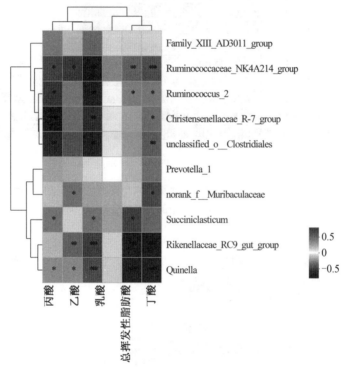

图7.6　细菌菌属与体外瘤胃发酵参数的相关性分析

注：蓝色表示物种丰富度与发酵参数浓度呈负相关，红色表示正相关，
白色表示不相关。星号表示具有显著性（*P*<0.05）。

（六）体外瘤胃发酵液中细菌碳水化合物和氨基酸代谢功能的改变

基于 PICRUSt（KEGG Level3）分析结果（图7.7）显示，各处理组间糖酵解/糖异生、氨
基糖和核苷酸糖代谢、丁酸代谢、半乳糖代谢、丙酸代谢、肌醇磷酸代谢、抗坏血酸和醛酸
代谢的相对丰度差异不显著（*P*>0.05）。与对照组相比，TA 组丙酮酸代谢、淀粉和蔗糖代
谢、戊糖磷酸途径、戊糖和葡萄糖醛酸转化的相对丰度显著降低（*P*<0.05）；反之，乙醛酸
和二羧酸代谢、果糖和甘露糖代谢、柠檬酸循环和 C5-支二元酸代谢的相对丰度显著升高
（*P*<0.05）。氨基酸代谢方面（图7.8），与对照组相比，TA 组赖氨酸的生物合成显著减
弱，苯丙氨酸代谢增强（*P*<0.05）。两处理组间色氨酸代谢、酪氨酸代谢，缬氨酸、亮氨酸
和异亮氨酸降解，精氨酸和脯氨酸代谢，组氨酸代谢，缬氨酸、亮氨酸和异亮氨酸生物合

成,精氨酸生物合成,苯丙氨酸、酪氨酸和色氨酸生物合成,丙氨酸、天冬氨酸和谷氨酸代谢,甘氨酸、丝氨酸和苏氨酸代谢,半胱氨酸和蛋氨酸代谢无显著差异($P>0.05$)。

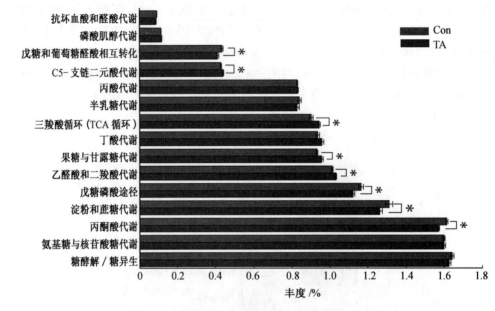

图 7.7　体外瘤胃发酵液中细菌碳水化合物代谢途径的丰度

注:星号表示两处理组间差异显著($P<0.05$)。

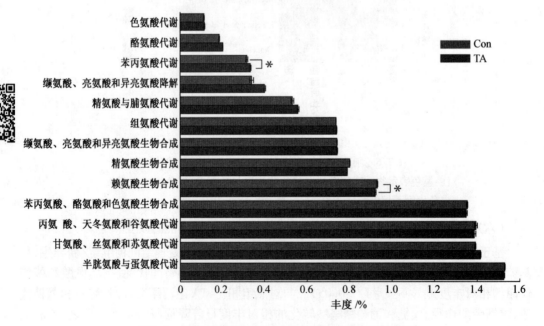

图 7.8　体外瘤胃发酵液中细菌氨基酸代谢途径的丰度

注:星号表示两处理组间差异显著($P<0.05$)。

三、讨论

本研究中单宁酸质量分数、处理时间和温度对体外瘤胃发酵影响的主效应分析结果发现,单宁酸预处理玉米原料能够调控体外瘤胃发酵的模式,而且单宁酸预处理能够降低玉米原料中淀粉的瘤胃慢速降解部分和有效降解率。单宁酸预处理增加玉米中淀粉的瘤胃降解抗性的结果与前人利用柠檬酸、乳酸和单宁酸增加大麦中抗性淀粉含量的结果相似。通常情况下,日粮中高含量的抗性淀粉会有更强的瘤胃降解抗性。2.5%单宁酸浸泡后的玉米组体外瘤胃发酵的结果表明,TA处理显著改变了体外瘤胃发酵特性,具体表现为总挥发性脂肪酸浓度和丁酸的摩尔比降低、乙酸的摩尔比和乙酸/丙酸比值的增加。TA组体外瘤胃发酵液中TVFA浓度显著降低,体外瘤胃液pH升高,这表明单宁酸预处理玉米具有缓解高精料诱发瘤胃环境紊乱的潜力。2.5%单宁酸预处理后玉米原料中淀粉的瘤胃降解参数的变化进一步说明了单宁酸可能是通过降低淀粉的瘤胃降解特性进而减缓高精料诱发的瘤胃环境紊乱。本试验电子显微镜扫描结果发现,随着瘤胃降解时间的增加,单宁酸预处理组瘤胃原位培养剩余的玉米中淀粉颗粒表面孔洞稀疏,水解程度小于对照组。该结果一定程度上也能够说明单宁酸处理改变了玉米中淀粉的降解特性,减缓了玉米原料中淀粉在瘤胃内的降解。Lettat等人研究发现,瘤胃内瘘管灌注玉米粉可诱发绵羊瘤胃丁酸型瘤胃酸中毒,而灌注小麦和甜菜浆可分别诱发瘤胃乳酸型和丙酸型瘤胃酸中毒。而本研究中,单宁酸预处理显著降低了丁酸的摩尔比,在一定程度上也解释了该处理对缓解高玉米底物引起的瘤胃酸中毒的作用。乙酰-辅酶A是瘤胃中产生乙酸和丁酸的前体物,因此,单宁酸预处理组体外瘤胃液中丁酸的摩尔比显著降低可能是乙酸的摩尔比显著升高的主要原因之一。另有研究表明单宁酸能够增加瘤胃乙酸的比例,并降低丁酸的比例。

瘤胃发酵特性直接受到瘤胃微生物区系的影响。为了进一步了解TA预处理玉米与瘤胃发酵特性的关系,本研究采用高通量测序技术探究了2.5%单宁酸预处理玉米对细菌群落的影响。已有研究表明,饲喂高谷物日粮的反刍动物瘤胃中厚壁菌门相对丰度增加,拟杆菌门相对丰度降低。本研究PCoA的结果表明,单宁酸预处理的玉米显著改变了瘤胃细菌的组成和结构。在门水平上,对照组瘤胃液中厚壁菌门相对丰度最高,其次为拟杆菌门。相反,单宁酸处理组拟杆菌门的相对丰度显著增加,降低了厚壁菌门的相对丰度。这说明以单宁酸处理玉米为底物的高精料可以稳定瘤胃细菌群落。

本试验中,两个试验组间的克里斯滕森菌科R-7群、瘤胃球菌科NK4A214群、瘤胃球菌属_2、未分类梭菌属、理研菌科RC9肠道群、解琥珀酸菌属和*Quinella*的相对丰度发生了显著的变化。TA组中瘤胃球菌_2和瘤胃球菌科_NK4A214_群的相对丰度显著低于对照组。这与前人研究结果类似,Stewart等研究发现可利用淀粉较高时瘤胃球菌相对丰度显著升高,且大多数球菌具有降解淀粉的活性。值得注意的是,虽然TA组乙酸主要产生菌的相对丰度下降,但乙酸的比例仍然增加。Collins等报道乙酸是理研菌科RC9肠道群发酵葡萄糖的主要产物。TA组理研菌科RC9肠道群的高丰度也可以解释TA组体外瘤胃发酵液中乙酸升高的现象。同时,瘤胃发酵参数与细菌菌属相关性分析结果也表明理研菌科RC9肠道群的相对丰度与乙酸的摩尔比之间存在显著的正相关。在TA组中,克里斯滕森菌科 R-7 群的相对丰度降低,说明单宁酸处理的玉米抑制了该属细菌的生长。与 TA 组相比,对照组中解琥珀酸菌属相对丰度降低。解琥珀酸菌属仅能以琥珀酸为底物进行发酵,而不能发酵其他碳水化合物、氨基酸或一元、二元酸和其他三羧酸。因此,解琥珀酸菌丰度的增加会使更多的丙酮酸代谢琥珀酸产生丙酸。上述结果与单宁酸处理玉米组丙酸摩尔比的数值较高的结果相吻合。同时研究结果显示解琥珀酸菌属的相对丰度与丙酸的比例呈正相关。当葡萄糖的量足够时, *Quinella* 发酵主要产物是乳酸;当葡萄糖的含量受限时, *Quinella* 生长缓慢且发酵主要产物为乙酸和丙酸。瘤胃内乳酸也可以由梭菌属、瘤胃菌科、毛螺菌科和丁酸弧菌属产生。在本研究中, *Quinella*、梭菌属、瘤胃菌科相对丰度的改变本应引起乳酸浓度的变化。但是,各组之间的乳酸浓度没有发生显著变化。同时,细菌属与乳酸之间未发现相关关系。以上结果可能是由于乳酸作为碳水化合物代谢的中间产物,可以被许多细菌属代谢以促进其生长。这种竞争过程可能会导致乳酸浓度变化的消失。因此,造成这一现象的原因尚不清楚,需要进一步研究才能得到更准确的解释。已有研究报道,高谷物日粮可以增加、减少或不影响瘤胃普雷沃氏菌属的数量,本研究结果发现,与对照组相比,单宁酸预处理体外瘤胃液中普雷沃菌属-1 的相对丰度没有显著变化。普雷沃氏菌属具有对不同的底物代谢潜能,并具有多种降解活性,包括淀粉、纤维素、半纤维素、蛋白质和糖。这些结果表明,普雷沃氏菌的多重功能导致了其对瘤胃底物变化的适应性反应,而这些变化并没有表现出特定的模式,因此,比预期更复杂。

PICRUSt 分析结果显示,各处理组间细菌的代谢途径发生了变化,主要包括碳水化合物和氨基酸的代谢。体外瘤胃发酵液中一些主要变化的碳水化合物和氨基酸代谢通路间的关系是相互关联的。糖酵解/糖异生和丙酮酸代谢是碳代谢和氨基酸代谢之间的中间环节。一方面,淀粉和蔗糖代谢、戊糖磷酸途径、乙醛酸和二羧酸代谢以及果糖和甘露糖代谢(碳水化合物代谢)的产物可以进入糖酵解/糖异生和丙酮酸代谢途径;另一方面,丙酮酸是糖酵解的关键代谢产物,参与苯丙氨酸代谢和赖氨酸生物合成等氨基酸代谢途径。重要的是,与对照相比,TA 组细菌丙酮酸代谢相对丰度降低。这一结果表明,单宁酸预处理的玉米能够减弱微生物区系中丙酮酸代谢。在瘤胃中,丙酮酸可被利用产生乙酸、丁酸(乙酸和丁酸途径)和丙酸(琥珀酸途径)。本研究中 TA 处理组中体外发酵液细菌的丙酮酸代谢降低,微生物产生的 VFA 降低,pH 升高。这可能是单宁酸预处理通过增强玉米瘤胃降解抗性,减缓瘤胃微生物的降解,进而缓解高精料诱发瘤胃紊乱的结果。

四、小结

(1)综合 3 个处理因素(单宁酸质量分数、浸泡时间和浸泡温度)对体外发酵的调控作用,在常温下,2.5% 单宁酸水溶液浸泡玉米 12 h 为适宜的玉米原料预处理方法。

(2)单宁酸预处理玉米能够改变玉米原料中淀粉的瘤胃降解特性,且体外发酵模式发生变化,具体表现为降低体外瘤胃发酵液 pH,提高乙酸的摩尔比例,降低丁酸的摩尔比。

(3)单宁酸预处理的玉米改变了体外发酵液中细菌的组成和多样性,并调控细菌碳水化合物和氨基酸代谢途径。单宁酸预处理的玉米可能通过减弱细菌的丙酮酸代谢,进而降低体外发酵液中 VFA 含量,并提高 pH。

第二节　活性干酵母缓解体外模拟瘤胃酸中毒的研究

一、材料与方法

体外发酵底物为 0.5 g,其中包括玉米 245 mg、豆粕 105 mg、苜蓿 75 mg 和燕麦 75 mg。营养组成(干物质基础):粗蛋白 16.65%、中性洗涤纤维 26.61%、酸性洗涤纤维 17.34%。瘤胃液供体为 3 只装有永久性瘤胃瘘管的山羊,每天饲喂两次,自由饮水。瘤胃液供体羊的试验日粮组成及营养成分同本章第一节。晨饲前通过瘤胃瘘管采集瘤胃液经 4 层纱布过滤,装入提前预热且充满 CO_2 的保温瓶内迅速带回实验室与磷酸盐缓冲液以 1:1 的比例(25 mL 瘤胃液+25 mL 缓冲液)混合后持续通入高纯 CO_2。发酵过程在 100 mL 无菌玻璃瓶中进行。试验分为高精料底物组(HG)和活性干酵母组(ADY),每个处理组 6 个重复。活性干酵母添加量为 1 mg。发酵瓶于 39 ℃的水浴摇床中发酵 24 h 后,各瓶培养液经 4 层纱布过滤,立即测定 pH,收集瘤胃液。

基于细菌 16S rRNA 序列的 Ilumina Miseq 测序方法和数据分析同本章第一节。

二、结果

(一)瘤胃液细菌群落的多样性、丰富度和组成

细菌 16S rRNA 基因测序共获得 960 678 条有效序列,平均长度为 419 bp。相似度为 97% 的质量过滤得到 958 026 条高质量序列,聚集在 672 个 OTU 上。稀疏曲线几乎接近饱和,表明测序工作在覆盖细菌多样性方面较为全面(图 7.9)。

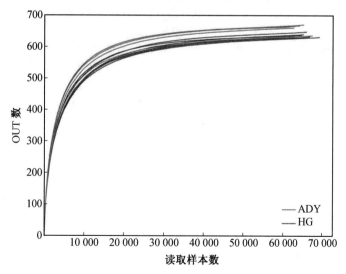

图 7.9　基于 OTUs 的细菌稀疏曲线

如图 7.10 所示,与 HG 组相比,ADY 组 ACE 和 Chao1 指数显著增加。在 Shannon 指数和 Simpson 指数方面,ADY 和 HG 组之间没有统计学显著变化($P>0.05$)。PCoA 结果显示,ADY 组和 HG 组之间存在明显的分离。在图 7.11 中,可以看出,PC 1 解释了 58.76% 的变异,而 PC 2 解释了 24.08% 的变异。

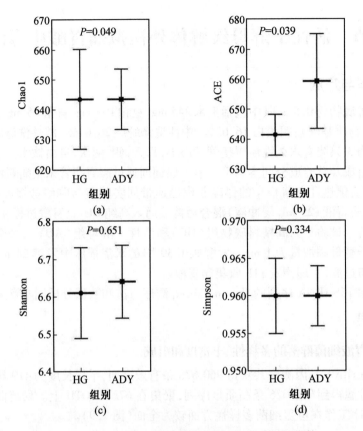

图7.10 不同处理组体外瘤胃发酵液细菌多样性指数

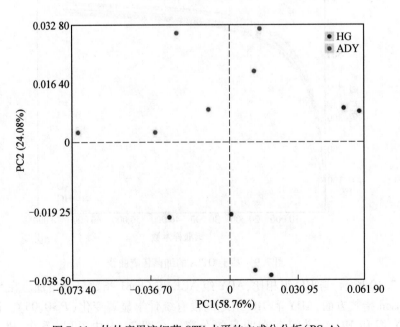

图7.11 体外瘤胃液细菌OTU水平的主成分分析(PCoA)

　　在所有样本中总共检测到 21 个门。本研究中发现的 3 个主要分类群是拟杆菌门、厚壁菌门和变形菌门,分别占总序列的 51.60%、27.24% 和 14.20%194(图 7.12(a))。在属水平上,在所有样本中鉴定出 162 个菌属。*Prevotella_1*、*Pikenellaceae_RC9_gut_group* 和琥珀弧菌属(图 7.12(b))是 3 个优势属,分别占总序列的 21.98%、14.53% 和 12.06%(图 7.12(b))。*Quinella*、*uncultured_bacterium_f_F*082 和 *Fretibacterium* 在序列中的平均百分比分别为 8.39%、5.23% 和 4.27%。[*Eubacterium*]_*coprostanoligenes_group*、*Anaerovibrio* 和 *Prevotellaceae_UCG*-001 的比例低于总微生物群落的 0.5%。

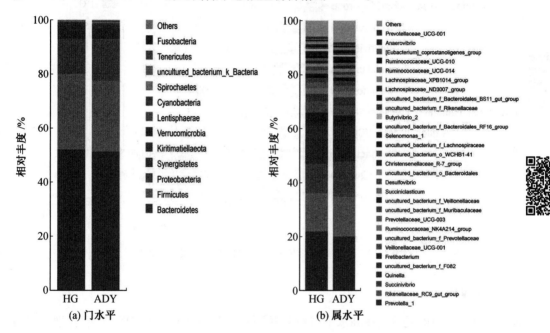

图 7.12　体外瘤胃液细菌门属水平组成和相对丰度

(二)瘤胃细菌群落的变化

　　在门水平上,与 HG 组相比,ADY 组厚壁菌门和 Synergistetes 菌门的相对丰度显著降低($P<0.05$)(图 7.13)。在 162 个菌属中,有 12 个属在 HG 和 ADY 组之间发生了显著变

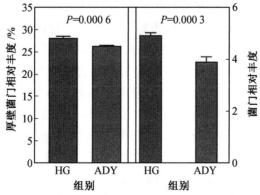

图 7.13　不同处理组体外瘤胃发酵液细菌门水平差异

化（$P<0.05$）。ADY 组的 *Prevotella_1*、*Quinella*、*Fretibacterium*、*Veillonellaceae_UCG–001*、*uncultured_d_bacterum_f_Veilonellaceae*、脱硫弧菌、琥珀球菌、丁酸弧菌、*Selenonas_1*、*Lachnospiraceae_XPB*1014_group 和假丁酸弧菌的相对丰度低于 HG 组。此外，与 HG 组相比，ADY 组的瘤胃球菌_UCG–010 的相对丰度显著增加（$P<0.05$），如图 7.14 所示。

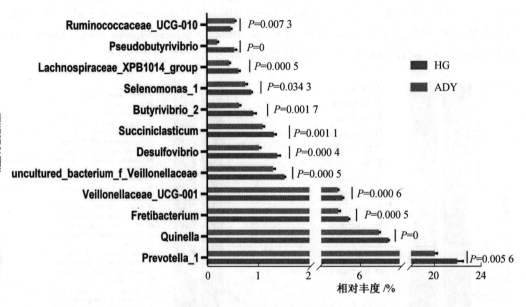

图 7.14 不同处理组体外瘤胃发酵液细菌属水平差异

三、讨论

本试验的目的是研究在高水平谷物日粮下添加活性干酵母（ADY）对瘤胃细菌组成和多样性的影响，这可能有助于在高精料日粮下有效利用活性干酵母。已有研究广泛报道了高水平谷物日粮会降低瘤胃细菌群落的丰富度和多样性。这种下降的主要潜在原因归因于瘤胃 pH 的降低，这导致 pH 敏感细菌的显著死亡，并对瘤胃的生物多样性生态系统产生不利影响。本研究表明，添加 ADY 可以增加瘤胃微生物群的多样性。

在本研究中，拟杆菌门和厚壁菌门数量最多，为优势菌门。最近的研究表明高水平谷物日粮改变了瘤胃细菌群落，导致在低瘤胃 pH 条件下，拟杆菌门的相对丰度降低，厚壁菌门的相对丰度增加。本研究结果表明，添加 ADY 降低了厚壁菌门的丰度，但没有增加瘤胃中拟杆菌门的丰度。这些发现与之前的一些研究结果一致，研究结果表明，添加 ADY 有可能逆转高水平谷物日粮诱导的瘤胃微生物群落的变化。

在显著不同的细菌属中，*Prevotella_1* 的相对丰度最高，占总序列的 21.98%。*Prevotella* 成员的代谢潜力已被广泛研究，揭示了广泛的分解活性，包括淀粉、纤维、半纤维素、蛋白质和糖。在已有报道中，观察到添加 ADY 会导致瘤胃普雷沃氏菌的丰度降低。然而，这一变化的根本原因尚不清楚。Xiao 等人进行了研究，发现普雷沃菌丰度的下降可能归因于丁酸浓度的升高。*Prevotella* 是具有高度活性的半纤维素和蛋白水解能力的细菌，主要产生乙酸盐和丙酸盐，但不产生丁酸盐。此外，*Prevotella* spp. 已被认为是瘤胃中内毒素(LPS)的重要贡献者,其可能在引发炎症和潜在影响跛行的发生中发挥关键作用。本研究结果表明,添加 ADY 可能会减轻高水平谷物日粮对瘤胃的负面影响。

添加 ADY 后,*Veillonellaceae_UCG-*305 001 的丰度下降,这与之前的研究结果不一致。这种差异可归因于高水平谷物日粮策略。先前的报道表明,韦氏菌科在酸性环境中可能更活跃。本研究发现,ADY 的加入可能会通过提高瘤胃 pH 而降低韦氏菌科的丰度。

乳酸杆菌和丁酸弧菌已被证明在高水平谷物日粮中通过消化纤维多糖和淀粉的过程产生乳酸。乳酸水平的升高有助于瘤胃 pH 的降低,这是瘤胃酸中毒发展的关键因素。本研究结果表明,在高水平谷物日粮下,添加 ADY 降低了丁酸弧菌的相对丰度,这与之前的研究结果一致。本研究的结果证明了酵母在影响瘤胃微生物群组成方面的有效性。这些发现表明,高水平谷物日粮补充 ADY 可以通过调节丁酸弧菌的相对丰度来减少乳酸的产生。

在本研究中,在高水平谷物日粮下,添加 ADY 导致瘤胃球菌科 UCG-010 的相对丰度增加,这与先前的研究一致,表明酵母菌促进了瘤胃中纤维素分解菌的定殖。瘤胃球菌科在裂解植物源纤维素和半纤维素成分方面至关重要。据报道,通过补充酵母来增加细菌种群,包括瘤胃球菌科,可以提高纤维的消化率,从而对反刍动物产生有益的效果。

四、小结

总之,研究结果表明,在添加 ADY 的高水平谷物底物的体外发酵体系中,瘤胃微生物群落发生了显著变化,增加了细菌群落的多样性,这些发现为制定高谷物日粮中使用 ADY 的策略提供了参考。

第八章　单宁酸预处理玉米在高精料饲喂山羊中的应用效果

迄今为止,关于高精料饲喂条件下瘤胃发酵参数变化的报道较为一致,具体为瘤胃pH降低、总VFA浓度升高、乙酸/丙酸比值下降。因此,反刍动物适应高精料过程中某些菌属变化的报道并不完全一致。整体上,SARA对瘤胃细菌菌群的影响主要体现在淀粉降解相关细菌的相对丰度增加,纤维降解相关细菌的相对丰度减少,主要乳酸产生菌和代谢菌失衡。同时,过量淀粉进入后肠会破坏微生物菌群平衡。后肠道没有完全利用的营养会随粪便排出,因此粪便微生物区系可体现后肠道中营养物质的降解利用情况。已有研究表明,反刍动物发生SARA时,大肠中碳水化合物含量的增加会刺激细菌的发酵,进而增加后肠内容物和粪便的酸性,提高了粪便中丙酸、丁酸和总挥发性脂肪酸浓度。这不仅造成了营养物质的浪费,同时危害动物机体健康。因此,后肠道对碳水化合物的消化吸收起着不容忽视的作用。通过营养措施调控饲喂高谷物日粮反刍动物的瘤胃发酵是生产实践中提高谷物日粮营养价值的有效手段。本研究通过第七章的体外批次培养试验筛选发现2.5%单宁酸预处理玉米配制的高精料底物使得瘤胃微生物的丙酮酸代谢减弱,瘤胃微生物产生的VFA量减少,pH升高,具有缓解反刍动物SARA患病风险的潜力。为了研究这种营养调控措施在动物机体上是否可以达到预期效果,单宁酸调控日粮淀粉在瘤胃内的降解特性是否会造成淀粉的过度保护,机体代谢又会发生什么变化,本章进行了动物饲养试验,探究饲喂不同处理玉米配制的高精料日粮对山羊瘤胃和粪便发酵参数、细菌菌群及机体代谢的影响,旨在从微生物层次和代谢层面揭示单宁酸预处理玉米减缓SARA发生的原因。

第一节　单宁酸预处理玉米对山羊生长、瘤胃发酵参数和细菌菌群的影响

一、材料与方法

1. 试验设计与动物饲养

试验采用完全随机试验设计,选用健康的12只波尔山羊公羔羊(初始体重为(30.25±1.36)kg)随机分为两组,每组6个重复。对照组(HG)日粮中使用的玉米为水中浸泡12 h,而试验组(TA)的玉米为2.5%单宁酸中浸泡12 h。试验期共24 d,其中预试期7 d。试验期每天按日粮组成将浸泡好的玉米与其他饲料原料混合均匀后饲喂。采用全混合日粮饲喂,日喂料2次(每天06:00和18:00等量饲喂),单栏饲喂,自由饮水。试验期间,每天记录采食量。试验开始和结束时,对各组山羊分别进行称重。

表 8.1 基础日粮组成及营养成分(干物质基础)

项目	HG	TA
原料		
燕麦草/%	27.00	27.00
苜蓿/%	8.00	8.00
玉米(水预处理)/%	56.30	—
玉米(单宁酸预处理)/%	—	56.30
豆粕/%	6.50	6.50
食盐/%	0.50	0.50
石粉/%	0.70	0.70
预混料/%	1.00	1.00
营养成分		
代谢能/(MJ·kg^{-1})	9.63	9.63
粗蛋白/%	10.82	10.81
中性洗涤纤维/%	28.19	28.18
淀粉/%	33.95	33.95
酸性洗涤纤维/%	16.50	16.49
钙/%	0.51	0.51
磷/%	0.28	0.27

注:每千克预混料含胆碱 1 000 mg,烟酸 190 mg,钴 650 mg,碘 10.5 mg,硒 6 mg,锌 2 000 mg,锰 800 mg,铁 3 000 mg,铜 550 mg,维生素 E 130 IU,维生素 D$_3$ 15 000 IU,维生素 A 70 000 IU。

2. 样品采集

试验期第 24 天晨的 0 h、3 h、6 h、9 h 和 12 h 后用瘤胃导管连续采集瘤胃液。为了避免唾液对瘤胃液造成污染,弃去每个时间点第一次采集的 30 mL 瘤胃液。每个时间点采集分别 20 mL。采集的瘤胃液迅速经过 4 层纱布过滤后,测定 pH。其余样本分装 5 份。其中,1 份于-20 ℃保存测定氨态氮含量,1 份于-80 ℃保存测定乳酸和挥发性脂肪酸,1 份保存在无热源管中用于测定瘤胃液中 LPS 的浓度,1 份保存在无菌无酶的冻存管中用于细菌测序(晨饲后 3 h),另外 1 份存于无菌无酶的冻存管中用于细菌定量(晨饲 3 h)。

饲料样品的采集:每天采集饲料样品一次,连续采集 4 d,试验结束后将 4 d 所采集的饲料样品混合进行二次取样,所得样品经 65 ℃烘干并粉碎,过 40 目筛后贮存用于淀粉含量的测定。

3. 测定指标和分析方法

(1)生产性能的测定。

称量每只试羊每天的饲喂量和剩料量,计算每只试羊的采食量(采食量 = 饲喂量-

剩料量）后换算成干物质采食量；结合试验天数，计算出平均日采食量（ADFI）；同时，在试验开始前一天和试验期最后一天称量试验羊体重，计算出平均日增重（ADG）；根据 ADG 和 ADFI 计算料重比（F/G）。

（2）瘤胃液发酵参数的测定。

采用提出的气相色谱法（GC-14B，Shimadzu，Japan）测定挥发性脂肪酸浓度。具体方法同第七章。

参照 Baker and Summerson 方法测定乳酸浓度。

氨氮浓度测定参照苯酚-次氯酸钠比色法。分别配制 A 试剂（苯酚）：准确称量苯酚（9.975 7 g）和亚硝基铁氰化钾（50.65 mg），1 000 mL 容量瓶定容后置于棕色试剂瓶中保存备用。B 试剂（次氯酸钠）：称量氢氧化钠（5 g），用少量蒸馏水溶解，冷却后加 20 mL 次氯酸钠混匀，1 000 mL 容量瓶定容。样品测定时，取 50 μL 样品上清液于试管中，依次加入 3 mL A 和 B 试剂，置于 60 ℃ 水浴锅中 10 min 后立即转移至冷水中冷却。用紫外分光光度计测定其在 546 nm 处的吸光度。

（3）瘤胃液 LPS 及粪便 LPS 和淀粉的测定。

瘤胃液和粪便 LPS 的测定使用厦门鲎试剂（Xiamen Bioendo Technology Co. Ltd）。瘤胃液样品常温解冻，于 4 ℃、10 000 r/min 下离心 30 min，取上清液，转移到 2 mL 无菌、去热源离心管，待测定。将粪样常温解冻并混匀，取约 2 g 粪样用等量生理盐水充分混匀，于 4 ℃、1 000 r/min 下离心 15 min，取上清液，转移到 2 mL 无菌、去热源离心管中，待测定。所有瘤胃液和粪便待测样品按试剂盒说明书操作步骤测定 LPS 浓度。其中，瘤胃液和粪便各待测样品用样品稀释液倍比稀释 1 000 倍。淀粉采用商业试剂盒（DF-1-Y，Suzhou Comin Biotechnology Co. Ltd）测定。

（4）瘤胃液中乳酸的主要产生菌和代谢菌的相对定量 PCR。

①瘤胃液中微生物总 DNA 提取。瘤胃液微生物总 DNA 使用 TIANamp Stool DNA kit（DP328，Tiangen Biotech Co. Ltd）提取试剂盒。步骤如下：

a. 取瘤胃液样本 200 μL 至 2 mL 离心管中，并置于冰上；

b. 向样本中加入 500 μL 缓冲液 SA，100 μL 缓冲液 SC，15 μL 蛋白酶 K，0.25 g 的研磨珠间歇振荡 1 min 至样本充分混匀（6 m/s 的速度振荡 30 s，间隔 30 s，共 2 个循环）；

c. 95 ℃ 孵育 15 min，期间振荡 2~3 次；

d. 涡旋 15 s，12 000 r/min 离心 3 min，转移上清液至新的离心管中，加入 10 μL 的 RNase A，振荡混匀后室温放置 5 min；

e. 加入 200 μL 缓冲液 SH，振荡混匀，置冰上 5 min；

f. 12 000 r/min 离心 3 min；

g. 提取后的 DNA 用核酸蛋白分析仪（Nanodrop ND-1000；Thermo Scientific Wilmington，DE，USA）测定其浓度，并在 260/280 nm 测定 OD 值和基因组 DNA 的纯度。

②采用 Real-time PCR 方法测定瘤胃内乳酸主要产生菌（牛链球菌）和乳酸代谢菌（埃氏巨型球菌、反刍兽新月单胞菌）相对于瘤胃总细菌 16S rDNA 的数量。所测瘤胃微生物的引物设计见表 8.2，引物由上海生工生物工程股份有限公司合成。细菌荧光定量

试剂盒购自南京诺唯赞生物科技股份有限公司(ChamQ SYBR qPCR Master Mix, Vazyme Biotech Co.,Ltd.,Q311-02/03)。实时定量 PCR 反应体系(20 μL)见表8.3。

表8.2 瘤胃微生物的引物设计

目标菌	引物序列	参考文献
总细菌	F 5′-GTGSTGCAYGGYTGTCGTCA-3′ R 5′-ACGTCRTCCMCACCTTCCCC -3′	[165]
牛链球菌	F 5′-CTAATACCGCATAACAGCAT-3′ R 5′-AGAAACTTCCTATCTCTAGG-3′	[166]
反刍兽新月型单胞菌	F 5′-TGCTAATACCGAATGTTG-3′ R 5′-TCCTGCACTCAAGAAAGA-3′	[166]
埃氏巨型球菌	F 5′-GACCGAAACTGCGATGCTAGA-3′ R 5′-CGCCTCAGCGTCAGTTGTC-3′	[167]

表8.3 实时定量 PCR 反应体系(20 μL)

组成	体积/μL
2×ChamQ SYBR qPCR Master Mix	10.0
Primer-F (10 μmol/L)	0.4
Primer-R (10 μmol/L)	0.4
50×ROX Reference Dye 2	0.4
Template DNA	2.0
ddH$_2$O	6.8

实时定量 PCR 的扩增条件:

95 ℃,30 s;

95 ℃、10 s,60 ℃、30 s;共40个循环,采集荧光信号。

瘤胃微生物相对丰度表示为相对于瘤胃总细菌 16S rDNA 的百分比,公式为

$$\text{target} = 2^{-(\text{Ct目标菌}-\text{Ct总细菌})} \times 100$$

式中 Ct 目标菌株——目标菌株引物测得 Ct 值;

　　　Ct 总细菌——以总细菌为引物测得的 Ct 值;

　　　Ct 值——实时定量 PCR 扩增过程中,当扩增产物的荧光信号达到设定阈值时所经过的扩增循环次数。

(5)瘤胃液微生物的测序方法。

①瘤胃液微生物测序方法同第七章体外瘤胃发酵液中的测序方法。

②粪便 DNA 提取和 PCR 扩增。从粪便样本中提取基因组 DNA 后(E. Z. N. A.®soil 试剂盒;Omega Bio-tek,Norcross,GA,USA)后,利用 NanoDrop2000 进行检测,利用1%琼

脂糖凝胶电泳检测 DNA 提取效果。使用 338F(5′–ACTCCTACGGGAGGCAGCAG–3′)、806R (5′–GGACTACHVGGGTWTCTAAT–3′)引物对 V3～V4 可变区进行 PCR 扩增,扩增程序为:95 ℃预变性 3 min,27 个循环(95 ℃ 变性 30 s,55 ℃退火 30 s,72 ℃延伸 30 s),最后 72 ℃延伸 10 min。扩增体系为 20 μL,其中包括 4 μL 5×FastPfu 缓冲液,2 μL 2.5 mmol/L dNTPs,0.8 μL 引物(5 μmol/L),0.4 μL FastPfu 聚合酶,10 ng DNA 模板。

③基于 16S rRNA 序列的 Ilumina Miseq 测序。使用 2% 琼脂糖凝胶回收 PCR 产物,利用 AxyPrep DNA Gel Extraction Kit (Axygen Biosciences,Union City,CA,USA)进行纯化,Tris–HCl 洗脱,2% 琼脂糖电泳检测。利用 QuantiFluorM ST(Promega,USA)进行检测定量。根据 Ilumina MiSeq 平台(llumina,San Diego,USA)标准操作规程将纯化后的扩增片段构建 PE 2 * 300 的文库。利用 Ilumina 公司的 Miseq PE300 平台进行测序。

④优化序列处理。原始测序序列使用 Trimmomatic 软件质控,FLASH 软件进行拼接:a. 设置 50 bp 的窗口,如果窗口内的平均质量值为 20,从窗口前端位置截去该碱基至末端所有序列,之后再去除质控后长度低于 50 bp 的序列;b. 根据重叠碱基 overlap 将两端序列进行拼接,拼接时 overlap 之间的最大错配率为 0.2,长度需大于 10 bp;c. 根据序列首尾两端的 barcode 和引物将序列拆分至每个样本,barcode 需精确匹配,引物允许 2 个碱基的错配,去除存在模糊碱基的序列。使用 UPARSE 软件 (Version7. 1, http://drive5 com/uparse/),根据 97% 的相似度对序列进行 OTU 聚类,并在聚类的过程中去除单序列和嵌合体。利用 RDP classifer(http:/rdp cme msu. edu/)对每条序列进行物种分类注释,比对Silva 数据库(SSU132),设置比对阈值为 70% 。

(6)有机酸含量的测定。

取 1 mL 培养液在 4 ℃、8 000 r/min 离心 10 min,吸取上清液用于有机酸的测定。乳酸及 VFA 的浓度采用高效液相色谱法(HPLC)测定。选用赛分 Carbonmix H–NP 柱、外标法进行定量。色谱条件:流动相为 2.5 mmol/L H_2SO_4,流速为 0.5 mL/min,柱温为 55 ℃,使用紫外检测器(UV 210 nm),进样量为 10 μL。

4. 统计分析

瘤胃发酵参数、LPS 和乳酸浓度的数据用 SAS 中的 MIXED 模型分析。模型以单宁酸处理作为主效应,试验羊只作为随机效应,而不同的采样时间作为重复测量进行分析。生产性能,瘤胃液 pH,细菌荧光定量 PCR,牛链球菌发酵液中乳酸、乙酸和甲酸浓度,粪便中挥发性脂肪酸浓度、pH、LPS 浓度及淀粉含量采用 SAS 软件进行 t 检验统计分析。采用非参数秩和检验分析微生物相关数据,微生物相关数据的 P 值均经 fdr(falsely discovery rate)校正。$P<0.05$ 代表差异显著。

二、结果

(一)单宁酸预处理玉米对山羊生产性能的影响

饲喂单宁酸预处理玉米对山羊生产性能的影响见表 8.4。与 HG 组相比,单宁 TA 组山羊的平均日增重、平均日采食量和料重比均无显著性差异($P>0.05$)。

表8.4　饲喂单宁酸预处理玉米对山羊生产性能的影响

项目	处理		标准误	P 值
	HG	TA		
初始体重(IBW)/kg	30.50	30.00	1.36	0.549
终末体重(FBW)/kg	36.08	34.93	0.81	0.187
平均日增重(ADG)/g	232.64	205.56	27.08	0.051
平均采食量(ADFI)/g	1.24	1.17	0.03	0.052
料重比(F/G)	5.37	5.69	0.17	0.093

注:HG 为玉米浸泡在水中12 h;TA 为玉米浸泡在2.5%的单宁酸溶液中12 h,下表同。

(二)单宁酸预处理玉米对山羊瘤胃发酵参数的影响

如图8.1所示,晨饲后瘤胃 pH 持续降低,直至最低值,然后在下次饲喂前升至最高值。尽管不同处理组山羊的瘤胃 pH 变化曲线的趋势一致,但 TA 组山羊瘤胃 pH 的平均值显著低于 HG 组($P<0.05$),pH 的最大值和最小值没有显著的变化($P>0.05$),饲喂单宁酸预处理的玉米对山羊瘤胃 pH 的影响见表8.5。

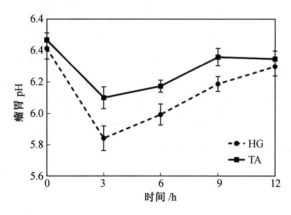

图8.1　饲喂单宁酸预处理的玉米对山羊瘤胃 pH 的动态变化影响
注:HG 组日粮中的玉米在水中浸泡12 h;TA 组日粮中的玉米在2.5%单宁酸溶液中浸泡12 h,下图同。

表8.5　饲喂单宁酸预处理的玉米对山羊瘤胃 pH 的影响

项目	处理		标准误	P 值
	HG	TA		
平均 pH	6.15	6.29	0.05	0.026
最大 pH	6.42	6.47	0.09	0.551
最小 pH	5.84	6.09	0.12	0.061

　　饲喂单宁酸预处理的玉米对山羊瘤胃发酵参数、乳酸和 LPS 含量的影响见表 8.6。与 HG 组相比,TA 组山羊瘤胃液中 TVFA 浓度、丁酸的摩尔比显著降低($P<0.05$),而乙酸的摩尔比和乙酸/丙酸比值显著升高($P<0.05$),两组间丙酸、戊酸、异丁酸和异戊酸的摩尔比无显著差异($P>0.05$)。与 HG 相比,TA 组山羊瘤胃液中 LPS、氨态氮和乳酸浓度显著降低($P<0.05$)

表 8.6　饲喂单宁酸预处理的玉米对山羊瘤胃发酵参数、乳酸和 LPS 含量的影响

项目	处理		标准误	P 值		
	HG	TA		日粮	时间	日粮×时间
总 VFA/(mmol · L^{-1})	85.23	77.64	1.69	0.030	<0.001	0.560
乙酸/%	57.52	60.79	0.52	0.003	0.044	0.918
丙酸/%	27.19	25.34	0.58	0.113	0.057	0.909
丁酸/%	11.48	10.05	0.30	0.025	0.438	0.842
戊酸/%	1.19	1.18	0.04	0.908	<0.001	0.981
异丁酸/%	1.33	1.37	0.03	0.443	<0.001	0.161
异戊酸/%	1.30	1.30	0.17	0.963	<0.001	0.040
乙酸/丙酸	2.17	2.49	0.08	0.047	0.126	0.906
氨态氮(NH$_3$–N)/(mg · mL^{-1})	15.50	12.62	0.54	<0.001	<0.001	0.667
乳酸/mmol/L	0.18	0.10	0.01	<0.001	0.384	0.621
LPS/(×10^3 EU · mL^{-1})	20.53	18.43	0.50	0.046	0.742	0.908

(三)瘤胃细菌测序概况及其多样性变化

　　细菌 16S rRNA 基因测序共获得 786 172 条有效序列,平均长度为 414 bp。韦恩图显示,HG 和 TA 处理的独有 OTU 数分别为 182 和 165 个,共有 OTU 数为 738 个。两组共有 OTU 数占总 OTU 数的 68.02% (图 8.2(a))。稀疏曲线几乎接近饱和,表明测序工作相对全面覆盖了细菌多样性(图 8.2(b))。Shannon 曲线表明多样性分析的数据集足够大,可以反映样本的细菌多样性信息(图 8.2(c))。

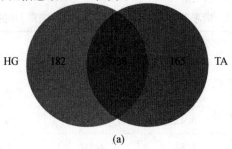

(a)

图 8.2　不同试验组间瘤胃微生物操作分类单位(OTU)

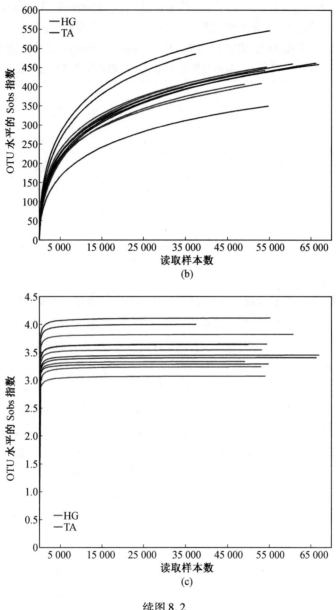

续图 8.2

　　经过序列比对后,样品中共检测到 20 个门类细菌,其中对照组山羊瘤胃的优势菌为厚壁菌门(Firmicutes,64.63%)、拟杆菌门(Bacteroidota,24.74%)和放线菌(Act-inobacteriota,7.09%),TA 组山羊瘤胃的优势菌同样为厚壁菌门(Firmicutes,56.87%)、拟杆菌门(Bacteroidota,32.49%)和放线菌门(Actinobacteriota,6.60%)。在属水平样品中共检测到 283 个细菌属,HG 组山羊瘤胃优势菌群为克里斯滕森菌科 R-7 群(*Christensenellaceae_R-7_group*,10.37%)、理研菌科 RC9 肠道群(*Rikenellaceae_RC9_gut_group*,16.67%)和瘤胃球菌属(*Ruminococcus*,13.29%),而 TA 组山羊瘤胃优势菌属菌群为克里斯滕森菌科 R-7 群(*Christensenellaceae_R-7_group*,16.06%)、理研菌科 RC9 肠道群

（*Rikenellaceae_RC9_gut_group*,9.89%）和普雷沃氏菌属（*Prevotella*,12.49%）。本研究中,饲喂不同处理玉米日粮对山羊瘤胃细菌菌群多样性未产生显著影响,见表8.7,各组山羊瘤胃菌群丰度指数（Chao 1 和 ACE）和多样性指数（Shannon 和 Simpson）无显著差异（$P>0.05$）。

表 8.7　饲喂单宁酸预处理的玉米对山羊瘤胃细菌多样性的影响

项目	处理		标准误	P 值
	HG	TA		
OTU	435	456	27.94	0.487
Good's coverage	0.99	0.99	0.00	0.633
Shannon	3.44	3.65	0.18	0.274
Simpson	0.079	0.063	0.02	0.352
ACE	528	547	28.71	0.515
Chao1	535	559	21.91	0.467

（四）单宁酸预处理玉米对山羊瘤胃菌群的影响（门水平、属水平）

如图 8.3 所示,与 HG 组相比,TA 组山羊瘤胃厚壁菌门（Firmicutes）相对丰度降低了7.76%,拟杆菌门（Bacteroidota）的相对丰度升高了 7.75%;放线菌门（Actinobacteriota）、螺旋藻菌门（Spirochaetota）、变形菌门（Proteobacteria）等其他菌门的相对丰度无显著变化（$P>0.05$）。图 8.4 所示为不同组别属水平的 PCoA 分析,图中各个点之间的距离代表每个样本的相似性与变异程度,其中 X 轴 PC1（36.98%）和 Y 轴 PC2（18.67%）代表了每个样本之间的变异百分比。结果显示,两组样品在属水平上可明显分开,表明日粮处理对瘤胃细菌菌群组成（属水平）有较大影响。统计分析发现,与 HG 组相比,TA 组山羊瘤胃内普雷沃氏菌属（*Prevotella*）和毛螺菌科 NK3A20 类群（*Lachnospiraceae_NK3A20_group*）的相对丰度显著升高（$P<0.05$）,但魏斯氏菌属（*Weissella*）、链球菌属（*Streptococcus*）、*Acetitomaculum* 的相对丰度显著降低（$P<0.05$）;其他菌属无显著变化（$P>0.05$）。

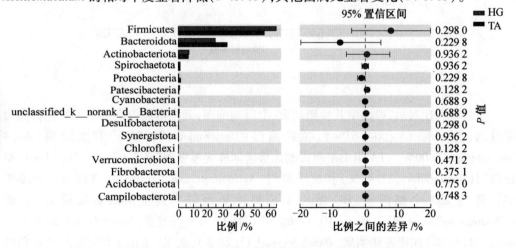

图 8.3　门水平上瘤胃微生物群落的相对丰度（前 15 位）

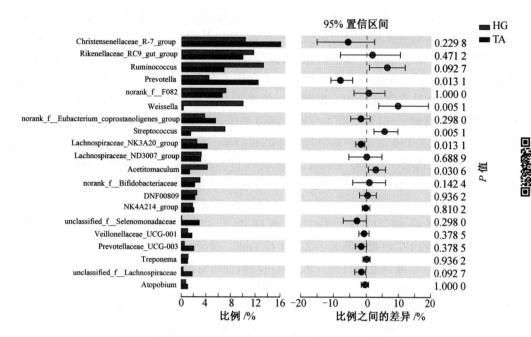

图8.4　属水平上瘤胃微生物群落的相对丰度(前20位)

(五)瘤胃内主要乳酸产生菌与代谢菌相对数量的变化

饲喂单宁酸预处理玉米对山羊瘤胃乳酸产生菌和代谢菌相对数量的影响见表8.8所示。研究结果显示,饲喂单宁酸预处理玉米的山羊瘤胃内牛链球菌的相对数量显著低于HG组($P<0.05$);而两组间埃氏巨型球菌和反刍兽新月单胞菌的相对数量无显著变化($P>0.05$)。

表8.8　饲喂单宁酸预处理玉米对山羊瘤胃乳酸产生菌和代谢菌相对数量的影响

微生物种类	处理		标准误	P 值
	HG	TA		
牛链球菌/$\times10^{-3}$	0.78	0.27	0.11	0.038
埃氏巨型球菌/$\times10^{-7}$	4.53	3.58	0.95	0.721
反刍兽新月形单胞菌/$\times10^{-2}$	6.30	7.01	0.24	0.718

三、讨论

本研究发现饲喂单宁酸预处理玉米的日粮对山羊的末重、日增重、采食量和料重比均无显著影响。尽管 TA 组山羊日采食量较 HG 组下降了5.65%,但山羊的日增重和料重比并未受到显著影响。日粮中添加高剂量的单宁酸(50 g/kg,DM)会显著降低动物的自由采食量,然而也有研究报道添加单宁酸增加了动物的采食量。在本研究条件下单宁酸预处理组山羊的日采食量较 HG 组下降了5.65%,可能与浸泡处理降低了日粮的适口性有关,这与杨游等用乳酸和盐酸浸泡玉米降低了肉牛的日平均采食量结果相似。因此,能否通过改善有机酸处理后日粮的适口性提高动物的生长性能有待进一步试验加以验证。

已有研究表明，提高日粮中精料的占比会直接影响瘤胃微生物发酵，而微生物快速发酵所产生的大量短链挥发性脂肪酸会直接导致瘤胃 pH 降低，从而改变瘤胃发酵参数，进而诱发瘤胃酸中毒的发生。在本研究中，饲喂单宁酸预处理玉米组山羊瘤胃 pH 的平均值显著升高，pH 的最小值有升高的趋势。这意味着在山羊饲喂高精料日粮时，将玉米经过单宁酸浸泡后具有降低 SARA 发病风险的潜力。此外，饲喂单宁酸预处理玉米改变了山羊的瘤胃发酵模式，具体表现为 TVFA 浓度的降低、乙酸的摩尔比和乙酸/丙酸比值的增加、丁酸的摩尔比降低，这一结果与体外试验结果一致。

LPS 是革兰氏阴性菌细胞壁的成分，过量的 LPS 会导致瘤胃上皮组织受损，通透性增强，导致瘤胃内 LPS 移位入血引起机体炎症。高精料诱发反刍动物瘤胃 LPS 增多已成为共识。Huo 等的研究表明山羊日粮中玉米比例从 50% 降低到 25% 时，其瘤胃 LPS 浓度从 35 000 EU/mL 降低到 21 000 EU/mL。本研究发现，TA 组山羊瘤胃 LPS 浓度为 18 430 EU/mL，较 HG 组相比降低了 2 100 EU/mL。研究发现了与日粮淀粉比例下降相似的结果，这表明单宁酸预处理后的玉米瘤胃可降解淀粉含量下降，即玉米的瘤胃抗性增加。

单宁酸预处理增强玉米原料瘤胃降解抗性可能是其缓解 SARA 发生的重要原因。而这种抗性可能归因于单宁酸与谷物蛋白和淀粉的结合。谷物淀粉颗粒周围环绕的蛋白质基质对增加其瘤胃降解抗性提供有效保护作用。Martínez 等的研究发现单宁酸浸泡的大麦，其蛋白和结构多糖的结构发生了变化，从而对其中包被的淀粉颗粒提供了更强的保护。同时，Deshpande 等发现单宁酸也可以与淀粉结合，这种结合能够降低胰 α-淀粉酶对淀粉的消化。本书第二章的研究也发现单宁酸预处理能够增强玉米在瘤胃中的降解抗性，即淀粉的慢速降解部分和有效降解率降低。因此，单宁酸导致的玉米中淀粉降解特性的改变可能是其瘤胃降解抗性增加的一个重要原因。此外，增加玉米瘤胃降解抗性，降低瘤胃 VFA 和乳酸浓度，提高瘤胃 pH 的原因可能与单宁酸预处理玉米对瘤胃微生物菌群的影响有关。已有大量的关于瘤胃酸中毒进程中瘤胃菌群结构变化的研究发现，饲喂高精料日粮特别是含有大量易发酵的非结构性碳水化物会引起瘤胃牛链球菌数量爆发式增长，且发酵产生大量乳酸，进而造成瘤胃乳酸的迅速累积和 pH 骤然下降，该菌被认为是发生瘤胃酸中毒至关重要的一种细菌。单宁酸预处理玉米组山羊瘤胃内链球属相对丰度显著降低，且荧光定量 PCR 结果进一步证明该试验组山羊瘤胃液中牛链球菌的相对表达量显著低于对照组。这一结果进一步说明了单宁酸预处理玉米可提高其在瘤胃内的降解抗性。同时，还发现经单宁酸预处理后的淀粉对牛链球菌的降解具有一定抗性。这进一步表明单宁酸与淀粉的结合会在一定程度上抵抗瘤胃内淀粉降解菌的快速降解作用。

厚壁菌门是瘤胃细菌中最大的门类，主要为低含量革兰氏阳性菌。拟杆菌门细菌是瘤胃厌氧菌群中最为丰富的革兰氏阴性菌，高精料饲喂导致的拟杆菌相对丰度和数量的下降可能与高精料诱导的瘤胃低 pH 有关。据报道，低 pH 可导致革兰氏阴性菌自溶或死亡。Khafipour 等报道由饲喂高精料导致的厚壁菌门与拟杆菌门比例增加是一种不良的结果，该结果会影响瘤胃对日粮纤维的降解和消化。本章试验结果表明，相比于 HG 组，TA 组山羊瘤胃厚壁菌门相对丰度降低了 7.76%，拟杆菌门相对丰度升高了 7.75%，这表明经过单宁酸浸泡的玉米原料配制的高精料日粮能够在一定程度上优化饲喂高精料山羊的瘤胃菌群结构。在属水平上，与 TA 组相比，HG 组山羊瘤胃内普雷沃氏菌属

（*Prevotella*）和毛螺菌科 NK3A20_group 群（*Lachnospiraceae_NK3A20_group*）的相对丰度显著降低。已有研究报道,高谷物日粮可以增加、减少或不影响瘤胃普雷沃氏菌属的数量。普雷沃氏菌属（*Prevotella*）具有不同的代谢潜能,并具有多种降解活性,包括淀粉、纤维素、半纤维素、蛋白质和糖。毛螺菌科 NK3A20_group 群（*Lachnospiracece NK3A20_ group*）编码大量多聚糖降解相关的酶。本研究发现与 TA 组相比,HG 组山羊瘤胃中毛螺菌科 NK3A20_group 群（*Lachnospiracece NK3A20_ group*）的相对丰度显著降低,这表明 TA 组山羊瘤胃细菌可能具有更高的多聚糖降解能力。此外,本研究还发现,与 TA 组相比,HG 组山羊瘤胃球菌属（*Ruminococcus*）的相对丰度有升高的趋势。尽管瘤胃球菌是瘤胃中主要的纤维降解菌,但很多瘤胃球菌可以发酵淀粉。Khafipour 等的研究也佐证了这一结果,该研究发现,谷物诱导奶牛发生轻度 SARA 后,瘤胃内白色瘤胃球菌和黄色瘤胃球菌的数量均显著增加。张瑞阳等研究发现高精料诱导 SARA 的山羊瘤胃内瘤胃球菌相对丰度显著高于低精料组的山羊。而本研究中,TA 组瘤胃球菌降低的趋势在一定程度上证明了 TA 预处理玉米原料可降低瘤胃内淀粉的降解。

四、小结

（1）2.5% 单宁酸预处理玉米配制的高谷物日粮能够显著提高瘤胃 pH 的平均值,增加瘤胃乙酸的摩尔比,降低总挥发性脂肪酸的浓度和丁酸的摩尔比,降低瘤胃内 LPS 浓度。

（2）2.5% 单宁酸预处理玉米配制的高谷物日粮在一定程度上改善了瘤胃细菌菌群结构,该组山羊瘤胃中牛链球菌的相对丰度显著降低,且单宁酸预处理淀粉对瘤胃牛链球菌具有降解抗性。

第二节　单宁酸预处理玉米对山羊粪便特征的影响

一、材料与方法

1. 粪便样品的采集

采用全收粪法收集一周的粪便样品。每天晨饲前收集每只试验羊粪样并准确称重,取适量的粪样,并按取样粪样总量的 10% 加入 25% 硫酸,混匀后于 -20 ℃ 条件下保存。待全部试验结束后,将粪样带回实验室烘干并粉碎,过 40 目筛后贮存用于淀粉含量的测定。

淀粉表观消化率计算公式如下:

$$淀粉表观消化率 = \frac{摄入淀粉量 - 排出淀粉量}{摄入淀粉量} \times 100\%$$

试验期第 24 天于晨饲前通过直肠采集粪便样本。样品采集后立即测定 pH。其余粪便样品分 3 份,1 份于无菌冻存管暂时冻存液氮罐中,并尽快转移至 -80 ℃ 冰箱冻存提取 DNA;1 份保存于无热源管中,用于测定粪便中 LPS 含量;1 份（1 g 粪便溶解于 2 mL 水,充分溶解混匀）保存在离心管中用于挥发性脂肪酸的测定。

2. 粪便挥发性脂肪酸的测定

解冻:4 ℃ 过夜;固液分离:13 500 r/min、4 ℃ 离心 10 min;沉淀蛋白:加 400 μL 偏磷酸于 5 mL 离心管,反复颠倒混匀,5 ℃ 静置 3~4 h;分离蛋白质和杂质:13 500 r/min、4 ℃

离心 15 min;加内标:每 1 mL 上清液中加入 200 μL 巴豆酸,颠倒混匀,5 ℃静置 0.5 ~
1 h;过滤:用 0.45 μm 有机系滤器将全部混合液转移到离心管中,4 ℃保存待测。上机测
定:采用气相色谱法(GC-14B,Shimadzu,Japan)测定,上样品量为 2 μL。具体步骤及仪器
参数设置同第七章的体外瘤胃发酵液中挥发性脂肪酸的测定方法。

3. 粪便微生物的测序方法

粪便微生物的测序方法同本章第一节。

4. 粪便 LPS 和淀粉的测定

瘤胃液和粪便 LPS 的测定使用厦门鲎试剂(Xiamen Bioendo Technology Co. Ltd)。瘤
胃液样品常温解冻,于 4 ℃、10 000 r/min 下离心 30 min,取上清液,转移到 2 mL 无菌、去
热源离心管,待测定。将粪样常温解冻并混匀,取约 2 g 粪样用等量生理盐水充分混匀,
于 4 ℃、1 000 r/min 下离心 15 min,取上清液,转移到 2 mL 无菌、去热源离心管,待测定。
所有瘤胃液和粪便待测样品按试剂盒说明书操作步骤测定 LPS 浓度。其中,瘤胃液和粪
便各待测样品用样品稀释液倍比稀释 1 000 倍。淀粉采用商业试剂盒(DF-1-Y,Suzhou
Comin Biotechnology Co. Ltd)测定。

二、结果

(一)单宁酸预处理玉米对山羊粪便特征的影响

饲喂单宁酸预处理玉米对山羊粪便特征的影响见表 8.9。与 HG 组相比,TA 组山羊
粪便的 pH、LPS 浓度、淀粉含量及淀粉的表观消化率均无显著性差异($P>0.05$)。与 HG
组相比,TA 组山羊粪便中 TVFA 浓度及乙酸、丙酸、丁酸、异丁酸、异戊酸的摩尔比无显著
性差异($P>0.05$)。

表 8.9 饲喂单宁酸处理玉米对山羊粪便特征的影响

项目	处理		标准误	P 值
	HG	TA		
pH	6.70	6.83	0.09	0.169
总 VFA/(mmol · L^{-1})	60.13	55.74	2.56	0.117
乙酸/%	74.40	73.85	2.03	0.328
丙酸/%	12.53	14.34	1.77	0.060
丁酸/%	9.88	9.25	1.14	0.590
戊酸/%	0.92	0.77	0.15	0.353
异丁酸/%	1.49	1.17	0.26	0.239
异戊酸/%	0.79	0.64	0.15	0.354
淀粉/%	1.63	1.45	0.13	0.061
淀粉表观消化率/%	98.37	98.28	0.12	0.124
内毒素($\times 10^3$EU · g^{-1})	16.31	15.38	0.34	0.927

(二)粪便细菌测序概况及其多样性变化

细菌 16S rRNA 基因测序共获得 608 363 条有效序列,平均长度为 411 bp。韦恩图显示,HG 和 TA 处理的独有 OTU 数分别为 210 个和 220 个,共有 OTU 为 1 210 个,占总 OTU 的 66.83%(图 8.5)。稀疏曲线几乎接近饱和,表明测序工作相对全面覆盖了细菌多样性。Shannon 曲线表明多样性分析的数据集足够大,可以反映样本的细菌多样性信息。

经过序列比对后,样品中共检测到 22 个门类细菌。其中,HG 组和 TA 组山羊粪便的优势菌均为厚壁菌门(Firmicutes,61.55%、65.87%)、拟杆菌门(Bacteroidota,25.31%、24.19%)。样品中共检测到 296 个细菌属。在属水平上,HG 组和 TA 组山羊粪便优势菌为 $f\_Oscillospiracae\_UCG-005$(11.41%、10.51%)、类杆菌属(Bacteroides,9.14%、8.305%)、未分类毛螺菌科(unclassified_f_Lachnospiraceae,5.117%、6.445%)等。如表 8.10 所示,饲喂不同处理玉米日粮对山羊粪便细菌菌群多样性未产生显著性的影响,各组山羊粪便菌群丰度指数(Chaol 和 ACE)和多样性指数(Shannon 和 Simpson)无显著变化($P>0.05$)。

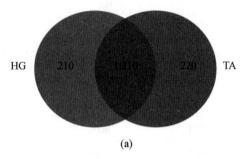

(a)

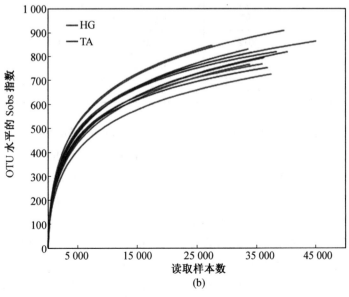

(b)

图 8.5　不同试验组间粪便微生物操作分类单位(OTU)

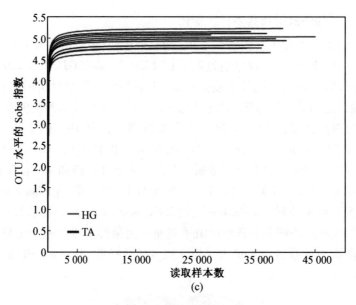

续图 8.5

表 8.10 饲喂单宁酸处理玉米对山羊粪便细菌多样性的影响

项目	处理		标准误	P 值
	HG	TA		
OTU	811	803	30.78	0.804
Good's coverage	0.99	0.99	0.00	0.808
Shannon	4.92	4.96	0.11	0.707
Simpson	0.019	0.020	0.00	0.917
ACE	961	955	37.52	0.872
Chao1	980	965	42.41	0.730

(三)单宁酸预处理玉米对山羊粪便菌群的影响(门水平、属水平)

如表 8.11 所示,与 HG 组相比,TA 组山羊粪便中迷踪菌门(Elusimicrobiota)的相对丰度显著降低(P<0.05),酸杆菌属(Acidobacteriota)和未分类细菌(unclassified_k_norank_d_Bacteria)的相对丰度有降低趋势(P=0.066 和 P=0.093);其他菌门和菌属的相对丰度无显著变化(P>0.05)。图 8.6 所示为不同组别属水平的 PCoA 分析,图中各个点之间的距离代表每个样本的相似性与变异程度,其中 X 轴 PC1(19.76%)和 Y 轴 PC2(15.54%)代表了每个样本之间的变异百分比。结果显示,两组样品在属水平上距离很近,分离度较低,表明日粮处理对饲喂不同日粮山羊的粪便细菌菌群组成(属水平)并无较大影响。统计分析发现,与 HG 组相比,TA 组 Oscillospiracae_NK4A214_group 的相对丰度显著升高(P<0.05),其他菌属的相对丰度无显著变化(P>0.05),见表 8.12。

表8.11　饲喂单宁酸预处理的玉米对山羊粪便细菌相对丰度的影响（门水平，前15位）　%

项目	处理		标准误	P值
	HG	TA		
厚壁菌门（Firmicutes）	61.55	65.87	1.50	0.128
拟杆菌门	25.31	24.19	0.79	0.379
变形菌门	5.51	3.43	1.14	0.379
螺旋体门	2.13	2.74	0.60	0.575
疣微菌门	2.07	1.85	0.62	0.936
蓝细菌门	0.80	0.48	0.17	0.298
Campilobacterota	0.80	0.18	0.37	0.733
纤维杆菌门	0.52	0.40	0.07	0.471
脱硫杆菌门	0.57	0.34	0.06	0.128
放线菌门	0.38	0.37	0.06	0.575
迷踪菌门	0.25	0.06	0.05	0.020
Patescibacteria	0.03	0.04	0.01	0.230
酸杆菌门	0.03	0.02	0.00	0.066
未分类	0.02	0.01	0.00	0.093
Deferribacterota	0.01	0.01	0.00	1.000

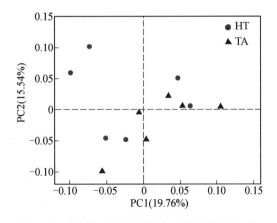

图8.6　粪便细菌属水平的主成分分析（PCoA）

表 8.12　饲喂单宁酸预处理玉米对山羊粪便细菌相对丰度的影响(属水平,前 20 位) 　%

项目	处理		标准误	P 值
	HG	TA		
f_Oscillospiracae _UCG-005	11.4	10.5	0.64	0.575
拟杆菌属	9.14	8.31	0.36	0.575
未分类的毛螺旋菌科	5.12	6.45	0.91	0.810
norank_f_Eubacterium_ coprostanoligenes_group	4.26	5.69	0.41	0.093
克里斯滕森菌科 R-7 群	4.55	4.62	0.55	1.000
理研菌科 RC9 肠道群	3.78	5.26	0.47	0.174
琥珀酸弧菌属	5.19	2.38	1.22	0.336
norank_f_norank_o_ Clostridia_UCG-014	3.92	3.05	0.59	0.689
瘤胃球菌属	3.31	2.35	0.50	0.471
norank_f_UCG-010	2.65	3.00	0.22	0.230
别样杆菌属	2.96	2.48	0.44	0.810
密螺旋体属	2.13	2.73	0.60	0.575
罗氏菌属	1.93	2.27	0.42	0.810
扭链瘤胃球菌属	1.03	3.11	1.23	0.810
f_Oscillospiracae_UCG-002	2.02	1.58	0.15	0.128
毛螺菌科 AC2044 群	1.31	2.00	0.32	0.379
阿克曼菌属	1.70	1.40	0.61	0.936
norank_f_norank_o_Bacteroidales	1.32	1.69	0.29	0.471
Oscillospiracae _ NK4A214_group	0.91	2.01	0.21	0.008
Monoglobus	0.94	1.58	0.35	0.689

三、讨论

粪便微生物组成变化可以改变粪便发酵模式,同时粪便微生物区系可反映碳水化合物在大肠中被利用的情况。大量碳水化合物在后肠道发酵产生 VFA,一部分被结肠上皮细胞吸收代谢,还有一小部分被吸收入血,剩余部分存在于粪便中。研究证实,粪便 pH 和大肠发酵淀粉含量呈现显著负相关性。此外,粪便 VFA 组成变化可反映碳水化合物发酵底物类型。Mao 等研究发现瘤胃酸中毒组奶牛粪便中丙酸比例显著高于正常组,表明大肠发酵淀粉的含量和粪便挥发性脂肪酸中丙酸的比例呈正相关。另有研究报道,粪便中可发酵非结构性碳水化合物淀粉的琥珀酸弧菌属的相对丰度和日粮中精料的含量呈正线性相关。任豪研究发现,与高过瘤胃淀粉组相比,低过瘤胃淀粉组的荷斯坦青年牛粪便中琥珀酸弧菌属的相对丰度显著降低。这些研究表明过量的淀粉进入后肠道会导致粪便发酵参数和与淀粉降解相关的细菌丰度的变化。而本研究中尚未发现两个试验组山羊粪便 pH、挥发性脂肪酸浓度和组成及细菌菌群结构的明显变化。同时，与 HG 组相比，TA 组山羊粪便中淀粉含量和淀粉的表观消化率无显著差异。这些结果说明单宁酸预处理虽然改变了玉米原料的瘤胃降解抗性，减缓了玉米中淀粉在瘤胃内的降解，但是并未造成淀粉的过度保护。

四、小结

2.5% 单宁酸预处理玉米配制的高谷物日粮对山羊粪便的 pH 和挥发性脂肪酸组成无显著影响，且粪便中细菌菌群结构无明显改变。粪便中淀粉含量及淀粉的表观消化率与对照组无显著差异，这表明单宁酸预处理玉米原料未造成淀粉的过度保护。

第三节 单宁酸预处理玉米对山羊机体代谢组的影响

反刍动物瘤胃是一个复杂的生态系统。瘤胃内微生物可以将饲料转化为挥发性脂肪酸、氨基酸和糖类等营养物质，这些营养成分除供给微生物本身生长外，也可以被动物机体吸收用以维持生长或生产需要。高谷物日粮中含有大量淀粉可被降解为糖类物质。糖类利于细菌的骤然大量增殖，打破瘤胃内微生物区系的平衡，导致瘤胃内环境紊乱，进而影响动物的健康和高效生产。通过营养干预调控饲喂高谷物日粮反刍动物的瘤胃发酵是生产实践中提高谷物日粮营养价值的有效手段。已有研究表明，化学处理谷物饲料是降低谷物淀粉在瘤胃的降解速率，增强淀粉的瘤胃抗性，最终改善瘤胃内环境，降低高精料诱发反刍动物 SARA 患病风险的潜在方法，且淀粉在小肠降解消化能有效改善能量饲料的利用效率。本研究通过第七章的体外批次培养试验筛选发现 2.5% 单宁酸预处理玉米的高精料底物使得瘤胃微生物的丙酮酸代谢减弱，瘤胃微生物区系产生的 VFA 减少，pH 升高，具有缓解反刍动物 SARA 患病风险的潜力。而这一结果在本章第一节的动物体内得到了验证。研究结果发现饲喂 2.5% 单宁酸预处理玉米的高精料日粮改善了高精料诱发的厚壁菌门菌群数量增加、拟杆菌门菌群数量减少以及乳酸产生菌数量的增加等细菌群体的紊乱现象。瘤胃代谢产物变化与瘤胃内微生物菌群结构的改变密切相关。瘤胃内的代谢物组成和变化能够反映微生物介导的代谢过程，综合反映反刍动物瘤胃的健康。单宁酸浸泡玉米配制的高谷物日粮改变微生物群落组成的同时，是否会引起瘤胃内异常代谢产物的变化？瘤胃菌群结构和代谢的变化又会如何影响动物机体代谢轮廓？为此，本节试验采用代谢组学的方法探究单宁酸预处理玉米配制的高精料日粮对山羊瘤胃和血清中代谢产物的影响，为高谷物日粮在动物生产中的高效应用提供参考依据。

一、材料与方法

1. 试验设计与动物饲养

试验设计与动物饲养同第八章第一节动物饲养试验。

2. 样品采集

(1)瘤胃液样品采集。

于试验期第 24 天,晨饲后 3 h,采用口腔食管导管采集瘤胃液,为避免唾液对瘤胃液造成污染,弃去第一次抽取的 30 mL 瘤胃液。随后通过口腔瘤胃导管收集 50 mL 瘤胃液,四层纱布过滤后,立即取 2 mL 放入无菌无酶的冻存管中(采集 2 管备用),保存于-80 ℃超低温冰箱中,用于瘤胃液代谢组的测定。

(2)血液样品采集。

于试验期第 24 天,晨饲前进行颈静脉采血。用真空采血针采集每头山羊的 10 mL 血液样品分别于无菌、去热源的抗凝真空采血管中。随后,所有血液样品于 4 ℃、3 000 r/min 离心 15 min,分离血清,并将其转移至 2 mL 无菌、去热源的离心管中,保存于-80 ℃超低温冰箱,分别用于 LPS、急性期蛋白、细胞因子含量及血清中代谢物的测定。

3. 指标测定和分析方法

(1)瘤胃液代谢组的检测。

①样本制备。取 100 μL 液体样本于 2 mL 离心管中,加入 500 μL 提取液(甲醇与水的体积比为 4∶1,含 0.02 mg/mL 的 L-2 氯苯丙氨酸),振荡混匀;加入一颗研磨珠(直径6 mm),用冷冻组织研磨仪于研磨(-20 ℃,50 Hz,3 min);加入 200 μL 氯仿,再次研磨(-20 ℃,50 Hz,3 min);冰水浴超声萃取 10 min(5 ℃,40 kHz);样本静置后(-20 ℃,30 min)离心(4 ℃,13 000g,15 min);上清装入玻璃衍生瓶中真空抽干。

②样本衍生化。在上述真空抽干的玻璃瓶中加入甲氧胺吡啶溶液(15 mg/mL)80 μL,涡旋振荡 2 min 置于 37 ℃的振荡培养箱中进行肟化反应 90 min;加入双(三甲基硅烷基)(BSTFA):三氟乙酰氨(含 1% 三甲氯硅烷(TMCS)):80 μL 涡旋振荡 2 min,混合均匀后置于 70 ℃反应 60 min;室温放置 30 min,上机检测。

③上机检测。本试验的分析仪器为 8890B-5977B 气相色谱质谱联用仪(Agilent,USA)。

④色谱条件。衍生化后样本用不分流模式注入 GC-MS 系统进行分析,进样体积为1 μL。样本经 HP-5MS UI 毛细管柱(30 m×0.25 mm×0.25 μm)分离后进入质谱检测。升温程序为初始温度 60 ℃,平衡 0.5 min,然后以 8 ℃/min 的速度升至 310 ℃,并维持为6 min。进样口温度为 260 ℃,载气为高纯氦气,流速为 1 mL/min,隔垫吹扫流速为3 mL/min,溶剂延迟 5 min。

⑤质谱条件。采用电子轰击(EI)离子源,传输线温度为 310 ℃,离子源温度为230 ℃,四极杆温度为 150 ℃,电子能量为 70 eV。扫描方式为全扫描模式(SCAN),质量扫描范围为 50~500 m/z,扫描频率为 3.2 次/s。

⑥数据预处理和搜库。上机完成之后,GC/MS 的原始数据经 MassHunter workstation Quantitative Analysis(V10.0.7)软件进行预处理,导出 CSV 格式的三维数据矩阵,三维矩阵的信息包括样品信息、代谢物名称和质谱响应强度。内标峰及任何已知的假阳性峰(包括噪声、柱流失和衍生物化试剂峰)均从数据矩阵中去除,并进行去冗余和峰合并。

数据矩阵用80%规则去除缺失值,即保留至少一组样品中非零值80%的变量,再进行填补空缺值(原始矩阵中最小值填补空缺值),为减小样品制备及仪器不稳定带来的误差,用总和归一化法对样本质谱峰的响应强度进行归一化,得到归一化后的数据矩阵。同时删除质控样本(QC)相对标准偏差(RSD)30%的变量,并进行对数化处理,得到最终用于后续分析的数据矩阵。同时对代谢物进行搜库鉴定,主要数据库为Fiehn公共数据库。

(2)血清代谢组的检测。

①样本制备。取100 μL液体样本于2 mL离心管中,加入400 μL提取液(甲醇与水的体积比为4:1),含0.02 mg/mL的L-2氯苯丙氨酸),振荡混匀;加入一颗研磨珠(直径6 mm),用冷冻组织研磨仪于研磨(-10 ℃,50 Hz,6 min);低温超声提取(5 ℃,40 kHz,3 min)。

样本静置后(-20 ℃,30 min)离心(4 ℃,13 000g,15 min);将上清液置于带内插管的进样小瓶中上机分析。

②上机检测。LC-MS分析的仪器平台为AB SCIEX公司的超高效液相色谱串联飞行时间质谱UPLC-TripleTOF系统。色谱条件为10 μL样本经HSS T3色谱柱(100 mm×2.1 mm,1.8 μm)分离后进入质谱检测。流动相A为95%水+5%乙腈(含0.1%甲酸),流动相B为47.5%乙腈+47.5%异丙醇+5%水(含0.1%甲酸)。柱温为40 ℃。液相色谱流动相条件见表8.13。

表8.13 液相色谱流动相条件

时间/min	流速/(mL·min^{-1})	流动A/%	流动B/%
0~0.1	0.4	100~95	0~5
0.1~2	0.4	95~75	5~25
2~9	0.4	75~0	25~100
9~13	0.4	0	100
13~13.1	0.4	0~100	100~0
13.1~16	0.4	100	0

③质谱条件。样品质谱信号采集采用正负离子扫描模式,质量扫描范围为50~1 000 m/z。离子喷雾电压,正离子和负离子电压分别为5 000 V和约4 000 V,去簇电压为80 V,喷雾气压为50 psi,辅助加热气压为50 psi,气帘气压为30 psi,离子源加热温度为550 ℃,(40±20)V循环碰撞能。

④数据预处理和搜库。上机完成之后,将LC-MS原始数据导入代谢组学处理软件Progenesis QI(Waters Corporation,Milford,USA)进行基线过滤、峰识别、积分、保留时间校正、峰对齐,最终得到一个保留时间、质荷比和峰强度的数据矩阵,数据矩阵用80%规则来去除缺失值,即保留至少一组样品中非零值80%的变量,再进行填补空缺值(原始矩阵中最小值填补空缺值),为减小样品制备及仪器不稳定带来的误差,用总和归一化法对样

本质谱峰的响应强度进行归一化,得到归一化后的数据矩阵。同时删除 QC 样本 RSD 大于 30% 的变量,并进行对数化处理,得到最终用于后续分析的数据矩阵。同时将 MS 和 MSMS 质谱信息与代谢公共数据库 HMDB 和 Metlin 据库进行匹配,获取代谢物信息。

(3)血液指标炎症因子测定。

①血清细胞因子的测定。血清细胞因子测定包括 IL-1β、IL-6、IL-8 和 TNF-α 含量。分别使用酶联免疫吸附试剂盒测定。IL-6、TNF-α 和 IL-8 的测定试剂盒购自翼飞雪生物科技公司;TNF-α 测定试剂盒购自武汉华美生物工程有限公司。测定步骤严格参照试剂盒说明书进行。

②血清中急性期蛋白的测定。血清急性期蛋白测定包括 SAA、Hp 和 LBP。SAA、Hp 测定试剂盒购自武汉华美生物工程有限公司;LBP 的测定试剂盒购自翼飞雪生物科技公司。测定步骤严格参照试剂盒说明书进行。

4. 统计分析

血清细胞因子、急性期蛋白和血浆 LPS 含量的数据采用 SAS 软件进行 t 检验统计分析。$P \leqslant 0.05$ 代表差异显著,$0.05 < P < 0.10$ 代表存在显著性差异。

差异代谢物分析采用 R 软件包 ropls(Version1.6.2)进行主成分分析(PCA)和偏二乘判别分析(PLS-DA)最小,并使用 7 次循环交互验证来评估模型的稳定性。此外,进行 student's t 检验分析。显著差异代谢物的选择基于 PLS-DA 模型得到的变量权重值(VIP)和 student's t 检验 P 值来确定,VIP>1 和 P<0.05 的代谢物为显著差异代谢物。筛选得到的差异代谢物通过 KEGG 数据库进行代谢通路注释,获得差异代谢物参与的通路。Python 软件包 scipy. stats 进行通路富集分析,并通过 Fisher 精确检验获得与试验处理最相关的生物学途径。

采用 SAS 计算两个处理组间的山羊瘤胃内差异细菌和主要差异代谢物的 Sperman 相关性,并且保留 P 值小于 0.05 的相关性。利用 R 语言(Version 4.0.1)Heatmap 包对这些相关性进行可视化。

二、结果与分析

(一)瘤胃代谢物的鉴定及多元统计分析

采用气相色谱-质谱联用技术(GC-MS)对瘤胃液样品进行测定,共获得 247 个独立非重叠的有效峰值。通过数据库比对,去除未鉴定物质,共获得 226 种化合物,包括单糖、脂肪酸、核苷、羧酸、胺类、氨基酸、肽类、和维生素等物质。

对照组和单宁酸预处理玉米组山羊瘤胃代谢物 PCA 分析结果如图 8.7(a)所示。横坐标(PC1)和纵坐标(PC2)分别解释了 22.40% 和 16.80% 的变异。如图所示,两个处理组样本可以明显区分开。PLS-DA 得分图(图 8.7(b))中横坐标(PLS1)和纵坐标(PLS2)分别解释了 22.6% 和 13.90% 的变异。负离子模式下(图 8.7(c)),模型的 R^2y 和 Q^2 分别为 0.912 和 0.674,表明该 PLS-DA 模型具有很好的拟合性和预测能力,可用于下一步的统计分析。

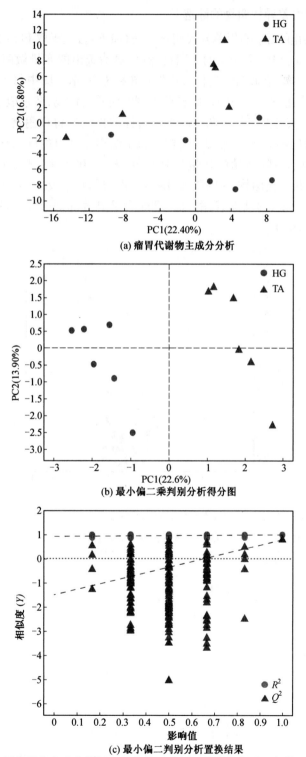

图 8.7 瘤胃代谢物主成分分析和最小偏二乘判别分析得分图及为其置换检验结果

注:HG 组玉米浸泡在水中 12 h;TA 组玉米浸泡在 2.5% 单宁酸溶液中 12 h(下图同)。

(二)山羊瘤胃内差异代谢物的筛选

筛选不同处理组间山羊瘤胃差异代谢物,步骤如下:首先提取 PLS-DA 模型第一主成分的变量投影重要度(VIP)大于 1 的代谢物,然后对筛选出的变量做两尾 t 检验,进一步弃除 $P>0.05$ 的代谢物,结果如可视化火山图(图 8.8)所示。图中每个散点代表一个瘤胃中代谢物,其中,红色散点代表 TA 组显著上调的瘤胃代谢物,蓝色散点代表 TA 组显著下调的瘤胃代谢物,灰色散点代表两组间无显著性差异的瘤胃代谢物。本研究共筛选出 30 个差异代谢产物(表 8.13)。与 HG 组相比,TA 组山羊瘤胃的碳水化合物及其相关代谢产物中 D-海藻糖、D-阿洛糖的含量显著降低($P<0.05$),琥珀酸含量显著升高($P<0.05$);氨基酸及其相关代谢物 L-丙氨酸、L-谷氨酸、瓜氨酸、反式-4-羟基-L-脯氨酸含量显著降低($P<0.05$);在维生素代谢方面,烟酸含量显著降低($P<0.05$);瘤胃液内尿素含量显著降低($P<0.05$)。

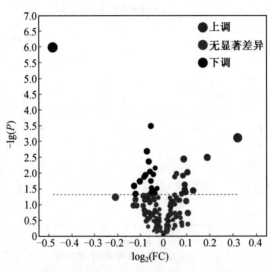

图 8.8 单宁酸预处理组对对照组间瘤胃差异代谢物筛选的火山图

表 8.13 饲喂不同日粮山羊的瘤胃差异代谢物鉴定($P<0.05$ 且 VIP>1 的代谢物)

代谢物		VIP	P 值	FC
碳水化合物	D-阿洛糖	1.664	0.012	0.948
	D-(+)海藻糖	1.308	0.037	0.971
	葡萄糖酸	3.806	0.000	1.249
有机酸	琥珀酸	2.118	0.004	1.063
氨基酸	L-谷氨酸	1.397	0.043	0.964
	L-丙氨酸	1.409	0.011	0.970
	反式-4-羟基-L-脯氨酸	1.524	0.009	0.960
	瓜氨酸	1.874	0.027	0.915
维生素和辅助因子	烟酸	1.644	0.000	0.963

续表8.13

代谢物		VIP	P值	FC
其他	尿素	1.018	0.032	0.981
	4-羟基喹啉	1.262	0.031	0.965
	β-离子	1.046	0.045	0.976
	含羞草碱	1.123	0.007	0.975
	半乳糖胺	1.412	0.019	0.963
	N-羧基-L-亮氨酸	1.710	0.004	0.957
	3,4,5-三甲氧基苯酚	1.890	0.002	0.952
	赤鲜糖-4-磷酸	1.485	0.014	0.944
	2,8-喹啉二醇	1.889	0.019	0.931
	异丙酚	1.779	0.047	0.919
	D-鞘氨醇	4.683	0.000	0.716
	紫杉素	2.252	0.003	1.140
	白藜芦醇	1.903	0.037	1.094
	DL-4-羟基扁桃酸	1.835	0.010	1.075
	间苯三酚	1.696	0.024	1.066
	左旋咪唑	1.743	0.034	1.066
	甘氨酸酐	1.529	0.013	1.061
	1-甲基-L-色氨酸	1.401	0.047	1.057
	奎宁酸	1.354	0.011	1.040
	麦芽三醇	1.187	0.014	1.035

注:VIP代表变量投影重要度;FC代表差异倍数,为TA组平均值与HG组平均值的比。

(三)通路鉴定

基于HG组和TA组之间鉴定的差异代谢物进行KEGG富集分析($P<0.05$)。鉴于具有高影响力(影响值大于0.1)和P值的通路被视为关键代谢通路。基于对照组与TA组的差异代谢物富集了D-丙氨酸代谢,D-谷氨酰胺和D-谷氨酸代谢,精氨酸生物合成,丙氨酸,天冬氨酸和谷氨酸代谢及烟酸和烟酰胺代谢(图8.9)。

(四)瘤胃差异代谢物与差异菌属的相关性

瘤胃主要差异代谢产物与瘤胃差异菌属的相关性分析如图8.10所示。结果显示,*Acetitomaculum*和魏斯氏菌属(*Weissella*)的相对丰度与烟酸(nicotinic acid)、L-丙氨酸(L-alanine)和瓜氨酸(citrulline)的相对含量呈显著正相关($P<0.05$)。链球菌属(*Streptococcus*)的相对丰度与葡萄糖酸(gluconic acid)和琥珀酸(succinic acid)的相对含量呈显著负相关($P<0.05$);与反式-4-羟基-L-脯氨酸(trans-hydroxy-L-proline)、D-(+)海藻糖(D-(+) trehalose)、烟酸、L-丙氨酸、D-阿洛糖(D-allose)、瓜氨酸相对含量呈显

著正相关($P<0.05$)。毛螺菌科 NK3A20 类群(*Lachnospiraceae_NK3A20_group*)和普雷沃氏菌属(*Prevotella*)的相对丰度与葡萄糖酸的相对含量呈显著正相关($P<0.05$),与烟酸的相对含量呈显著负相关($P<0.05$)。

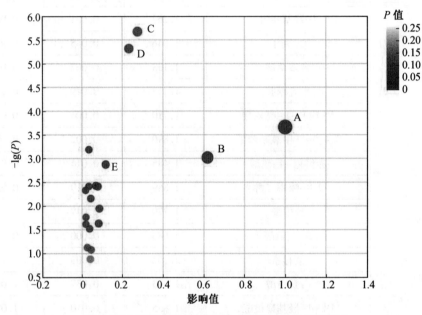

图 8.9　不同日粮处理对差异表达代谢物的通路影响

注:x 轴代表通路影响,y 轴代表通路富集。较大的尺寸和较暗的颜色分别代表较高的通路富集和较高的通路影响值。A 表示 D–丙氨酸代谢;B 表示 D–谷氨酰胺和 D–谷氨酸代谢;C 表示精氨酸生物合成;D 表示丙氨酸、天冬氨酸和谷氨酸代谢;E 表示烟酸和烟酰胺代谢

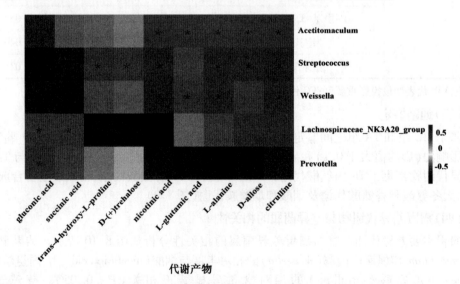

图 8.10　瘤胃主要差异代谢产物与差异菌属的相关性分析

注:蓝色表示菌属相对丰度与代谢物相对含量呈负相关,红色表示正相关,白色表示不相关。星号表示具有显著性($P<0.05$)。

(五)血清代谢物的鉴定及多元统计分析

采用液相色谱-质谱联用技术(LC-MS)对血清样品进行测定,正离子模式下检测到6 698 个峰,负离子下检测到 5 519 个峰。通过数据库比对,去除未鉴定物质,最终得到注释到的物质数分别是 417 个和 572 个。这些化合物包括氨基酸、维生素、肽、胺类、脂肪酸、类固醇、脂质和激素等。

HG 组和 TA 组山羊血清代谢物 PCA 分析结果如图 8.11(a)所示(阳离子)。横坐标(PC1)和纵坐标(PC2)分别解释了 26.10% 和 17.70% 的变异。如图所示。两个处理组样本可以明显区分开。PLS-DA 得分图(图 8.11(b))中横坐标(PLS1)和纵坐标(PLS2)分别解释了 25.80% 和 10.20% 的变异。正离子模式下(图 8.11(c)),模型的 R^2Y 和 Q^2 分别为 0.919 和 0.776,表明该 PLS-DA 模型具有较好的拟合性和预测能力。

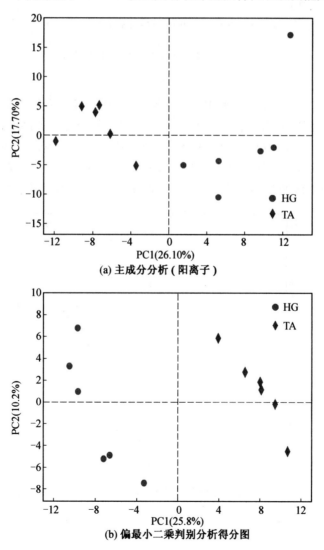

(a) 主成分分析 (阳离子)

(b) 偏最小二乘判别分析得分图

图 8.11 血清代谢物主成分分析和偏最小二乘法判别分式分析得分图及为其置换检验结果

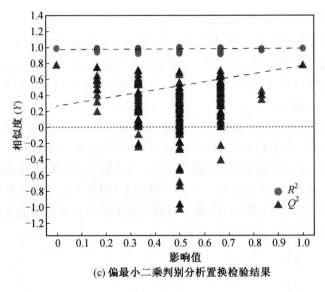

(c) 偏最小二乘判别分析置换检验结果

续图 8.11

HG 组和 TA 组山羊血清代谢物 PCA 分析结果如图 8.12(a) 所示(阴离子)。横坐标 (PC1) 和纵坐标(PC2)分别解释了 26.90% 和 14.70% 的变异。如图所示两个处理组样本可以明显区分开。PLS-DA 得分图(图 8.12(b))中横坐标(PLS1)和纵坐标(PLS2)分别解释了 24.30% 和 15.20% 的变异。负离子模式下(图 8.12(c)),R^2Y 和 Q^2 分别为 0.851 和 0.647,表明该 PLS-DA 模型同样具有较好的拟合性和预测能力。

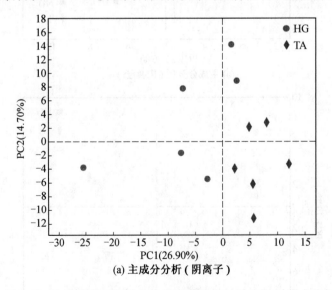

(a) 主成分分析(阴离子)

图 8.12 血清代谢物主成分分析和偏最小二乘法判别分式分析
(PLS-DA)

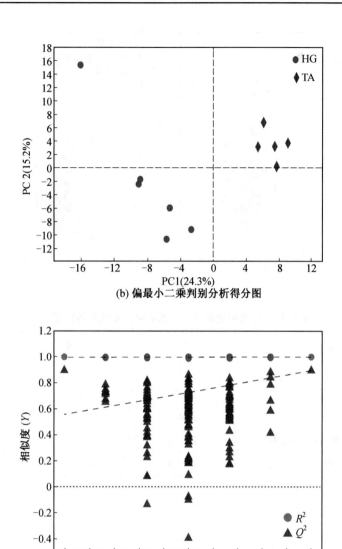

(b) 偏最小二乘判别分析得分图

(c) 偏最小二乘判别分析置换检验结果

续图 8.12

(六)山羊血清中差异代谢物的筛选

筛选不同处理组间山羊血清差异代谢物的步骤:首先提取 PLS-DA 模型第一主成分的变量投影重要度(VIP)大于 1 的代谢物,然后对筛选出的变量做两尾 t 检验,进一步弃除 $P>0.05$ 的代谢物,结果如可视化火山图(图 8.13)所示。图中每个散点代表一个血清中的代谢物,其中,红色散点代表 TA 组显著上调的血清代谢物,蓝色散点代表 TA 组显著下调的血清代谢物,灰色散点表示两组间无显著性差异的血清代谢物。本研究中阳离子模式下共筛选出 38 个差异代谢产物,阴离子模式下共筛选出 64 个差异代谢产物。主要差异代谢产物见表 8.14。

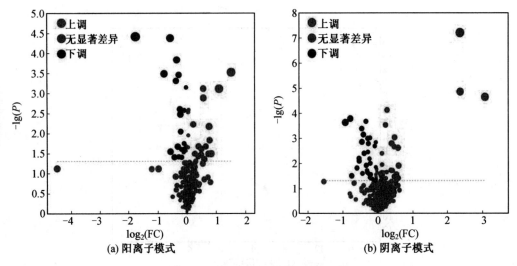

图8.13 血清差异代谢物筛选火山图

表8.14 饲喂不同日粮山羊血清中主要的差异代谢物

代谢物		VIP	P 值	FC
TA VS HG				
阳离子	L-蛋氨酸	3.941	0.001	2.159
	异亮酰-异亮氨酸	2.948	0.032	1.782
	乙酰-DL-亮氨酸	2.477	0.044	1.507
	N6-半乳糖醛酸-L-赖氨酸	2.100	0.034	1.401
	氨基己酸	1.748	0.032	1.191
	N-乙酰-L-组氨酸	1.099	0.030	0.926
	L-3-甲基组氨酸	1.600	0.040	0.881
	胆碱	1.048	0.003	1.027
	鹅去氧胆酸硫酸盐	2.728	0.000	0.788
阴离子	软骨素	1.255	0.040	1.171
	羟基胆酸	1.251	0.042	0.896
	2-乙基亚油酸	1.384	0.002	0.943
	壬二酸	1.203	0.002	0.962
	尿酸	2.119	0.006	0.791

注:VIP 代表变量投影重要度;FC 代表差异倍数,为 TA 组平均值与 HG 组平均值的比。

(七)血清中的差异代谢产物通路富集分析

基于 HG 组和 TA 组之间鉴定的差异代谢物进行 KEGG 富集分析($P<0.05$)。结果显示 HG 组和 TA 组的差异代谢物富集了糖胺多糖生物合成-硫酸软骨素、胆碱能突触、胆

碱代谢和胆汁分泌(图8.14)。

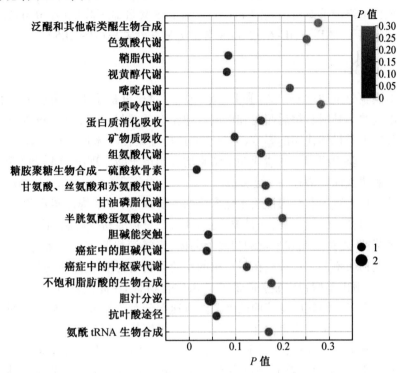

图8.14　差异代谢产物通路富集分析

(八)饲喂单宁酸预处理玉米对山羊血清中急性期蛋白和细胞因子的影响

饲喂不同处理玉米的高精料日粮对山羊血清中细胞因子和急性期蛋白的影响见表8.15。与 HG 组相比,TA 组山羊血清中急性期蛋白 SAA 含量显著降低($P<0.05$)。两组间山羊血清中 HP 和 LBP 的含量无显著性差异($P>0.05$)。

表8.15　不同高精料日粮对山羊血清中急性期蛋白和细胞因子含量的影响

含量	处理		标准误	P 值
	HG	TA		
SAA/(μg·mL^{-1})	112.32	90.78	5.70	0.019
LPS/(μg·mL^{-1})	0.12	0.10	0.01	0.040
HP/(μg·mL^{-1})	5.54	5.61	0.06	0.272
LBP/(EU·mL^{-1})	1.14	1.03	0.05	0.076
TNF-α/(pg·mL^{-1})	155.17	157.23	18.31	0.916
IL-1β/(pg·mL^{-1})	89.79	72.15	3.20	0.022
IL-6/(pg·mL^{-1})	139.12	137.04	3.85	0.618
IL-8/(pg·mL^{-1})	141.88	138.80	6.58	0.664

注:HG 组为玉米浸泡在水中12 h;TA 组为玉米浸泡在2.5%的单宁酸溶液中12 h。SAA 表示血清淀粉样蛋白 A;Hp 表示结合珠蛋白;LPS 表示脂多糖;LBP 表示脂多糖结合蛋白;IL 表示白介素;TNF 表示肿瘤坏死因子。

饲喂不同处理玉米的高精料日粮对山羊血清中细胞因子影响的具体结果为：与 HG 组相比，TA 组山羊血清细胞因子 IL-1β 和 LPS 含量显著降低（$P<0.05$）。两组间山羊血清中细胞因子 TNF-α、IL-6 和 IL-8 含量无显著性差异（$P>0.05$）。

三、讨论

本试验分别通过 GC/MS 和 LC/MS 技术，对比分析了山羊采食单宁酸浸泡和水浸泡玉米配制的高精料日粮后瘤胃和血液代谢轮廓的差异，探讨单宁酸预处理玉米对采食高精料日粮山羊机体代谢的影响，为单宁酸预处理调控玉米原料中淀粉瘤胃降解特性提供依据。本试验中瘤胃和血清代谢结果均表明单宁酸处理组（TA）与对照组（HG）的山羊瘤胃和血清代谢轮廓存在一定差异。

淀粉是谷物中非结构性碳水化合物的主要成分，非结构性碳水化合物在瘤胃内主要通过两条途径被快速降解，一是被原虫吞噬，二是被淀粉分解菌利用，此时，直链淀粉被降解为麦芽糖、麦芽三糖和少量的游离葡萄糖，支链淀粉脱支被降解为低聚糖、糊精。瘤胃液中糖类物质增多是饲喂高精料日粮的反刍动物瘤胃液组成中一个特征性变化。本试验中，两处理组山羊瘤胃内显著降低的碳水化合物有 D-海藻糖、D-阿洛糖，这可能与单宁酸酸预处理玉米原料改变淀粉的慢速降解速部分有关。进一步分析表明 D-阿洛糖和 D-海藻糖的相对含量与瘤胃内链球菌属的相对丰度呈正相关关系。瘤胃是反刍动物降解和合成蛋白质的重要场所，瘤胃中氨基酸主要来源于瘤胃微生物对饲料蛋白质的降解。已有研究表明，高精料能够显著提高瘤胃液中氨基酸的数量。瘤胃菌群中，除纤维降解菌外，大多瘤胃细菌都具有蛋白酶活性。饲喂高精料日粮导致瘤胃液中与淀粉降解相关的细菌的丰度大量增加，这些微生物丰度的增加可能有助于加强瘤胃内蛋白质的降解。本研究发现，HG 组山羊瘤胃液中蛋白质及其相关代谢物（L-丙氨酸、L-谷氨酸、瓜氨酸、反式-4-羟基-L-脯氨酸）显著高于 TA 组山羊。该结果表明单宁酸预处理玉米可能降低了日粮中蛋白质的降解速率。Iqbal 等认为降低瘤胃微生物对谷物中蛋白质基质的攻击能力是调控瘤胃内淀粉降解速率的关键。HG 组山羊瘤胃内 L-丙氨酸显著高于 TA 组山羊的另外一个原因可能是高精料情况下瘤胃内大量革兰氏阳性菌和阴性菌崩解引起的。L-丙氨酸和 D-丙氨酸是构成细菌细胞壁肽聚糖的主要氨基酸，据报道，革兰氏阳性菌中肽聚糖含量占细胞壁的 50%（或者更高）而革兰氏阴性菌中肽聚糖含量仅为 1% ~ 10%。高精料日粮下，瘤胃中革兰氏阳性菌比例大量升高可能是瘤胃丙氨酸含量升高的主要原因。SARA 导致瘤胃内革兰氏阴性菌大量死亡，菌体蛋白被降解为氨基酸，这可能是 HG 组山羊瘤胃内部分氨基酸高于 TA 组的另一个因素。

当日粮蛋白质供应充足时，反刍动物瘤胃内的氨主要来源于日粮蛋白质的可降解部分，反刍动物胃肠道内氨的产生、吸收与尿素循环密切相关。经瘤胃上皮和肠道黏膜吸收的氨汇入门静脉，再进入肝脏，同时体组织产生的氨也进入肝脏。氨在肝脏中脱毒后转化成尿素可再循环进入胃肠道被利用。本研究结果显示，HG 组山羊瘤胃内尿素相对含量显著高于 TA 组的山羊，同时 HG 组山羊瘤胃内可用于合成尿素的瓜氨酸相对含量也显著高于 TA 组的山羊。这可能与单宁酸和蛋白质的结合降低了瘤胃氨氮水平有关。本研究中 HG 组山羊瘤胃液中尿素相对含量的升高，也可能与其瘤胃内较高含量的可利用能量物质有关。Huntington 指出,瘤胃中日粮能量水平或发酵力对内源尿素转运速率和部位有较大的影响。Kennedy 的研究结果显示,当给肉牛饲喂干草和蔗糖时尿素氮转运至瘤胃的量为 21.8 g/d,而不加蔗糖时则为 10.9 g/d。在本研究中,HG 组的山羊瘤胃内可降解淀粉高于 TA 组山羊,且瘤胃内碳水化合物 D-海藻糖、D-阿洛糖的相对含量显著增加,这可能是 HG 组山羊瘤胃内尿素相对含量高于 TA 组的原因之一。

组氨酸代谢与生物胺(组胺)相关。瘤胃中组胺是通过组氨酸脱羧衍生而来的。已有研究表明除 LPS 外,组胺是高精料日粮诱发相关代谢性疾病的另一主要原因。由于产脱羧酶的细菌具有耐酸性,瘤胃内低 pH 环境可促使组氨酸脱酸,组胺通过瘤胃壁和肠壁转运入血。当组胺含量超过机体自身代谢能力时就会引起炎性反应,加剧 SARA 的病程发展。血清中与组氨酸相关的代谢物在单宁酸预处理组山羊血清中含量较低,例如 N-乙酰基-L-组氨酸和 L-3-甲基组氨酸。因此,本研究推测单宁酸预处理增加了瘤胃降解抗性,进而可能抑制了消化道内细菌组氨酸的脱酸反应。

胆碱是畜禽所必需的营养物质,也是反刍动物机体内甲基的供体之一,由胆碱提供的甲基可以与体内半胱氨酸结合形成蛋氨酸。蛋氨酸是反刍动物的第一限制性氨基酸,可以参与免疫细胞、免疫组织和免疫器官的正常生长发育,同时参与免疫分子(细胞因子、抗体、补体等)的合成。在这个过程中,主要是蛋氨酸为正常免疫系统需要的各种蛋白质和肽提供原料。采食单宁酸预处理玉米配制的高精料日粮组的山羊血清内较高的蛋氨酸含量或许可以提高山羊对高谷物日粮诱发的机体炎症反应的免疫应答。

此外,本研究通过 KEGG 通路富集到了胆汁分泌通路。胆汁是肝脏的一种外分泌物,是含有机和无机溶质的碱性水状液体,其中的无机溶质主要是钠、钾、氯化物和重碳酸盐离子,有机溶质主要是胆汁酸、胆汁色素、磷脂和胆固醇。胆汁对异生物素的排泄作用早在 20 世纪初就有所认识,也有研究报道代谢物能刺激胆汁分泌。消化道中的芳香族和脂环族异生物素通过胆汁排泄被认为是有机体清除异生物素的机制,具有一个以上氢氧根的单酚和酚酸很容易通过胆汁被排出。本研究中富集到胆汁酸分泌通路可能与单宁酸分解代谢物的刺激有关。

饲喂高精料日粮可激活机体急性期反应,增加血液中急性期蛋白和细胞因子含量。在本试验中,TA 组山羊血清中的急性期蛋白 SAA 含量显著降低。此外,该组山羊血清中 IL-1β 和 LPS 的含量也显著降低。这些结果表明单宁酸预处理在一定程度上有效地抑制高精料日粮诱发的炎性反应。SAA 和 HP 是反刍动物机体重要的急性期蛋白,可以调节动物机体的先天性免疫,并降低其氧化损伤。SAA 和 HP 调节先天性免疫的途径有所不同。SAA 的主要作用是通过肝细胞中和或去除血液中的 LPS。而 HP 可以阻止移位细菌与红细胞溶血过程中释放的血红蛋白中的铁离子结合。前人研究发现,有机酸处理谷物可以显著降低高精料日粮饲喂条件下动物血液中 SAA 和 HP 的急性期蛋白含量。而本研究结果显示饲喂单宁酸预处理玉米的高精料日粮的山羊血清中急性期蛋白仅 SAA 显著降低,且血清细胞因子中 LPS 含量显著低于对照组。此外,饲喂高精料的反刍动物瘤胃内 LPS 显著升高,引起瘤胃上皮细胞的炎症损伤完整性破坏,内毒素易位入血。Toll 样受体 4 在识别并结合该三联复合物后被激活,并介导一系列细胞内信号转导机制,激活多种蛋白激酶,并且随后激活胞浆内转录因子。LPS 诱导细胞因子的表达而激活免疫系统。

LPS 移位至循环系统可以刺激单核巨噬细胞释放 IL-1、IL-6 和 TNF-α 等促炎性细胞因子。本试验的研究结果表明,饲喂单宁酸预处理玉米组山羊血清中 IL-1β 含量显著低于对照组,LBP 含量有降低的趋势,这些结果表明该处理能够通过降低血液中 LPS 含量而减少炎症因子的释放。Iqbal 等研究指出稀酸处理对机体先天免疫反应的正向调控机制可能与整个胃肠道环境的改善相关。正因如此,在本试验中单宁酸预处理同样改善了山羊瘤胃稳态,降低了瘤胃的 LPS 浓度。

四、小结

(1)单宁酸预处理玉米配制的高精料日粮调控了山羊瘤胃和血清的代谢轮廓。该处理显著降低了山羊瘤胃内碳水化合物及其相关代谢产物 D-海藻糖、D-阿洛糖和氨基酸及其相关代谢物 L-丙氨酸、L-谷氨酸、瓜氨酸、反式-4-羟基-L-脯氨酸。另外,瘤胃液内尿素含量显著降低;血清中与氨基酸代谢相关的产物 N-乙酰基-L-组氨酸、L-3-甲基组氨酸的含量显著降低,蛋氨酸和胆碱含量显著升高。

(2)饲喂单宁酸预处理玉米的高精料日粮可显著降低山羊血清中 SAA、LPS、IL-1β 的含量。

参 考 文 献

［1］ GOZHO G N，PLAIZIER J C，KRAUSE D O，et al. Subacute ruminal acidosis induces ruminal lipopolysaccharide endotoxin release and triggers an inflammatory response［J］. J Dairy Sci，2005，88（4）：1399-1403.

［2］ OWENS F N，SECRIST D S，HILL W J，et al. Acidosis in cattle：a review［J］. J Anim Sci，1998，76（1）：275-286.

［3］ NOCEK J E. Bovine acidosis：implications on laminitis［J］. J Dairy Sci，1997，80（5）：1005-1028.

［4］ KLEEN J L，HOOIJER G A，REHAGE J，et al. Subacute ruminal acidosis（SARA）：a review［J］. J Vet Med A Physiol Pathol Clin Med，2003，50（8）：406-414.

［5］ ALZAHAL O，RUSTOMO B，ODONGO N E，et al. Technical note：a system for continuous recording of ruminal pH in cattle［J］. J Anim Sci，2007，85（1）：213-217.

［6］ KHAFIPOUR E，LI S C，PLAIZIER J C，et al. Rumen microbiome composition determined using two nutritional models of subacute ruminal acidosis［J］. Appl Environ Microbiol，2009，75（22）：7115-7124.

［7］ GARRETT E F，PEREIRA M N，NORDLUND K V，et al. Diagnostic methods for the detection of subacute ruminal acidosis in dairy cows［J］. J Dairy Sci，1999，82（6）：1170-1178.

［8］ COOPER R J，KLOPFENSTEIN T J，STOCK R A，et al. Effects of imposed feed intake variation on acidosis and performance of finishing steers［J］. J Anim Sci，1999，77（5）：1093-1099.

［9］ PLAIZIER J C. Replacing chopped alfalfa hay with alfalfa silage in barley grain and alfalfa-based total mixed rations for lactating dairy cows［J］. J Dairy Sci，2004，87（8）：2495-2505.

［10］ 魏德泳. 瘤胃酸中毒发生的微生物学机制及阿卡波糖调控作用的研究［D］. 南京：南京农业大学，2010.

［11］ LI S，KHAFIPOUR E，KRAUSE D O，et al. Effects of subacute ruminal acidosis challenges on fermentation and endotoxins in the rumen and hindgut of dairy cows［J］. J Dairy Sci，2012，95（1）：294-303.

［12］ LI S，YOON I，SCOTT M，et al. Impact of *Saccharomyces cerevisiae* fermentation product and subacute ruminal acidosis on production，inflammation，and fermentation in the rumen and hindgut of dairy cows［J］. Anim Feed Sci Technol，2016，211：50-60.

［13］ ENEMARK J M D，JÖRGENSEN R J，KRISTENSEN N B. An evaluation of parameters for the detection of subclinical rumen acidosis in dairy herds［J］. Vet Res Commun，

2004,28(8): 687-709.

[14] ALZAHAL O, KEBREAB E, FRANCE J, et al. Ruminal temperature may aid in the detection of subacute ruminal acidosis [J]. J Dairy Sci,2008,91(1): 202-207.

[15] CALSAMIGLIA S, BLANCH M, FERRET A, et al. Is subacute ruminal acidosis a pH related problem? causes and tools for its control [J]. Anim Feed Sci Technol,2012,172 (1-2): 42-50.

[16] GONZÁLEZ L A, MANTECA X, CALSAMIGLIA S, et al. Ruminal acidosis in feedlot cattle: interplay between feed ingredients, rumen function and feeding behavior (a review) [J]. Anim Feed Sci Technol,2012,172(1-2): 66-79.

[17] PLAIZIER J C, KHAFIPOUR E, LI S, et al. Subacute ruminal acidosis (SARA), endotoxins and health consequences [J]. Anim Feed Sci Technol, 2012, 172(1-2): 9-21.

[18] HUNTINGTON G B. Starch utilization by ruminants: from basics to the bunk [J]. J Anim Sci,1997,75(3): 852-867.

[19] KHORASANI G R, KENNELLY J J. Influence of carbohydrate source and buffer on rumen fermentation characteristics, milk yield, and milk composition in late-lactation Holstein cows [J]. J Dairy Sci,2001,84(7): 1707-1716.

[20] KRAUSE K M, COMBS D K. Effects of forage particle size, forage source, and grain fermentability on performance and ruminal pH in midlactation cows [J]. J Dairy Sci,2003, 86(4): 1382-1397.

[21] KHAFIPOUR E, KRAUSE D O, PLAIZIER J C. A grain-based subacute ruminal acidosis challenge causes translocation of lipopolysaccharide and triggers inflammation [J]. J Dairy Sci,2009,92(3): 1060-1070.

[22] KRAUSE K M, OETZEL G R. Understanding and preventing subacute ruminal acidosis in dairy herds: a review [J]. Anim Feed Sci Technol,2006,126(3-4): 215-236.

[23] KREHBIEL C R, STOCK R A, HEROLD D W, et al. Feeding wet corn gluten feed to reduce subacute acidosis in cattle [J]. J Anim Sci,1995,73(10): 2931-2939.

[24] ENEMARK J M D, JORGENSEN R J, ENEMARK P S. Rumen acidosis with special emphasis on diagnostic aspects of subclinical rumen acidosis: a review [J]. Veterinarija ir zootechnika,2002,20(42): 16-29.

[25] RUSSELL J R, HINO T. Regulation of lactate production in Streptococcus bovis: a spiraling effect that contributes to rumen acidosis [J]. J Dairy Sci, 1985, 68(7): 1712-1721.

[26] RUSSELL J B, ALLEN M S. Physiological basis for interactions among rumen bacteria: *Streptococcus bovis* and *Megasphaera elsdenii* as a model [J]. Am Soc Microbiol,1984, 42: 239-247.

[27] DONG G Z, LIU S M, WU Y X, et al. Diet-induced bacterial immunogens in the gastrointestinal tract of dairy cows: impacts on immunity and metabolism [J]. Acta Vet Scand,

2011,53(1):48.

[28] RAETZ C R,WHITFIELD C. Lipopolysaccharide endotoxins [J]. Annu Rev Biochem, 2002,71(1):635-700.

[29] LÜDERITZ O, GALANOS C, LEHMANN V, et al. Lipid a: chemical structure and biological activity [J]. J Infect Dis,1973,128:17-29.

[30] RIETSCHEL E T,GALANOS C,TANAKA A,et al. Biological activities of chemically modified endotoxins [J]. Eur J Biochem,1971,22(2):218-224.

[31] GOZHO G N, KRAUSE D O, PLAIZIER J C. Rumen lipopolysaccharide and inflammation during grain adaptation and subacute ruminal acidosis in steers [J]. J Dairy Sci,2006,89(11):4404-4413.

[32] FERNANDO S C, PURVIS H T, NAJAR F Z, et al. Rumen microbial population dynamics during adaptation to a high-grain diet [J]. Appl Environ Microbiol,2010,76 (22):7482-7490.

[33] FUSI E,ROSSI L,REBUCCI R,et al. Administration of biogenic amines to Saanen kids: effects on growth performance,meat quality and gut histology [J]. Small Rumin Res, 2004,53(1):1-7.

[34] OS V M,VUUREN V A M,SPOELSTRA S F. Mechanisms of adaptation in sheep to overcome silage intake depression induced by biogenic amines [J]. Br J Nutr,1997,77 (3):399-415.

[35] ASCHENBACH J R, OSWALD R, GÄBEL G. Transport, catabolism and release of histamine in the ruminal epithelium of sheep [J]. Pflugers Arch, 2000, 440 (1): 171-178.

[36] 张瑞阳. 组学技术研究亚急性瘤胃酸中毒对奶牛瘤胃微生物、代谢和上皮功能的影响 [D]. 南京：南京农业大学,2015.

[37] MONTEIRO H F, FACIOLA A P. Ruminal acidosis, bacterial changes, and lipopolysaccharides [J]. J Anim Sci,2020,98(8):skaa248.

[38] ASCHENBACH J R,GÄBEL G. Effect and absorption of histamine in sheep rumen: significance of acidotic epithelial damage [J]. J Anim Sci,2000,78(2):464-470.

[39] SUN X D,YUAN X,CHEN L,et al. Histamine induces bovine rumen epithelial cell inflammatory response via NF-κB pathway [J]. Cell Physiol Biochem, 2017, 42 (3): 1109-1119.

[40] WRIGHT S D,RAMOS R A,TOBIAS P S,et al. CD14,a receptor for complexes of lipopolysaccharide (LPS) and LPS binding protein [J]. Science, 1990, 249 (4975): 1431-1433.

[41] GUHA M,MACKMAN N. LPS induction of gene expression in human monocytes [J]. Cell Signal,2001,13(2):85-94.

[42] 吴永霞. 不同日粮模式对奶山羊和奶牛血中内毒素含量及免疫活化状态的影响 [D]. 重庆：西南大学,2012.

[43] 陆天水,陈杰,汤艾菲,等. 利用瘤胃缓冲剂调控奶牛血浆组胺内毒素水平与提高产奶性能的研究 [J]. 中国奶牛,1992(6): 45-47.

[44] ZEBELI Q, AMETAJ B N. Relationships between rumen lipopolysaccharide and mediators of inflammatory response with milk fat production and efficiency in dairy cows [J]. J Dairy Sci,2009,92(8): 3800-3809.

[45] 霍文婕. 高谷物日粮改变山羊瘤胃代谢的微生物学机制研究 [D]. 南京:南京农业大学,2014.

[46] MAO S Y, ZHANG R Y, WANG D S, et al. Impact of subacute ruminal acidosis (SARA) adaptation on rumen microbiota in dairy cattle using pyrosequencing [J]. Anaerobe,2013,24: 12-19.

[47] HRISTOV A N, IVAN M, RODE L M, et al. Fermentation characteristics and ruminal ciliate protozoal populations in cattle fed medium- or high-concentrate barley-based diets [J]. J Anim Sci,2001,79(2): 515-524.

[48] NAGATA R, KIM Y H, OHKUBO A, et al. Effects of repeated subacute ruminal acidosis challenges on the adaptation of the rumen bacterial community in Holstein bulls [J]. J Dairy Sci,2018,101(5): 4424-4436.

[49] RUSSELL J B, WILSON D B. Why are ruminal cellulolytic bacteria unable to digest cellulose at low pH? [J]. J Dairy Sci,1996,79(8): 1503-1509.

[50] CHEN L M, LIU S M, WANG H R, et al. Relative significances of pH and substrate starch level to roles of *Streptococcus bovis* S1 in rumen acidosis [J]. AMB Express, 2016,6(1): 80.

[51] WANG H R, PAN X H, WANG C, et al. Effects of different dietary concentrate to forage ratio and thiamine supplementation on the rumen fermentation and ruminal bacterial community in dairy cows [J]. Anim Prod Sci,2015,55(2): 189-193.

[52] LONG M, FENG W J, LI P, et al. Effects of the acid-tolerant engineered bacterial strain *Megasphaera elsdenii* H6F32 on ruminal pH and the lactic acid concentration of simulated rumen acidosis in vitro [J]. Res Vet Sci,2014,96(1): 28-29.

[53] ASANUMA N, HINO T. Fructose bisphosphate aldolase activity and glycolytic intermediate concentrations in relation to lactate production *in streptococcus bovis* [J]. Anaerobe,2002,8(1): 1-8.

[54] ASANUMA N, YOSHII T, HINO T. Molecular characterization of CcpA and involvement of this protein in transcriptional regulation of lactate dehydrogenase and pyruvate formate-lyase in the ruminal bacterium *Streptococcus bovis*[J]. Appl Environ Microbiol,2004,70(9): 5244-5251.

[55] ÖRSKOV E R. Starch digestion and utilization in ruminants [J]. J Anim Sci,1986,63(5): 1624-1633.

[56] GRESSLEY T F, HALL M B, ARMENTANO L E. Ruminant nutrition symposium: productivity,digestion,and health responses to hindgut acidosis in ruminants [J]. J Anim

Sci,2011,89(4):1120-1130.

[57] 叶慧敏. 高谷物日粮对山羊瘤胃和结肠微生物发酵、微生物区系及上皮形态结构的影响 [D]. 南京:南京农业大学,2016.

[58] DIEZ-GONZALEZ F,CALLAWAY T R,KIZOULIS M G,et al. Grain feeding and the dissemination of acid-resistant *Escherichia coli* from cattle [J]. Sci,1998,281(5383):1666-1668.

[59] LIU J H,XU T T,ZHU W Y,et al. High-grain feeding alters caecal bacterial microbiota composition and fermentation and results in caecal mucosal injury in goats [J]. Br J Nutr,2014,112(3):416-427.

[60] TAO S Y,TIAN P,LUO Y W,et al. Microbiome-metabolome responses to a high-grain diet associated with the hind-gut health of goats [J]. Front Microbiol,2017,8:1764.

[61] SHANKS O C,KELTY C A,ARCHIBEQUE S,et al. Community structures of fecal bacteria in cattle from different animal feeding operations [J]. Appl Environ Microbiol,2011,77(9):2992-3001.

[62] MAO S,ZHANG R,WANG D,et al. The diversity of the fecal bacterial community and its relationship with the concentration of volatile fatty acids in the feces during subacute rumen acidosis in dairy cows [J]. BMC Vet Res,2012,8:237.

[63] PLAIZIER J C,LI S C,DANSCHER A M,et al. Changes in microbiota in rumen digesta and feces due to a grain-based subacute ruminal acidosis (SARA) challenge [J]. Microb Ecol,2017,74(2):485-495.

[64] RODRÍGUEZ C A,GONZÁLEZ J,ALVIR M R,et al. Composition of bacteria harvested from the liquid and solid fractions of the rumen of sheep as influenced by feed intake [J]. Br J Nutr,2000,84(3):369-376.

[65] MCALLAN A B,SMITH R H. Degradation of nucleic acids in the rumen [J]. Br J Nutr,1973,29(2):331-345.

[66] AMETAJ B N,EMMANUEL D G,ZEBELI Q,et al. Feeding high proportions of barley grain in a total mixed ration perturbs diurnal patterns of plasma metabolites in lactating dairy cows [J]. J Dairy Sci,2009,92(3):1084-1091.

[67] 杨游. 高精料日粮引起肉牛机体代谢组的变化及其营养调控效果研究 [D]. 重庆:西南大学,2018.

[68] GUO J,PETERS R R,KOHN R A. Effect of a transition diet on production performance and metabolism in periparturient dairy cows [J]. J Dairy Sci,2007,90(11):5247-5258.

[69] MERTENS D R. Creating a system for meeting the fiber requirements of dairy cows [J]. J Dairy Sci,1997,80(7):1463-1481.

[70] MIN B R,PINCHAK W E,ANDERSON R C,et al. *In vitro* bacterial growth and in vivo ruminal microbiota populations associated with bloat in steers grazing wheat forage [J]. J Anim Sci,2006,84(10):2873-2882.

[71] ISHII J, OMURA H, MITSUI T, et al. Effects of a combination of hinokitiol (β-thujaplicin) and an organic acid mixture on ruminal fermentation in heifers fed a high-grain diet [J]. Anim Sci J, 2012, 83(1): 36-42.

[72] WEIMER P J, DA SILVA CABRAL L, CACITE F. Effects of ruminal dosing of Holstein cows with *Megasphaera elsdenii* on milk fat production, ruminal chemistry, and bacterial strain persistence [J]. J Dairy Sci, 2015, 98(11): 8078-8092.

[73] HENNING P H, HORN C H, STEYN D G, et al. The potential of *Megasphaera elsdenii* isolates to control ruminal acidosis [J]. Anim Feed Sci Technol, 2010, 157(1-2): 13-19.

[74] WIRYAWAN K G, BROOKER J D. Probiotic control of lactate accumulation in acutely grain-fed sheep [J]. Aust J Agr Res, 1995, 46(8): 1555-1568.

[75] AIKMAN P C, HENNING P H, HUMPHRIES D J, et al. Rumen pH and fermentation characteristics in dairy cows supplemented with *Megasphaera elsdenii* NCIMB 41125 in early lactation [J]. J Dairy Sci, 2011, 94(6): 2840-2849.

[76] 张红伟. 硫胺素(VB$_1$)对瘤胃内营养物质消化代谢的影响 [D]. 扬州: 扬州大学, 2010.

[77] 潘晓花, 王梦芝, 付聪, 等. 日粮精粗比和添加硫胺素对奶牛体外瘤胃发酵参数及菌群结构的影响 [J]. 动物营养学报, 2013, 25(1): 88-99.

[78] XUE F, NAN X, SUN F, et al. Metagenome sequencing to analyze the impacts of thiamine supplementation on ruminal fungi in dairy cows fed high-concentrate diets [J]. AMB Express, 2018, 8(1): 159.

[79] PARKER B N. Urolithiasis in calves and lambs [J]. Vet Rec, 1981, 108(25): 545-546.

[80] HUTTON P G, DURMIC Z, GHISALBERTI E L, et al. Inhibition of ruminal bacteria involved in lactic acid metabolism by extracts from Australian plants [J]. Anim Feed Sci Technol, 2012, 176(1-4): 170-177.

[81] HUTTON P, WHITE C L, DURMIC Z, et al. *Eremophila glabra* is an Australian plant that reduces lactic acid accumulation in an *in vitro* glucose challenge designed to simulate lactic acidosis in ruminants [J]. Animal, 2009, 3(9): 1254-1263.

[82] 李国祥, 王梦芝, 李世霞, 等. 丝兰提取物对山羊瘤胃发酵参数、原虫密度及甲烷产量的影响 [J]. 饲料工业, 2008, 29(18): 15-18.

[83] HUMER E, ZEBELI Q. Phytate in feed ingredients and potentials for improving the utilization of phosphorus in ruminant nutrition [J]. Anim Feed Sci Technol, 2015, 209: 1-15.

[84] 葛长荣 曹正辉, 苏子峰. 反刍动物小肠可利用淀粉代谢调控进展 [J]. 饲料研究, 2005(4): 29-31.

[85] HERRERA-SALDANA R E, HUBER J T, POORE M H. Dry matter, crude protein, and starch degradability of five cereal grains [J]. J Dairy Sci, 1990, 73(9): 2386-2393.

[86] GÓMEZ L M, POSADA S L, OLIVERA M. Starch in ruminant diets: a review [J]. Rev Colomb Cienc Pec, 2016, 29(2): 77-90.

[87] KOTARSKI S F, WANISKA R D, THURN K K. Starch hydrolysis by the ruminal microflora [J]. J Nutr, 1992, 122(1): 178-190.

[88] DEHGHAN-BANADAKY M, CORBETT R, OBA M. Effects of barley grain productivity of processing on cattle [J]. Anim Feed Sci Technol, 2007, 137(1-2): 1-24.

[89] LJÖKJEL K, HARSTAD O M, PRESTLÖKKEN E, et al. In situ digestibility of starch in barley grain (*Hordeum vulgare*) and peas (*Pisum sativum* L.) in dairy cows: influence of heat treatment and glucose addition [J]. Anim Feed Sci Technol, 2003, 107(1-4): 105-116.

[90] LARSEN M, LUND P, WEISBJERG M R, et al. Digestion site of starch from cereals and legumes in lactating dairy cows [J]. Anim Feed Sci Technol, 2009, 153(3-4): 236-248.

[91] LILJEBERG H, ÅKERBERG A, BJÖRCK I. Resistant starch formation in bread as influenced by choice of ingredients or baking conditions [J]. Food Chem, 1996, 56(4): 389-394.

[92] IQBAL S, ZEBELI Q, MAZZOLARI A, et al. Feeding barley grain steeped in lactic acid modulates rumen fermentation patterns and increases milk fat content in dairy cows [J]. J Dairy Sci, 2009, 92(12): 6023-6032.

[93] SVIHUS B, UHLEN A K, HARSTAD O M. Effect of starch granule structure, associated components and processing on nutritive value of cereal starch: a review [J]. Anim Feed Sci Technol, 2005, 122(3-4): 303-320.

[94] IQBAL S, TERRILL S J, ZEBELI Q, et al. Treating barley grain with lactic acid and heat prevented sub-acute ruminal acidosis and increased milk fat content in dairy cows [J]. Anim Feed Sci Technol, 2012, 172(3-4): 141-149.

[95] HARDER H, KHOL-PARISINI A, ZEBELI Q. Modulation of resistant starch and nutrient composition of barley grain using organic acids and thermal cycling treatments [J]. Starch-Stärke, 2015, 67(7-8): 654-662.

[96] SHEN Y Z, DING L Y, CHEN L M, et al. Feeding corn grain steeped in citric acid modulates rumen fermentation and inflammatory responses in dairy goats [J]. Animal, 2019, 13(2): 301-308.

[97] YANG Y, DONG G Z, WANG Z, et al. Treatment of corn with lactic acid or hydrochloric acid modulates the rumen and plasma metabolic profiles as well as inflammatory responses in beef steers [J]. BMC Vet Res, 2018, 14(1): 408.

[98] DECKARDT K, METZLER-ZEBELI B U, ZEBELI Q. Processing barley grain with lactic acid and tannic acid ameliorates rumen microbial fermentation and degradation of dietary fibre *in vitro* [J]. J Sci Food Agric, 2016, 96(1): 223-231.

[99] MARTíNEZ T F, MOYANO F J, DíAZ M, et al. Use of tannic acid to protect barley meal

against ruminal degradation [J]. J Sci Food Agric,2005,85(8): 1371-1378.

[100] DUPUIS J H, LIU Q, YADA R Y. Methodologies for increasing the resistant starch content of food starches: a review [J]. Comp Rev Food Sci Food Saf,2014,13(6): 1219-1234.

[101] METZLER-ZEBELI B U, NEWMAN M A, GRÜLL D, et al. Consumption of transglycosylated starch down-regulates expression of mucosal innate immune response genes in the large intestine using a pig model [J]. Br J Nutr, 2018, 119(12): 1366-1377.

[102] NEWMAN M A,PETRI R M,GRÜLL D,et al. Transglycosylated starch modulates the gut microbiome and expression of genes related to lipid synthesis in liver and adipose tissue of pigs [J]. Front Microbiol,2018,9: 224.

[103] HARDER H, KHOL-PARISINI A, ZEBELI Q. Treatments with organic acids and pullulanase differently affect resistant starch and fiber composition in flour of various barley genotypes (Hordeum vulgare L.) [J]. Starch-Stärke, 2015, 67(5-6): 512-520.

[104] ZHANG H X,JIN Z Y. Preparation of products rich in resistant starch from maize starch by an enzymatic method [J]. Carbohydr Polym,2011,86(4): 1610-1614.

[105] HICKMAN B E, JANASWAMY S, YAO Y. Autoclave and beta-amylolysis lead to reduced in vitro digestibility of starch [J]. J Agric Food Chem, 2009, 57(15): 7005-7012.

[106] TEFEREDEGNE B. New perspectives on the use of tropical plants to improve ruminant nutrition [J]. Proc Nutr Soc,2000,59(2): 209-214.

[107] MAKKAR H P. Effects and fate of tannins in ruminant animals,adaptation to tannins, and strategies to overcome detrimental effects of feeding tannin-rich feeds [J]. Small Rumin Res,2003,49(3): 241-256.

[108] HUANG Q Q,LIU X L,ZHAO G Q,et al. Potential and challenges of tannins as an alternative to in-feed antibiotics for farm animal production [J]. Anim Nutr,2018,4(2): 137-150.

[109] FRUTOS P, HERVÁS G, GIRÁLDEZ F J, et al. Digestive utilization of quebracho-treated soya bean meals in sheep [J]. J Agric Sci,2000,134(1): 101-108.

[110] WAGHORN G C,SHELTON I D,MCNABB W C,et al. Effects of condensed tannins in Lotus pedunculatus on its nutritive value for sheep. 2. Nitrogenous aspects [J]. J Agric Sci,1994,123(1): 109-119.

[111] FORNAGUERA J E C,LASCANO C E,KLOPFENSTEIN T J. Reduction of tannin level in a tropical legume (Desmodium ovalifolium) with polyethylene glycol (PEG): effects on intake and N balance, digestion and absorption by sheep [J]. Archivos Latinoamericanos de Producción Animal,2001,9(1): 5-6.

[112] DSCHAAK C M, WILLIAMS C M, HOLT M S, et al. Effects of supplementing

condensed tannin extract on intake, digestion, ruminal fermentation, and milk production of lactating dairy cows [J]. J Dairy Sci,2011,94(5): 2508-2519.

[113] 刘立成,卫喜明,宋伟红,等. 单宁酸对奶牛蛋白质代谢效率的影响 [J]. 饲料工业,2016,37(1): 45-49.

[114] OETZEL G R, NORDLUND K V, GARRETT E F. Effect of ruminal pH and stage of lactation on ruminal lactate concentrations in dairy cows [J]. J Dairy Sci,1999,82 (Suppl 1): 38.

[115] KENNELLY J J, ROBINSON B, KHORASANI G R. Influence of carbohydrate source and buffer on rumen fermentation characteristics, milk yield, and milk composition in early-lactation Holstein cows [J]. J Dairy Sci,1999,82(11): 2486-2496.

[116] DÍAZ CARRASCO J M, CABRAL C, REDONDO L M, et al. Impact of chestnut and quebracho tannins on rumen microbiota of bovines [J]. Biomed Res Int, 2017, 2017:9610810.

[117] JIN D X, KANG K, WANG H Z, et al. Effects of dietary supplementation of active dried yeast on fecal methanogenic archaea diversity in dairy cows [J]. Anaerobe,2017,44: 78-86.

[118] KOWALIK B, SKOMIAL J, PAJAK J J, et al. Population of ciliates, rumen fermentation indicators and biochemical parameters of blood serum in heifers fed diets supplemented with yeast(Saccharomyces cerevisiae) preparation [J]. Anim Sci Pap Rep,2012,30 (4): 329-338.

[119] DOYLE N, MBANDLWA P, KELLY W J, et al. Use of lactic scid nacteria to teduce methane production in tuminants, a vritical teview [J]. Front Microbiol, 2019, 10: 2207.

[120] IWAMOTO M, ASANUMA N, HINO T. Effects of pH and electron donors on nitrate and nitrite reduction in ruminal microbiota [J]. Nihon Chikusan Gakkaiho,2001,72(2): 117-125.

[121] IWAMOTO M, ASANUMA N, HINO T. Effects of nitrate combined with fumarate on methanogenesis, fermentation, and cellulose digestion by mixed ruminal microbes in vitro [J]. Nihon Chikusan Gakkaiho,1999,70(6): 471-478.

[122] ASANUMA N, HINO T. Regulation of fermentation in a ruminal bacterium, Streptococcus bovis, with special reference to rumen acidosis [J]. Anim Sci J, 2002, 73 (5): 313-325.

[123] ROCHÉ C, ALBERTYN H, VAN GYLSWYK N O, et al. The growth response of cellulolytic acetate-utilizing and acetate-producing butyruvibrios to volatile fatty acids and other nutrients [J]. J Gen Microbiol,1973,78(2): 253-260.

[124] MAROUNE M, BARTOS S. Interactions between rumen amylolytic and lactate-utilizing bacteria in growth on starch [J]. J Appl Microbiol,1987,63(3): 233-238.

[125] GAO X, OBA M. Relationship of severity of subacute ruminal acidosis to rumen

fermentation, chewing activities, sorting behavior, and milk production in lactating dairy cows fed a high-grain diet [J]. J Dairy Sci, 2014, 97(5): 3006-3016.

[126] WILLIAMS A G. Rumen holotrich ciliate protozoa [J]. Microbiol Rev, 1986, 50(1): 25-49.

[127] COUNOTTE G H, PRINS R A. Regulation of lactate metabolism in the rumen [J]. Vet Res Commun, 1981, 5(2): 101-115.

[128] MAROUNEK M, FLIEGROVA K, BARTOS S. Metabolism and some characteristics of ruminal strains of *Megasphaera elsdenii* [J]. Appl Environ Microbiol, 1989, 55(6): 1570-1573.

[129] YOSHII T, ASANUMA N, HINO T. Number of nitrate-and nitrite-reducing *Selenomonas ruminantium* in the rumen, and possible factors affecting its growth [J]. Anim Sci J, 2003, 74(6): 483-491.

[130] WEIMER P J, MOEN G N. Quantitative analysis of growth and volatile fatty acid production by the anaerobic ruminal bacterium *Megasphaera elsdenii* T81 [J]. Appl Microbiol Biotechnol, 2013, 97(9): 4075-4081.

[131] COUNOTTE G H, PRINS R A, JANSSEN R H, et al. Role of *megasphaera elsdenii* in the fermentation of dl-[2-C] lactate in the rumen of dairy cattle [J]. Appl Environ Microbiol, 1981, 42(4): 649-655.

[132] PRABHU R, ALTMAN E, EITEMAN M A. Lactate and acrylate metabolism by *Megasphaera elsdenii* under batch and steady-state conditions [J]. Appl Environ Microbiol, 2012, 78(24): 8564-8570.

[133] 夏光亮, 赵芳芳, 王洪荣. 反刍动物瘤胃内乳酸代谢与瘤胃酸中毒调控的研究进展 [J]. 动物营养学报, 2019, 31(4): 1511-1517.

[134] MÖLLER P D, DIERNAES L, SEHESTED J, et al. Absorption and fate of L- and D-lactic acid in ruminants [J]. Comp Biochem Physiol A Physiol, 1997, 118(2): 387-388.

[135] KIRAT D, SALLAM K I, KATO S. Expression and cellular localization of monocarboxylate transporters (MCT2, MCT7, and MCT8) along the cattle gastrointestinal tract [J]. Cell Tissue Res, 2013, 352(3): 585-598.

[136] SRIVASTAVA S, NAKAGAWA K, HE X, et al. Identification of the multivalent PDZ protein PDZK1 as a binding partner of sodium-coupled monocarboxylate transporter SMCT1 (SLC5A8) and SMCT2 (SLC5A12) [J]. J Physiol Sci, 2019, 69(2): 399-408.

[137] 范曜天. 亚急性瘤胃酸中毒状态下山羊瘤胃内乳酸吸收、流通和微生物代谢利用规律 [D]. 扬州: 扬州大学, 2021.

[138] RUSSELL J B, HINO T. Regulation of lactate production in *Streptococcus bovis*: a spiraling effect that contributes to rumen acidosis [J]. Journal of Dairy Science, 1985, 68(7): 1712-1721.

[139] FREER S N. Purification and characterization of the extracellular alpha-amylase from *Streptococcus bovis* JB1 [J]. Appl Environ Microbiol,1993,59(5): 1398-1402.

[140] SATOH E,NIIMURA Y,UCHIMURA T,et al. Molecular cloning and expression of two alpha-amylase genes from *Streptococcus bovis* 148 in *Escherichia coli* [J]. Appl Environ Microbiol,1993,59(11): 3669-3673.

[141] COTTA M A. Amylolytic activity of selected species of ruminal bacteria [J]. Appl Environ Microbiol,1988,54(3): 772-776.

[142] RUSSELL J B. Low-affinity,high-capacity system of glucose transport in the ruminal bacterium *Streptococcus bovis*: evidence for a mechanism of facilitated diffusion [J]. Appl Environ Microbiol,1990,56(11): 3304-3307.

[143] VADEBONCOEUR C, PELLETIER M. The phosphoenolpyruvate: sugar phosphotransferase system of oral streptococci and its role in the control of sugar metabolism [J]. FEMS Microbiol Rev,1997,19(3): 187-207.

[144] POSTMA P W,LENGELER J W. Phosphoenolpyruvate:carbohydrate phosphotransferase system of bacteria [J]. Microbiol Rev,1985,49(3): 232-269.

[145] MARTIN S A,RUSSELL J B. Transport and phosphorylation of disaccharides by the ruminal bacterium *Streptococcus bovis* [J]. Appl Environ Microbiol, 1987, 53(10): 2388-2393.

[146] ERNI B. The bacterial phosphoenolpyruvate: sugar phosphotransferase system (PTS): an interface between energy and signal transduction [J]. J Iran Chem Soc,2013,10(3): 593-630.

[147] RUSSELL J B,BALDWIN R L. Substrate preferences in rumen bacteria: evidence of catabolite regulatory mechanisms [J]. Appl Environ Microbiol, 1978, 36(2): 319-329.

[148] THOMPSON J. Regulation of sugar transport and metabolism in lactic acid bacteria [J]. FEMS Microbiology Reviews,1987,3(3): 221-231.

[149] COOK G M, KEARNS D B, RUSSELL J B, et al. Regulation of the lactose phosphotransferase system of *Streptococcus bovis* by glucose: independence of inducer exclusion and expulsion mechanisms [J]. Microbiology (Reading),1995,141 (Pt 9): 2261-2269.

[150] BOND D R,TSAI B M,RUSSELL J B. The diversion of lactose carbon through the tagatose pathway reduces the intracellular fructose 1,6-bisphosphate and growth rate of *Streptococcus bovis* [J]. Appl Microbiol Biotechnol,1998,49(5): 600-605.

[151] CROW V L, THOMAS T D. D-tagatose 1, 6-diphosphate aldolase from lactic streptococci: purification,properties,and use in measuring intracellular tagatose 1,6-diphosphate [J]. J Bacteriol,1982,151(2): 600-608.

[152] JONAS H A,ANDERS R F,JAGO G R. Factors affecting the activity of the lactate dehydrognease of *Streptococcus cremoris* [J]. J Bacteriol,1972,111(2): 397-403.

[153] COLLINS L B,THOMAS T D. Pyruvate kinase of *Streptococcus lactis* [J]. J Bacteriol, 1974,120(1): 52-58.

[154] ABBE K,YAMADA T. Purification and properties of pyruvate kinase from *Streptococcus mutans* [J]. J Bacteriol,1982,149(1): 299-305.

[155] BOND D R,RUSSELL J B. Relationship between intracellular phosphate,proton motive force,and rate of nongrowth energy dissipation (energy spilling) in *Streptococcus bovis* JB1 [J]. Appl Environ Microbiol,1998,64(3): 976-981.

[156] RUSSELL J B, ROBINSON P H. Compositions and characteristics of strains of *Streptococcus bovis* [J]. J Dairy Sci,1984,67(7): 1525-1531.

[157] ASANUMA N,HINO T. Effects of pH and energy supply on activity and amount of pyruvate formate-lyase in *Streptococcus bovis* [J]. Appl Environ Microbiol,2000,66 (9): 3773-3777.

[158] HUNGATE R E. Evolution of a microbial ecologist [J]. Annu Rev Microbiol,1979, 33: 1-20.

[159] ASANUMA N,IWAMOTO M,HINO T. Structure and transcriptional regulation of the gene encoding pyruvate formate-lyase of a ruminal bacterium, *Streptococcus bovis* [J]. Microbiology (Reading),1999,145 (Pt 1): 151-157.

[160] ASANUMA N,IWAMOTO M,HINO T. Regulation of lactate dehydrogenase synthesis in a ruminal bacterium, *Streptococcus bovis* [J]. J Gen Appl Microbiol, 1997,43 (6): 325-331.

[161] WYCKOFF H A,CHOW J,WHITEHEAD T R,et al. Cloning,sequence,and expression of the L-(+) lactate dehydrogenase of *Streptococcus bovis* [J]. Curr Microbiol,1997,34 (6): 367-373.

[162] BOND D R,RUSSELL J B. A role for fructose 1,6-diphosphate in the ATPase-mediated energy-spilling reaction of *Streptococcus bovis* [J]. Appl Environ Microbiol, 1996,62 (6): 2095-2099.

[163] UNKRIG V,NEUGEBAUER F A,KNAPPE J. The free radical of pyruvate formate-lyase, Characterization by EPR spectroscopy and involvement in catalysis as studied with the substrate-analogue hypophosphite [J]. Eur J Biochem, 1989, 184 (3): 723-728.

[164] ASANUMA N,HINO T. Molecular characterization and expression of pyruvate formate-lyase-activating enzyme in a ruminal bacterium, *Streptococcus bovis* [J]. Appl Environ Microbiol,2002,68(7): 3352-3357.

[165] THERION J J,KISTNER A,KORNELIUS J H. Effect of pH on growth rates of rumen a-mylolytic and lactilytic bacteria [J]. Appl Environ Microbiol,1982,44(2): 428-434.

[166] RUSSELL J B,DOMBROWSKI D B. Effect of pH on the efficiency of growth by pure cultures of rumen bacteria in continuous culture [J]. Appl Environ Microbiol,1980,39 (3): 604-610.

[167] ASANUMA N,HINO T. Tolerance to low pH and lactate production in rumen bacteria [J]. Anim Sci Technol,1997,68(4): 367-376.

[168] RUSSELL J B. Resistance of *Streptococcus bovis* to acetic acid at low pH: relationship between intracellular pH and anion accumulation [J]. Appl Environ Microbiol,1991, 57(1): 255-259.

[169] RUSSELL J B,DELFINO F J,BALDWIN R L. Effects of combinations of substrates on maximum growth rates of several rumen bacteria [J]. Appl Environ Microbiol,1979,37 (3): 544-549.

[170] CHEN L M, LUO Y, WANG H R, et al. Effects of glucose and starch on lactate production by newly isolated *Streptococcus bovis* S1 from saanen goats [J]. Appl Environ Microbiol,2016,82(19): 5982-5989.

[171] TAKAHASHI S, ABBE K, YAMADA T. Purification of pyruvate formate-lyase from Streptococcus mutans and its regulatory properties [J]. J Bacteriol, 1982, 149 (3): 1034-1040.

[172] HENKIN T M,GRUNDY F J,NICHOLSON W L,et al. Catabolite repression of alpha-amylase gene expression in *Bacillus subtilis* involves a trans-acting gene product homologous to the *Escherichia coli* lacI and galR repressors [J]. Mol Microbiol,1991,5 (3): 575-584.

[173] WANG L,XU Q,KONG F,et al. Exploring the goat rumen microbiome from seven days to two years [J]. PLoS One,2016,11(5): e0154354.

[174] SAIER M H Jr,REIZER J. Proposed uniform nomenclature for the proteins and protein domains of the bacterial phosphoenolpyruvate: sugar phosphotransferase system [J]. J Bacteriol,1992,174(5): 1433-1438.

[175] ASANUMA N,KANADA K,HINO T. Molecular properties and transcriptional control of the phosphofructokinase and pyruvate kinase genes in a ruminal bacterium,*Streptococcus bovis* [J]. Anaerobe,2008,14(4): 237-241.

[176] ASANUMA N,HINO T. Presence of NAD$^+$-specific glyceraldehyde-3-phosphate dehydrogenase and CcpA-dependent transcription of its gene in the ruminal bacterium *Streptococcus bovis* [J]. FEMS Microbiol Lett,2006,257(1): 17-23.

[177] ASANUMA N,KANADA K,ARAI Y,et al. Molecular characterization and significance of phosphoenolpyruvate carboxykinase in a ruminal bacterium,Streptococcus bovis [J]. J Gen Appl Microbiol,2010,56(2): 121-127.

[178] NICHOLSON W L, PARK Y K, HENKIN T M, et al. Catabolite repression-resistant mutations of the *Bacillus subtilis* alpha-amylase promoter affect transcription levels and are in an operator-like sequence [J]. J Mol Biol,1987,198(4): 609-618.

[179] PRIEST F G. Typist: effect of glucose and cyclic nucleotides on the transcription of α-amylase mRNA in *Bacillus subtilis* [J]. Biochem Biophys Res Commun,1975,63(3): 606-610.

[180] HUECK C J, KRAUS A, SCHMIEDEL D, et al. Cloning, expression and functional analyses of the catabolite control protein CcpA from *Bacillus megaterium* [J]. Mol Microbiol,1995,16(5): 855-864.

[181] REN C, GU Y, HU S Y, et al. Identification and inactivation of pleiotropic regulator CcpA to eliminate glucose repression of xylose utilization in *Clostridium acetobutylicum* [J]. Metab Eng,2010,12(5): 446-454.

[182] LUESINK E J, VAN HERPEN R E, GROSSIORD B P, et al. Transcriptional activation of the glycolytic las operon and catabolite repression of the gal operon in *Lactococcus lactis* are mediated by the catabolite control protein CcpA [J]. Mol Microbiol,1998,30 (4): 789-798.

[183] LEBOEUF C, LEBLANC L, AUFFRAY Y, et al. Characterization of the ccpA gene of *Enterococcus faecalis*: identification of starvation-inducible proteins regulated by ccpA [J]. J Bacteriol,2000,182(20): 5799-5806.

[184] VAN DEN BOGAARD P T, KLEEREBEZEM M, KUIPERS O P, et al. Control of lactose transport, beta-galactosidase activity, and glycolysis by CcpA in *Streptococcus thermophilus*: evidence for carbon catabolite repression by a non-phosphoenolpyruvate-dependent phosphotransferase system sugar [J]. J Bacteriol, 2000, 182 (21): 5982-5989.

[185] SCHUMACHER M A, ALLEN G S, DIEL M, et al. Structural basis for allosteric control of the transcription regulator CcpA by the phosphoprotein HPr-Ser46-P [J]. Cell, 2004,118(6): 731-741.

[186] WEICKERT M J, CHAMBLISS G H. Site-directed mutagenesis of a catabolite repression operator sequence in *Bacillus subtilis* [J]. Proc Natl Acad Sci USA,1990, 87(16): 6238-6242.

[187] MIWA Y, NAKATA A, OGIWARA A, et al. Evaluation and characterization of catabolite-responsive elements (cre) of *Bacillus subtilis* [J]. Nucleic Acids Res, 2000,28(5): 1206-1210.

[188] FUJITA Y, MIWA Y, GALINIER A, et al. Specific recognition of the *Bacillus subtilis* gnt cis-acting catabolite-responsive element by a protein complex formed between CcpA and seryl-phosphorylated HPr [J]. Mol Microbiol,1995,17(5): 953-960.

[189] JONES B E, DOSSONNET V, KÜSTER E, et al. Binding of the catabolite repressor protein CcpA to its DNA target is regulated by phosphorylation of its corepressor HPr [J]. J Biol Chem,1997,272(42): 26530-26535.

[190] LORCA G L, CHUNG Y J, BARABOTE R D, et al. Catabolite repression and activation in *Bacillus subtilis*: dependency on CcpA, HPr, and HprK [J]. J Bacteriol,2005,187 (22): 7826-7839.

[191] CHAUVAUX S. CcpA and HPr(ser-P): mediators of catabolite repression in *Bacillus subtilis* [J]. Res Microbiol,1996,147(6-7): 518-522.

[192] VOSKUIL M I, CHAMBLISS G H. Significance of HPr in catabolite repression of alpha-amylase [J]. J Bacteriol, 1996, 178(23): 7014-7015.

[193] GALINIER A, HAIECH J, KILHOFFER M C, et al. The *Bacillus subtilis* crh gene encodes a HPr-like protein involved in carbon catabolite repression [J]. Proc Natl Acad Sci USA, 1997, 94(16): 8439-8444.

[194] SEIDEL G, DIEL M, FUCHSBAUER N, et al. Quantitative interdependence of coeffectors, CcpA and cre in carbon catabolite regulation of *Bacillus subtilis* [J]. Febs J, 2005, 272(10): 2566-2577.

[195] GÖRKE B, FRAYSSE L, GALINIER A. Drastic differences in Crh and HPr synthesis levels reflect their different impacts on catabolite repression in *Bacillus subtilis* [J]. J Bacteriol, 2004, 186(10): 2992-2995.

[196] GÖSSERINGER R, KÜSTER E, GALINIER A, et al. Cooperative and non-cooperative DNA binding modes of catabolite control protein CcpA from *Bacillus megaterium* result from sensing two different signals [J]. J Mol Biol, 1997, 266(4): 665-676.

[197] DEUTSCHER J, KÜSTER E, BERGSTEDT U, et al. Protein kinase-dependent HPr/CcpA interaction links glycolytic activity to carbon catabolite repression in gram-positive bacteria [J]. Mol Microbiol, 1995, 15(6): 1049-1053.

[198] HORSTMANN N, SEIDEL G, AUNG-HILBRICH L M, et al. Residues His-15 and Arg-17 of HPr participate differently in catabolite signal processing via CcpA [J]. J Biol Chem, 2007, 282(2): 1175-1182.

[199] SCHUMACHER M A, SEIDEL G, HILLEN W, et al. Structural mechanism for the fine-tuning of CcpA function by the small molecule effectors glucose 6-phosphate and fructose 1,6-bisphosphate [J]. J Mol Biol, 2007, 368(4): 1042-1050.

[200] FUJITA Y. Carbon catabolite control of the metabolic network in *Bacillus subtilis* [J]. Biosci Biotechnol Biochem, 2009, 73(2): 245-259.

[201] YANG Y P, ZHANG L, HUANG H, et al. A flexible binding site architecture provides new insights into ccpA global regulation in gram-positive bacteria [J]. mBio, 2017, 8(1): e02004-e02016.

[202] ZHANG L, LIU Y Q, YANG Y P, et al. A novel dual-cre motif enables two-way autoregulation of ccpA in *Clostridium acetobutylicum* [J]. Appl Environ Microbiol, 2018, 84(8).

[203] JANSSEN P H, KIRS M. Structure of the archaeal community of the rumen [J]. Appl Environ Microbiol, 2008, 74(12): 3619-3625.

[204] TURINSKY A J, GRUNDY F J, KIM J H, et al. Transcriptional activation of the *Bacillus subtilis* ackA gene requires sequences upstream of the promoter [J]. J Bacteriol, 1998, 180(22): 5961-5967.

[205] MOIR-BLAIS T R, GRUNDY F J, HENKIN T M. Transcriptional activation of the *Bacillus subtilis* ackA promoter requires sequences upstream of the CcpA binding site

［J］. J Bacteriol,2001,183(7)：2389-2393.

［206］PRESECAN-SIEDEL E,GALINIER A,LONGIN R,et al. Catabolite regulation of the pta gene as part of carbon flow pathways in *Bacillus subtilis* ［J］. J Bacteriol,1999,181 (22)：6889-6897.

［207］TOJO S,SATOMURA T,MORISAKI K,et al. Elaborate transcription regulation of the *Bacillus subtilis* ilv-leu operon involved in the biosynthesis of branched-chain amino acids through global regulators of CcpA,CodY and TnrA ［J］. Mol Microbiol,2005,56 (6)：1560-1573.

［208］MONEDERO V, BOËL G, DEUTSCHER J. Catabolite regulation of the cytochrome c550-encoding *Bacillus subtilis* cccA gene ［J］. J Mol Microbiol Biotechnol,2001,3 (3)：433-438.

［209］DARBON E,SERVANT P,PONCET S,et al. Antitermination by GlpP, catabolite repression via CcpA and inducer exclusion triggered by P-GlpK dephosphorylation control *Bacillus subtilis* glpFK expression ［J］. Mol Microbiol, 2002, 43 (4)：1039-1052.

［210］TOBISCH S,ZÜHLKE D,BERNHARDT J,et al. Role of CcpA in regulation of the central pathways of carbon catabolism in *Bacillus subtilis* ［J］. J Bacteriol,1999,181 (22)：6996-7004.

［211］LUDWIG H,REBHAN N,BLENCKE H M,et al. Control of the glycolytic gapA operon by the catabolite control protein A in *Bacillus subtilis*：a novel mechanism of CcpA-mediated regulation ［J］. Mol Microbiol,2002,45(2)：543-553.

［212］WILLENBORG J,DE GREEFF A,JAREK M,et al. The CcpA regulon of *Streptococcus suis* reveals novel insights into the regulation of the streptococcal central carbon metabolism by binding of CcpA to two distinct binding motifs ［J］. Mol Microbiol, 2014,92(1)：61-83.

［213］LU Y,SONG S,TIAN H,et al. Functional analysis of the role of CcpA in *Lactobacillus plantarum* grown on fructooligosaccharides or glucose：a transcriptomic perspective ［J］. Microbial Cell Factories,2018,17(1)：201.

［214］KIM J N,BURNE R A. CcpA and CodY coordinate acetate metabolism in *Streptococcus mutans* ［J］. Appl Environ Microbiol,2017,83(7)：e03274-e03216.

［215］LI C,SUN J W,ZHANG G F,et al. Effect of the absence of the CcpA gene on growth, metabolic production, and stress tolerance in *Lactobacillus delbrueckii* ssp. *bulgaricus* ［J］. J Dairy Sci,2016,99(1)：104-111.

［216］CHOI S K,SAIER M H. Regulation of sigL expression by the catabolite control protein CcpA involves a roadblock mechanism in *Bacillus subtilis*：potential connection between carbon and nitrogen metabolism ［J］. J Bacteriol,2005,187(19)：6856-6861.

［217］COMMICHAU F M,FORCHHAMMER K,STÜLKE J. Regulatory links between carbon and nitrogen metabolism ［J］. Curr Opin Microbiol,2006,9(2)：167-172.

[218] WACKER I, LUDWIG H, REIF I, et al. The regulatory link between carbon and nitrogen metabolism in *Bacillus subtilis*: regulation of the gltAB operon by the catabolite control protein CcpA [J]. Microbiology (Reading),2003,149(Pt 10): 3001-3009.

[219] FAIRES N,TOBISCH S,BACHEM S,et al. The catabolite control protein CcpA controls ammonium assimilation in *Bacillus subtilis* [J]. J Mol Microbiol Biotechnol,1999,1 (1): 141-148.

[220] ANTUNES A,CAMIADE E,MONOT M,et al. Global transcriptional control by glucose and carbon regulator CcpA in *Clostridium difficile* [J]. Nucleic Acids Res,2012,40 (21): 10701-10718.

[221] CATONE M V,PALOMINO M M,LEGISA D M,et al. Lactic acid production using cheese whey based medium in a stirred tank reactor by a ccpA mutant of *Lacticaseibacillus casei* [J]. World J Microbiol Biotechnol,2021,37(4): 61.

[222] BAI Y B,SHANG M M,XU M Y, et al. Transcriptome, phenotypic, and virulence analysis of *Streptococcus sanguinis* SK36 wild type and its CcpA-null derivative (ΔCcpA) [J]. Front Cell Infect Microbiol,2019,9: 411.

[223] ZHANG G,LIU L,LI C. Effects of ccpA gene deficiency in *Lactobacillus delbrueckii* subsp. bulgaricus under aerobic conditions as assessed by proteomic analysis [J]. Microb Cell Fact,2020,19(1): 9.

[224] GAUDU P, LAMBERET G, PONCET S, et al. CcpA regulation of aerobic and respiration growth in *Lactococcus lactis* [J]. Mol Microbiol,2003,50(1): 183-192.

[225] ZOTTA T,RICCIARDI A,GUIDONE A,et al. Inactivation of ccpA and aeration affect growth, metabolite production and stress tolerance in *Lactobacillus plantarum* WCFS1 [J]. Int J Food Microbiol,2012,155(1-2): 51-59.

[226] CASTALDO C,SICILIANO R A,MUSCARIELLO L,et al. CcpA affects expression of the groESL and dnaK operons in *Lactobacillus plantarum* [J]. Microb Cell Fact,2006, 5: 35.

[227] CHEN C, HUANG K, LI X H, et al. Effects of CcpA against salt stress in *Lactiplantibacillus plantarum* as assessed by comparative transcriptional analysis [J]. Appl Microbiol Biotechnol,2021,105(9): 3691-3704.

[228] DUCHÉ O,TRÉMOULET F,GLASER P,et al. Salt stress proteins induced in *Listeria monocytogenes* [J]. Appl Environ Microbiol,2002,68(4): 1491-1498.

[229] WOUTERS J A, KAMPHUIS H H, HUGENHOLTZ J, et al. Changes in glycolytic activity of *Lactococcus lactis* induced by low temperature [J]. Appl Environ Microbiol, 2000,66(9): 3686-3691.

[230] SADYKOV M R,OLSON M E,HALOUSKA S,et al. Tricarboxylic acid cycle-dependent regulation of *Staphylococcus epidermidis* polysaccharide intercellular adhesin synthesis [J]. J Bacteriol,2008,190(23): 7621-7632.

[231] VUONG C, KIDDER J B, JACOBSON E R, et al. *Staphylococcus epidermidis*

polysaccharide intercellular adhesin production significantly increases during tricarboxylic acid cycle stress [J]. J Bacteriol,2005,187(9):2967-2973.

[232] SEIDL K,MÜLLER S,FRANÇOIS P,et al. Effect of a glucose impulse on the CcpA regulon in *Staphylococcus aureus* [J]. BMC Microbiol,2009,9:95.

[233] SEIDL K,GOERKE C,WOLZ C,et al. *Staphylococcus aureus* CcpA affects biofilm formation [J]. Infect Immun,2008,76(5):2044-2050.

[234] SADYKOV M R,HARTMANN T,MATTES T A,et al. CcpA coordinates central metabolism and biofilm formation in *Staphylococcus epidermidis* [J]. Microbiology,2011,157(Pt 12):3458-3468.

[235] STANLEY N R,BRITTON R A,GROSSMAN A D,et al. Identification of catabolite repression as a physiological regulator of biofilm formation by *Bacillus subtilis* by use of DNA microarrays [J]. J Bacteriol,2003,185(6):1951-1957.

[236] WILLENBORG J,FULDE M,GREEFF A D,et al. Role of glucose and CcpA in capsule expression and virulence of *Streptococcus suis* [J]. Microbiology (Reading),2011,157(Pt 6):1823-1833.

[237] MUSCARIELLO L,MARINO C,CAPRI U,et al. CcpA and three newly identified proteins are involved in biofilm development in *Lactobacillus plantarum* [J]. J Basic Microbiol,2013,53(1):62-71.

[238] ZHENG L,CHEN Z,ITZEK A,et al. CcpA regulates biofilm formation and competence in *Streptococcus gordonii* [J]. Mol Oral Microbiol,2012,27(2):83-94.

[239] WEN Z T,BURNE R A. Functional genomics approach to identifying genes required for biofilm development by *Streptococcus mutans* [J]. Appl Environ Microbiol,2002,68(3):1196-1203.

[240] SEIDL K,STUCKI M,RUEGG M,et al. *Staphylococcus aureus* CcpA affects virulence determinant production and antibiotic resistance [J]. Antimicrob Agents Chemother,2006,50(4):1183-1194.

[241] SEIDL K,BISCHOFF M,BERGER-BÄCHI B. CcpA mediates the catabolite repression of tst in *Staphylococcus aureus* [J]. Infect Immun,2008,76(11):5093-5099.

[242] ABRANCHES J,NASCIMENTO M M,ZENG L,et al. CcpA regulates central metabolism and virulence gene expression in *Streptococcus mutans* [J]. J Bacteriol,2008,190(7):2340-2349.

[243] TANG Y L,WU W,ZHANG X Y,et al. Catabolite control protein A of *Streptococcus suis* type 2 contributes to sugar metabolism and virulence [J]. J Microbiol,2012,50(6):994-1002.

[244] 陈连民,沈宜钊,王洪荣. 牛链球菌在瘤胃中产酸的代谢机制及调控 [J]. 动物营养学报,2016,28(3):665-673.

[245] DAI X X,HACKMANN T J,LOBO R R,et al. Lipopolysaccharide stimulates the growth of bacteria that contribute to ruminal acidosis [J]. Appl Environ Microbiol,2020,86

(4): e0293-e0299.

[246] PERNI S, ANDREW P W, SHAMA G. Estimating the maximum growth rate from microbial growth curves: definition is everything [J]. Food microbiology, 2005, 22 (6): 491-495.

[247] ESTEBAN C D, MAHR K, MONEDERO V, et al. Complementation of a delta ccpA mutant of *Lactobacillus casei* with CcpA mutants affected in the DNA- and cofactor-binding domains [J]. Microbiology (Reading), 2004, 150(Pt3): 613-620.

[248] IMAKI H, TOMOYASU T, YAMAMOTO N, et al. Identification and characterization of a novel secreted glycosidase with multiple glycosidase activities in *Streptococcus intermedius* [J]. J Bacteriol, 2014, 196(15): 2817-2826.

[249] MCLEOD A, MOSLETH E F, RUD I, et al. Effects of glucose availability in *Lactobacillus sakei*; metabolic change and regulation of the proteome and transcriptome [J]. PLoS One, 2017, 12(11): e0187542.

[250] THOMAS T D, ELLWOOD D C, LONGYEAR V M. Change from homo- to heterolactic fermentation by *Streptococcus lactis* resulting from glucose limitation in anaerobic chemostat cultures [J]. J Bacteriol, 1979, 138(1): 109-117.

[251] BITOUN J P, LIAO S, YAO X, et al. The redox-sensing regulator Rex modulates central carbon metabolism, stress tolerance response and biofilm formation by *Streptococcus mutans* [J]. PLoS One, 2012, 7(9): e44766.

[252] REED J M, OLSON S, BREES D F, et al. Coordinated regulation of transcription by CcpA and the *Staphylococcus aureus* two-component system HptRS [J]. PLoS One, 2018, 13(12): e0207161.

[253] WÜNSCHE A, HAMMER E, BARTHOLOMAE M, et al. CcpA forms complexes with CodY and RpoA in *Bacillus subtilis* [J]. Febs J, 2012, 279(12): 2201-2214.

[254] KIM H M, WATERS A, TURNER M E, et al. Regulation of cid and lrg expression by CcpA in *Streptococcus mutans* [J]. Microbiology (Reading), 2019, 165(1): 113-123.

[255] GOEL A, WORTEL M T, MOLENAAR D, et al. Metabolic shifts: a fitness perspective for microbial cell factories [J]. Biotechnol Lett, 2012, 34(12): 2147-2160.

[256] VAN HOEK M J, MERKS R M. Redox balance is key to explaining full vs. partial switching to low-yield metabolism [J]. BMC Syst Biol, 2012, 6: 22.

[257] OPSATA M, NES I F, HOLO H. Class IIa bacteriocin resistance in *Enterococcus faecalis* V583: the mannose PTS operon mediates global transcriptional responses [J]. BMC Microbiol, 2010, 10: 224.

[258] MEHMETI I, JÖNSSON M, FERGESTAD E M, et al. Transcriptome, proteome, and metabolite analyses of a lactate dehydrogenase-negative mutant of *Enterococcus faecalis* V583 [J]. Appl Environ Microbiol, 2011, 77(7): 2406-2413.

[259] ABBE K, TAKAHASHI S, YAMADA T. Involvement of oxygen-sensitive pyruvate formate-lyase in mixed-acid fermentation by *Streptococcus mutans* under strictly

anaerobic conditions [J]. J Bacteriol,1982,152(1): 175-182.

[260] HOFMANN J D,BIEDENDIECK R,MICHEL A M,et al. Influence of L-lactate and low glucose concentrations on the metabolism and the toxin formation of *Clostridioides difficile* [J]. PLoS One,2021,16(1): e0244988.

[261] MORENO M S,SCHNEIDER B L,MAILE R R,et al. Catabolite repression mediated by the CcpA protein in *Bacillus subtilis*: novel modes of regulation revealed by whole-genome analyses [J]. Mol Microbiol,2001,39(5): 1366-1381.

[262] CHEN C,WANG L,LU Y,et al. Comparative transcriptional analysis of *Lactobacillus plantarum* and its ccpA-knockout mutant under galactooligosaccharides and glucose conditions [J]. Front Microbiol,2019,10: 1584.

[263] ANTUNES A, MARTIN-VERSTRAETE I, DUPUY B. CcpA-mediated repression of *Clostridium* difficile toxin gene expression [J]. Mol Microbiol,2011,79(4): 882-899.

[264] FUJITA Y, MATSUOKA H, HIROOKA K. Regulation of fatty acid metabolism in bacteria [J]. Mol Microbiol,2007,66(4): 829-839.

[265] TOJO S,SATOMURA T,MATSUOKA H,et al. Catabolite repression of the *Bacillus subtilis* FadR regulon,which is involved in fatty acid catabolism [J]. J Bacteriol,2011, 193(10): 2388-2395.

[266] FAUSTOFERRI R C,HUBBARD C J,SANTIAGO B,et al. Regulation of fatty acid bio-synthesis by the global regulator CcpA and the local regulator FabT in *Streptococcus mutans* [J]. Mol Oral Microbiol,2015,30(2): 128-146.

[267] COX J, MANN M. Is proteomics the new genomics? [J]. Cell, 2007, 130 (3): 395-398.

[268] MATTHIESEN R,CARVALHO A S. Methods and algorithms for quantitative proteomics by mass spectrometry [J]. Methods Mol Biol,2020,2051: 161-197.

[269] KLOSE J, KOBALZ U. Two-dimensional electrophoresis of proteins: an updated protocol and implications for a functional analysis of the genome [J]. Electrophoresis, 1995,16(6): 1034-1059.

[270] ROSS P L,HUANG Y N,MARCHESE J N,et al. Multiplexed protein quantitation in *Saccharomyces cerevisiae* using amine-reactive isobaric tagging reagents [J]. Mol Cell Proteomics,2004,3(12): 1154-1169.

[271] THOMPSON A,SCHÄFER J,KUHN K,et al. Tandem mass tags: a novel quantification strategy for comparative analysis of complex protein mixtures by MS/MS [J]. Anal Chem,2003,75(8): 1895-1904.

[272] GYGI S P, RIST B, GERBER S A, et al. Quantitative analysis of complex protein mixtures using isotope-coded affinity tags [J]. Nat Biotechnol, 1999, 17 (10): 994-999.

[273] ONG S E,MANN M. Mass spectrometry-based proteomics turns quantitative [J]. Nat Chem Biol,2005,1(5): 252-262.

[274] WÍSNIEWSKI J R, ZOUGMAN A, NAGARAJ N, et al. Universal sample preparation method for proteome analysis [J]. Nat Methods, 2009, 6(5): 359-362.

[275] BURCHALL J J, NIEDERMAN R A, WOLIN M J. Amino group formation and glutamate synthesis in streptococcus bovis [J]. J Bacteriol, 1964, 88(4): 1038-1044.

[276] 付琴. 空肠弯曲菌 ermB 基因携带菌株与对照菌株的组学比较研究 [D]. 北京：中国农业大学, 2018.

[277] SIRAGUSA S, DE ANGELIS M, CALASSO M, et al. Fermentation and proteome profiles of *Lactobacillus plantarum* strains during growth under food-like conditions [J]. J Proteomics, 2014, 96: 366-380.

[278] MAZZEO M F, CACACE G, PELUSO A, et al. Effect of inactivation of ccpA and aerobic growth in *Lactobacillus plantarum*: a proteomic perspective [J]. J Proteomics, 2012, 75(13): 4050-4061.

[279] CHEN Y, VAN PELT-KLEINJAN E, VAN OLST B, et al. Proteome constraints reveal targets for improving microbial fitness in nutrient-rich environments [J]. Mol Syst Biol, 2021, 17(4): e10093.

[280] VIANA R, PÉREZ-MARTÍNEZ G, DEUTSCHER J, et al. The glycolytic genes pfk and pyk from *Lactobacillus casei* are induced by sugars transported by the phosphoenolpyruvate: sugar phosphotransferase system and repressed by CcpA [J]. Arch Microbiol, 2005, 183(6): 385-393.

[281] HANDTKE S, ALBRECHT D, OTTO A, et al. The proteomic response of *Bacillus pumilus* cells to glucose starvation [J]. Proteomics, 2018, 18(1): 1700109.

[282] OTTO A, BERNHARDT J, MEYER H, et al. Systems-wide temporal proteomic profiling in glucose-starved *Bacillus subtilis* [J]. Nat Commun, 2010, 1: 137.

[283] FOURNIER M L, PAULSON A, PAVELKA N, et al. Delayed correlation of mRNA and protein expression in rapamycin-treated cells and a role for Ggc1 in cellular sensitivity to rapamycin [J]. Mol Cell Proteomics, 2010, 9(2): 271-284.

[284] LEE J, GOEL A, ATAAI M M, et al. Flux adaptations of citrate synthase-deficient *Escherichia coli* [J]. Ann N Y Acad Sci, 1994, 745: 35-50.

[285] KONDRASHOV F A, KOONIN E V, MORGUNOV I G, et al. Evolution of glyoxylate cycle enzymes in Metazoa: evidence of multiple horizontal transfer events and pseudogene formation [J]. Biol Direct, 2006, 1: 31.

[286] LORENZ M C, FINK G R. Life and death in a macrophage: role of the glyoxylate cycle in virulence [J]. Eukaryot Cell, 2002, 1(5): 657-662.

[287] 康培, 张亚, 刘双, 等. 大肠杆菌生产 L-组氨酸研究进展 [J]. 食品与发酵工业, 2016, 42(11): 249-254.

[288] JORDAN K W, NORDENSTAM J, LAUWERS G Y, et al. Metabolomic characterization of human rectal adenocarcinoma with intact tissue magnetic resonance spectroscopy [J]. Dis Colon Rectum, 2009, 52(3): 520-525.

[289] RAAMSDONK L M, TEUSINK B, BROADHURST D, et al. A functional genomics strategy that uses metabolome data to reveal the phenotype of silent mutations [J]. Nat Biotechnol, 2001, 19(1): 45-50.

[290] MENDES P, KELL D B, WESTERHOFF H V. Why and when channelling can decrease pool size at constant net flux in a simple dynamic channel [J]. Biochim Biophys Acta, 1996, 1289(2): 175-186.

[291] URBANCZYK-WOCHNIAK E, LUEDEMANN A, KOPKA J, et al. Parallel analysis of transcript and metabolic profiles: a new approach in systems biology [J]. EMBO Rep, 2003, 4(10): 989-993.

[292] OLIVER S G, WINSON M K, KELL D B, et al. Systematic functional analysis of the yeast genome [J]. Trends Biotechnol, 1998, 16(9): 373-378.

[293] KUMAR S, INDUGU N, VECCHIARELLI B, et al. Associative patterns among anaerobic fungi, methanogenic Archaea, and bacterial communities in response to changes in diet and age in the rumen of dairy cows [J]. Front Microbiol, 2015, 6: 781.

[294] 黄晚, 郑茂发, 黄伟达. 利用大肠杆菌工程菌生产2,3-二磷酸甘油酸的研究 [J]. 东北师大学报(自然科学版), 2010, 42(3): 150-155.

[295] GREENWALD I. A new type of phosphoric acid compound isolated from blood, with some remarks on the effect of substitution on the rotation of l-glyceric acid [J]. J Biol Chem, 1925, 63(2): 339-349.

[296] BENESCH R, BENESCH R E, YU C I. Reciprocal binding of oxygen and diphosphoglycerate by human hemoglobin [J]. Proc Natl Acad Sci USA, 1968, 59(2): 526-532.

[297] NUXOLL A S, HALOUSKA S M, SADYKOV M R, et al. CcpA regulates arginine biosynthesis in *Staphylococcus aureus* through repression of proline catabolism [J]. PLoS Pathog, 2012, 8(11): e1003033.

[298] LI J, HUANG C Y, ZHENG D S, et al. CcpA-mediated enhancement of sugar and amino acid metabolism in *Lysinibacillus sphaericus* by NMR-based metabolomics [J]. J Proteome Res, 2012, 11(9): 4654-4661.

[299] ZOMER A L, BUIST G, LARSEN R, et al. Time-resolved determination of the CcpA regulon of *Lactococcus lactis* subsp. cremoris MG1363 [J]. J Bacteriol, 2007, 189(4): 1366-1381.

[300] WOLIN M J. Fructose-1,6-diphosphate requirement of streptococcal lactic dehydrogenases [J]. Science, 1964, 146(3645): 775-777.

[301] ASANUMA N, YOSHII T, KIKUCHI M, et al. Effects of the overexpression of fructose-1,6-bisphosphate aldolase on fermentation pattern and transcription of the genes encoding lactate dehydrogenase and pyruvate formate-lyase in a ruminal bacterium, *Streptococcus bovis* [J]. J Gen Appl Microbiol, 2004, 50(2): 71-78.

[302] FISCHER E, SAUER U. A novel metabolic cycle catalyzes glucose oxidation and

anaplerosis in hungry *Escherichia coli* [J]. J Biol Chem, 2003, 278 (47): 46446-46451.

[303] CROW V L, THOMAS T D. Arginine metabolism in lactic streptococci [J]. J Bacteriol, 1982, 150(3): 1024-1032.

[304] DESHPANDE S S, SALUNKHE D K. Interactions of tannic acid and catechin with legume starches [J]. J Food Sci, 1982, 47(6): 2080-2081.

[305] BAAH J, IVAN M, HRISTOV A N, et al. Effects of potential dietary antiprotozoal supplements on rumen fermentation and digestibility in heifers [J]. Anim Feed Sci Technol, 2007, 137(1-2): 126-137.

[306] BENCHAAR C, MCALLISTER T A, CHOUINARD P Y. Digestion, ruminal fermentation, ciliate protozoal populations, and milk production from dairy cows fed cinnamaldehyde, quebracho condensed tannin, or *Yucca schidigera* saponin extracts [J]. J Dairy Sci, 2008, 91(12): 4765-4777.

[307] BARRY T N, MCNABB W C. The implications of condensed tannins on the nutritive value of temperate forages fed to ruminants [J]. Br J Nutr, 1999, 81(4): 263-272.

[308] 王敬尧, 白丽丽, 谢湧芳, 等. 日粮中不同水平单宁对绵羊瘤胃发酵的影响 [J]. 畜牧与饲料科学, 2019, 40(11): 24-26, 34.

[309] 丽丽, 李大彪, 王敬尧, 等. 日粮中不同水平单宁对绵羊瘤胃细菌、产甲烷菌数量和古菌多样性的影响 [J]. 动物营养学报, 2020, 32(6): 2722-2729.

[310] ANIMUT G, PUCHALA R, GOETSCH A L, et al. Methane emission by goats consuming diets with different levels of condensed tannins from lespedeza [J]. Anim Feed Sci Technol, 2008, 144(3-4): 212-227.

[311] HERVÁS G, PÉREZ V, GIRÁLDEZ F J, et al. Intoxication of sheep with quebracho tannin extract [J]. J Comp Pathol, 2003, 129(1): 44-54.

[312] 杨凯. 单宁酸对肉牛瘤胃发酵、微生物区系、甲烷排放及氮排泄的调控规律 [D]. 北京: 中国农业大学, 2017.

[313] 郑琛, 李发弟, 李飞, 等. 代乳粉添加单宁酸对 7~28 日龄湖羊羔羊胃肠道发育的影响 [J]. 中国农业科学, 2019, 52(21): 3924-3933.

[314] 回海勇, 安文亭, 李占一, 等. 单宁酸对奶牛生产性能、营养物质利用率及免疫力影响 [J]. 饲料研究, 2018(6): 14-18, 24.

[315] PLAIZIER J C, KRAUSE D O, GOZHO G N, et al. Subacute ruminal acidosis in dairy cows: the physiological causes, incidence and consequences [J]. Vet J, 2008, 176(1): 21-31.

[316] MAO S Y, HUO W J, LIU J H, et al. *In vitro* effects of sodium bicarbonate buffer on rumen fermentation, levels of lipopolysaccharide and biogenic amine, and composition of rumen microbiota [J]. J Sci Food Agric, 2017, 97(4): 1276-1285.

[317] HENNING P H, HORN C H, LEEUW K J, et al. Effect of ruminal administration of the lactate-utilizing strain *Megasphaera elsdenii* (Me) NCIMB 41125 on abrupt or gradual

transition from forage to concentrate diets [J]. Anim Feed Sci Technol, 2010, 157 (1-2): 20-29.

[318] ZHANG H, PENG A L, ZHAO F F, et al. Thiamine ameliorates inflammation of the ruminal epithelium of Saanen goats suffering from subacute ruminal acidosis [J]. J Dairy Sci, 2020, 103(2): 1931-1943.

[319] MONTAÄO M F, CHAI W, ZINN-WARE T E, et al. Influence of malic acid supplementation on ruminal pH, lactic acid utilization, and digestive function in steers fed high-concentrate finishing diets [J]. J Anim Sci, 1999, 77(3): 780-784.

[320] SCHMIDT J, TÓTH T, FÁBIÁN J. Rumen fermentation and starch degradation by Holstein steers fed sodium-hydroxide- or formaldehyde-treated wheat [J]. Acta Vet Hung, 2006, 54(2): 201-212.

[321] HUMER E, ZEBELI Q. Grains in ruminant feeding and potentials to enhance their nutritive and health value by chemical processing [J]. Anim Feed Sci Technol, 2017, 226: 133-151.

[322] IQBAL S, ZEBELI Q, MAZZOLARI A, et al. Feeding rolled barley grain steeped in lactic acid modulated energy status and innate immunity in dairy cows [J]. J Dairy Sci, 2010, 93(11): 5147-5156.

[323] HUO W, ZHU W, MAO S. Impact of subacute ruminal acidosis on the diversity of liquid and solid-associated bacteria in the rumen of goats [J]. World J Microbiol Biotechnol, 2014, 30(2): 669-680.

[324] LIU J H, BIAN G R, ZHU W Y, et al. High-grain feeding causes strong shifts in ruminal epithelial bacterial community and expression of Toll-like receptor genes in goats [J]. Front Microbiol, 2015, 6: 167.

[325] YANG W, BEAUCHEMIN K, KOENIG K, et al. Effects of barley, hulless barley, and corn in concentrates on site and extent of digestion by lactating cows [J]. J Dairy Sci, 1997, 80: 2885-2895.

[326] MCDOUGALL E I. The composition and output of sheep's saliva [J]. Biochem J, 1948, 43(1): 99-109.

[327] QIN W L. Determination of rumen volatile fatty acids by means of gas chromatography [J]. J Nanjing Agric Coll, 1982, 5(4): 110-116.

[328] BARKER S B, SUMMERSON W H. The colorimetric determination of lactic acid in biological material [J]. J Biol Chem, 1941, 138: 535-554.

[329] LANGILLE M G, ZANEVELD J, CAPORASO J G, et al. Predictive functional profiling of microbial communities using 16S rRNA marker gene sequences [J]. Nat Biotechnol, 2013, 31(9): 814-821.

[330] ÖRSKOV E R, MCDONALD I. The estimation of protein degradability in the rumen from incubation measurements weighted according to rate of passage [J]. J Agric Sci, 1979, 92(2): 499-503.

[331] DECKARDT K, KHIAOSA-ARD R, GRAUSGRUBER H, et al. Evaluation of various chemical and thermal feed processing methods for their potential to enhance resistant starch content in barley grain [J]. Starch-Stñrke, 2014, 66(5-6): 558-565.

[332] LETTAT A, NOZIÈRE P, SILBERBERG M, et al. Experimental feed induction of ruminal lactic, propionic, or butyric acidosis in sheep [J]. J Anim Sci, 2010, 88(9): 3041-3046.

[333] HASSANAT F, BENCHAAR C. Assessment of the effect of condensed (acacia and quebracho) and hydrolysable (chestnut and valonea) tannins on rumen fermentation and methane production in vitro [J]. J Sci Food Agric, 2013, 93(2): 332-339.

[334] ZHOU K, BAO Y, ZHAO G. Effects of dietary crude protein and tannic acid on rumen fermentation, rumen microbiota and nutrient digestion in beef cattle [J]. Arch Anim Nutr, 2019, 73(1): 30-43.

[335] FAN W J, LI H P, ZHU H S, et al. NF-κB is involved in the LPS-mediated proliferation and apoptosis of MAC-T epithelial cells as part of the subacute ruminal acidosis response in cows [J]. Biotechnol Lett, 2016, 38(11): 1839-1849.

[336] ZHANG R Y, LIU J H, JIANG L S, et al. Effect of high-concentrate diets on microbial composition, function, and the VFAs formation process in the rumen of dairy cows [J]. Anim Feed Sci Technol, 2020, 269: 114619.

[337] DEHGHAN-BANADAKY M, EBRAHIMI M, MOTAMENY R, et al. Effects of live yeast supplementation on mid-lactation dairy cows performances, milk composition, rumen digestion and plasma metabolites during hot season [J]. J Appl Anim Res, 2013, 41 (2): 137-142.

[338] COLLINS M D, SHAH H N, MITSUOKA T. Reclassification of Bacteroides microfusus (kaneuchi and mitsuoka) in a new genus Rikenella, as Rikenella microfusus comb. nov [J]. Syst Appl Microbiol, 1985, 6(1): 79-81.

[339] BIDDLE A, STEWART L, BLANCHARD J, et al. Untangling the genetic basis of fibrolytic specialization by Lachnospiraceae and Ruminococcaceae in diverse gut communities [J]. Diversity, 2013, 5(3): 627-640.

[340] VICINI J L, BRULLA W J, DAVIS C L, et al. Quin's oval and other microbiota in the rumens of molasses-fed sheep [J]. Appl Environ Microbiol, 1987, 53(6): 1273-1276.

[341] SESHADRI R, LEAHY S C, ATTWOOD G T, et al. Cultivation and sequencing of rumen microbiome members from the Hungate1000 Collection [J]. Nat Biotechnol, 2018, 36(4): 359-367.

[342] ATARASHI K, TANOUE T, SHIMA T, et al. Induction of colonic regulatory T cells by indigenous Clostridium species [J]. Science, 2011, 331(6015): 337-341.

[343] MAO S Y, HUO W J, ZHU W Y. Microbiome-metabolome analysis reveals unhealthy alterations in the composition and metabolism of ruminal microbiota with increasing dietary grain in a goat model [J]. Environ Microbiol, 2016, 18(2): 525-541.

[344] LIU J,TIAN K,SUN Y,et al. Effects of the acid-base treatment of corn on rumen fermentation and microbiota,inflammatory response and growth performance in beef cattle fed high-concentrate diet [J]. Animal,2020,14(9): 1876-1884.

[345] NTAIKOU I,GAVALA H N,KORNAROS M,et al. Hydrogen production from sugars and sweet sorghum biomass using *Ruminococcus albus* [J]. International Journal of Hydrogen Energy,2008,33(4): 1153-1163.

[346] PETRI R M,SCHWAIGER T,PENNER G B,et al. Characterization of the core rumen microbiome in cattle during transition from forage to concentrate as well as during and after an acidotic challenge [J]. PLoS One,2013,8(12): e83424.

[347] WEATHERBURN M W. Phenol-hypochlorite reaction for determination of ammonia [J]. Anal Chem,1967,39(8): 971-974.

[348] MAEDA H,FUJIMOTO C,HARUKI Y,et al. Quantitative real-time PCR using TaqMan and SYBR Green for *Actinobacillus actinomycetemcomitans*,*Porphyromonas gingivalis*,*Prevotella intermedia*,tetQ gene and total bacteria [J]. FEMS Immunol Med Microbiol,2003,39(1): 81-86.

[349] TAJIMA K,AMINOV R I,NAGAMINE T,et al. Diet-dependent shifts in the bacterial population of the rumen revealed with real-time PCR [J]. Appl Environ Microbiol,2001,67(6): 2766-2774.

[350] OUWERKERK D,KLIEVE A V,FORSTER R J. Enumeration of *Megasphaera elsdenii* in rumen contents by real-time Taq nuclease assay [J]. J Appl Microbiol,2002,92(4): 753-758.

[351] KIM Y H,NAGATA R,OHKUBO A,et al. Changes in ruminal and reticular pH and bacterial communities in Holstein cattle fed a high-grain diet [J]. BMC Vet Res,2018,14(1): 310.

[352] MA N,ABAKER J A,BILAL M S,et al. Sodium butyrate improves antioxidant stability in sub-acute ruminal acidosis in dairy goats [J]. BMC Vet Res,2018,14(1): 275.

[353] 汪志. 稀酸处理日粮中玉米对肉牛体内炎性反应和生产性能的影响 [D]. 重庆: 西南大学,2018.

[354] HUO W J,ZHU W Y,MAO S Y. Effects of feeding increasing proportions of corn grain on concentration of lipopolysaccharide in the rumen fluid and the subsequent alterations in immune responses in goats [J]. Asian-Australas J Anim Sci,2013,26(10): 1437-1445.

[355] ROONEY L W,PFLUGFELDER R L. Factors affecting starch digestibility with special emphasis on sorghum and corn [J]. J Anim Sci,1986,63(5): 1607-1623.

[356] MAROUNE M,BARTOS S. Interactions between rumen amylolytic and lactate-utilizing bacteria in growth on starch [J]. J Appl Bacteriol,1987,63(3): 233-238.

[357] BEKELE A Z, KOIKE S, KOBAYASHI Y. Genetic diversity and diet specificity of ruminal *Prevotella* revealed by 16S rRNA gene-based analysis [J]. FEMS Microbiol

Lett,2010,305(1):49-57.

[358] KHAFIPOUR E,LI S,TUN H M,et al. Effects of grain feeding on microbiota in the digestive tract of cattle [J]. Anim Front,2016,6(2):13-19.

[359] WHEELER W E,NOLLER C H. Gastrointestinal tract pH and starch in feces of ruminants [J]. J Anim Sci,1977,44(1):131-135.

[360] KIM M, FELIX T L, LOERCH S C, et al. Effect of haylage and monensin supplementation on ruminal bacterial communities of feedlot cattle [J]. Curr Microbiol, 2014,69(2):169-175.

[361] HENDERSON G,COX F,GANESH S,et al. Rumen microbial community composition varies with diet and host,but a core microbiome is found across a wide geographical range [J]. Sci Rep,2015,9(5):14567.

[362] ZHANG J,SHI H,WANG Y,et al. Effect of limit-fed diets with different forage to concentrate ratios on fecal bacterial and archaeal community composition in holstein heifers [J]. Front Microbiol,2018,9:976.

[363] 任豪. 亮氨酸对荷斯坦青年牛小肠淀粉消化利用的影响及机制 [D]. 杨凌:西北农林科技大学,2020.

[364] ZHANG R Y,LIU Y J,YIN Y Y,et al. Response of rumen microbiota,and metabolic profiles of rumen fluid,liver and serum of goats to high-grain diets [J]. Animal,2019, 13(9):1855-1864.

[365] AMETAJ B N,ZEBELI Q,SALEEM F,et al. Metabolomics reveals unhealthy alterations in rumen metabolism with increased proportion of cereal grain in the diet of dairy cows [J]. Metabolomics,2010,6(4):583-594.

[366] SALEEM F,AMETAJ B N,BOUATRA S,et al. A metabolomics approach to uncover the effects of grain diets on rumen health in dairy cows [J]. J Dairy Sci,2012,95 (11):6606-6623.

[367] PARKER D S, LOMAX M A, SEAL C J, et al. Metabolic implications of ammonia production in the ruminant [J]. Proc Nutr Soc,1995,54(2):549-563.

[368] HUNTINGTON G B. Hepatic urea synthesis and site and rate of urea removal from blood of beef steers fed alfalfa hay or a high concentrate diet [J]. Can J Anim Sci, 1989,69(1):215-223.

[369] KENNEDY P M. The effects of dietary sucrose and the concentration of plasma urea and rumen ammonia on the degradation of urea in the gastrointestinal tract of cattle [J]. Br J Nutr,1980,43(1):125-140.

[370] LIANG F,WAN S,LI Z,et al. Medical applications of macrocyclic polyamines [J]. Curr Med Chem,2006,13(6):711-727.

[371] BAILEY S R,RYCROFT A,ELLIOTT J. Production of amines in equine cecal contents in an *in vitro* model of carbohydrate overload [J]. J Anim Sci, 2002, 80 (10): 2656-2662.

[372] MORRISON E I, REINHARDT H, LECLERC H, et al. Effect of rumen-protected B vitamins and choline supplementation on health, production, and reproduction in transition dairy cows [J]. J Dairy Sci, 2018, 101(10): 9016-9027.

[373] GAO K, GENG C. Alterations in the rumen bacterial communities and metabolites of finishing bulls fed high-concentrate diets supplemented with active dry yeast and yeast culture [J]. Front Microbiol, 2022, 13: 908244.

[374] ZHANG J, YANG Y, LEI X, et al. Active dry yeast supplementation benefits ruminal fermentation, bacterial community, blood immunoglobulins, and growth performance in young dairy goats, but not for intermittent supplementation [J]. Anim Nutr, 2023, 13: 289-301.

[375] KHOR W C, ROUME H, COMA M, et al. Acetate accumulation enhances mixed culture fermentation of biomass to lactic acid [J]. Appl Microbiol Biotechnol, 2016, 100(19): 8337-8348.

[376] CECILIANI F, CERON J J, ECKERSALL P D, et al. Acute phase proteins in ruminants [J]. J Proteomics, 2012, 75(14): 4207-4231.

[377] VAN GYLSWYK N O. *Succiniclasticum ruminis* gen. nov., sp. nov., a ruminal bacterium converting succinate to propionate as the sole energy-yielding mechanism [J]. Int J Syst Bacteriol, 1995, 45(2): 297-300.

[378] HUMBLET M F, GUYOT H, BOUDRY B, et al. Relationship between haptoglobin, serum amyloid A, and clinical status in a survey of dairy herds during a 6-month period [J]. Vet Clin Pathol, 2006, 35(2): 188-193.

[379] CABANA V G, REARDON C A, WEI B, et al. SAA-only HDL formed during the acute phase response in apoA-I+/+ and apoA-I-/- mice [J]. J Lipid Res, 1999, 40(6): 1090-1103.

[380] WASSELL J. Haptoglobin: function and polymorphism [J]. Clin Lab, 2000, 46(11-12): 547-552.

[381] IQBAL S, ZEBELI Q, MAZZOLARI A, et al. Barley grain-based diet treated with lactic acid and heat modulated plasma metabolites and acute phase response in dairy cows [J]. J Anim Sci, 2012, 90(9): 3143-3152.

[382] 沈宜钊. 日粮淀粉来源与有机酸预处理玉米对奶山羊瘤胃酸中毒的影响及机制 [D]. 扬州: 扬州大学, 2018.

[383] GABAY C, KUSHNER I. Acute-phase proteins and other systemic responses to inflammation [J]. N Engl J Med, 1999, 340(6): 448-454.

[384] MARTIN S A. Manipulation of ruminal fermentation with organic acids: a review [J]. J Anim Sci, 1998, 76(12): 3123-3132.

[385] LIAO L, LIU T X, ZHAO M M, et al. Functional, nutritional and conformational changes from deamidation of wheat gluten with succinic acid and citric acid [J]. Food Chem, 2010, 123(1): 123-130.

[386] QIU C,SUN W,CUI C,et al. Effect of citric acid deamidation on in vitro digestibility and antioxidant properties of wheat gluten [J]. Food Chem, 2013, 141 (3): 2772-2778.

[387] NAGARAJA T G,TITGEMEYER E C. Ruminal acidosis in beef cattle: the current microbiological and nutritional outlook [J]. J Dairy Sci,2007,90(Suppl 1): E17-E38.

[388] HOOK S E, STEELE M A, NORTHWOOD K S, et al. Impact of subacute ruminal acidosis (SARA) adaptation and recovery on the density and diversity of bacteria in the rumen of dairy cows [J]. FEMS Microbiol Ecol,2011,78(2): 275-284.

[389] DUFFIELD T,PLAIZIER J C,FAIRFIELD A,et al. Comparison of techniques for measurement of rumen pH in lactating dairy cows [J]. J Dairy Sci,2004,87(1): 59-66.

[390] LETTAT A,NOZIÈRE P,SILBERBERG M,et al. Rumen microbial and fermentation characteristics are affected differently by bacterial probiotic supplementation during induced lactic and subacute acidosis in sheep [J]. BMC Microbiology,2012,12: 142.

[391] VYAS D,UWIZEYE A,MOHAMMED R,et al. The effects of active dried and killed dried yeast on subacute ruminal acidosis,ruminal fermentation,and nutrient digestibility in beef heifers [J]. J Anim Sci,2014,92(2): 724-732.

[392] POPPY G D,RABIEE A R,LEAN I J,et al. A meta-analysis of the effects of feeding yeast culture produced by anaerobic fermentation of *Saccharomyces cerevisiae* on milk production of lactating dairy cows [J]. J Dairy Sci,2012,95(10): 6027-6041.

[393] UYENO Y,AKIYAMA K,HASUNUMA T,et al. Effects of supplementing an active dry yeast product on rumen microbial community composition and on subsequent rumen fermentation of lactating cows in the mid-to-late lactation period [J]. Anim Sci J,2017, 88(1): 119-124.

[394] MEALE S J, CHAUCHEYRAS-DURAND F, BERENDS H, et al. From pre- to postweaning: transformation of the young calf's gastrointestinal tract [J]. J Dairy Sci, 2017,100(7): 5984-5995.

[395] ALUGONGO G M,XIAO J X,CHUNG Y H,et al. Effects of *Saccharomyces cerevisiae* fermentation products on dairy calves: performance and health [J]. J Dairy Sci,2017, 100(2): 1189-1199.

[396] HAN G H,GAO X S,DUAN J W,et al. Effects of yeasts on rumen bacterial flora, abnormal metabolites,and blood gas in sheep with induced subacute ruminal acidosis [J]. Anim Feed Sci Technol,2021,280: 115042.

[397] MALEKKHAHI M,TAHMASBI A M,NASERIAN A A,et al. Effects of supplementation of active dried yeast and malate during sub-acute ruminal acidosis on rumen fermentation,microbial population,selected blood metabolites,and milk production in dairy cows [J]. Anim Feed Sci Technol, 2016,213: 29-43.

[398] CROSSLAND W L,NORRIS A B,CAGLE C M,et al. 118 Effects of an active dry yeast supplement on ruminal pH, feeding performance, and carcass characteristics of feedlot

steers [J]. J Anim Sci, 2018,96(suppl 1): 63.

[399] RAN T,SHEN Y Z,SALEEM A M,et al. Using ruminally protected and nonprotected active dried yeast as alternatives to antibiotics in finishing beef steers: growth performance,carcass traits,blood metabolites,and fecal *Escherichia coli* [J]. J Anim Sci,2018,96(10): 4385-4397.

[400] PLAIZIER J C,LI S,TUN H M,et al. Nutritional models of experimentally-induced subacute ruminal acidosis (SARA) differ in their impact on rumen and hinunities in dairy cows [J]. Front Microbiol,2016,7: 2128.

[401] CHUNG Y H,WALKER N D,MCGINN S M,et al. Differing effects of 2 active dried yeast (*Saccharomyces cerevisiae*) strains on ruminal acidosis and methane production in nonlactating dairy cows [J]. J Dairy Sci,2011,94(5): 2431-2439.

[402] MCDOUGALL E I. Studies on ruminant saliva. 1. the composition and output of sheep's saliva [J]. Biochem J,1948,43(1): 99-109.

[403] BUSQUET M,CALSAMIGLIA S,FERRET A,et al. Plant extracts affect in vitro rumen microbial fermentation [J]. J Dairy Sci,2006,89(2): 761-771.

[404] VAN SOEST P J,ROBERTSON J B,LEWIS B A. Methods for dietary fiber,neutral detergent fiber, and nonstarch polysaccharides in relation to animal nutrition [J]. J Dairy Sci,1991,74(10): 3583-3597.

[405] MAGOC T,SALZBERG S L. FLASH: fast length adjustment of short reads to improve genome assemblies [J]. Bioinformatics,2011,27(21): 2957-2963.

[406] BOLGER A M,LOHSE M,USADEL B. Trimmomatic: a flexible trimmer for Illumina sequence data [J]. Bioinformatics,2014,30(15): 2114-2120.

[407] EDGAR R C,HAAS B J,CLEMENTE J C,et al. UCHIME improves sensitivity and speed of chimera detection [J]. Bioinformatics,2011,27(16): 2194-2200.

[408] BOKULICH N A,SUBRAMANIAN S,FAITH J J,et al. Quality-filtering vastly improves diversity estimates from Illumina amplicon sequencing [J]. Nat Methods,2013,10(1): 57-59.

[409] QUAST C,PRUESSE E,YILMAZ P,et al. The SILVA ribosomal RNA gene database project: improved data processing and web-based tools [J]. Nucleic Acids Res,2013, 41(Database issue): D590-D596.

[410] CHAO A,BUNGE J. Estimating the number of species in a stochastic abundance model [J]. Biometrics,2002,58(3): 531-539.

[411] FISH J A,CHAI B L,WANG Q,et al. FunGene: the functional gene pipeline and repository [J]. Front Microbiol,2013,4: 291.

[412] WHITE J R,NAGARAJAN N,POP M. Statistical methods for detecting differentially abundant features in clinical metagenomic samples [J]. PLoS Comput Biol,2009,5 (4): e1000352.

[413] NEUBAUER V,PETRI R,HUMER E,et al. High-grain diets supplemented with

phytogenic compounds or autolyzed yeast modulate ruminal bacterial community and fermentation in dry cows [J]. J Dairy Sci,2018,101(3):2335-2349.

[414] ALZAHAL O,LI F,GUAN L L,et al. Factors influencing ruminal bacterial community diversity and composition and microbial fibrolytic enzyme abundance in lactating dairy cows with a focus on the role of active dry yeast [J]. J Dairy Sci,2017,100(6): 4377-4393.

[415] AMIN A B,MAO S. Influence of yeast on rumen fermentation,growth performance and quality of products in ruminants:a review [J]. Anim Nutr,2021,7(1):31-41.

[416] LIU S,SHAH A M,YUAN M,et al. Effects of dry yeast supplementation on growth performance, rumen fermentation characteristics, slaughter performance and microbial communities in beef cattle [J]. Anim Biotechnol,2022,33(6):1150-1160.

[417] NTAIKOU I,GAVALA H N,KORNAROS M,et al. Hydrogen production from sugars and sweet sorghum biomass using *Ruminococcus albus* [J]. Int J Hydrogen Energy, 2008,33(4):1153-1163.

[418] WATANABE Y,KIM Y H,KUSHIBIKI S,et al. Effects of active dried *Saccharomyces cerevisiae* on ruminal fermentation and bacterial community during the short-term ruminal acidosis challenge model in Holstein calves [J]. J Dairy Sci, 2019, 102 (7): 6518-6531.

[419] XIAO J X,ALUGONGO G M,CHUNG R,et al. Effects of *Saccharomyces cerevisiae* fermentation products on dairy calves:ruminal fermentation,gastrointestinal morphology, and microbial community [J]. J Dairy Sci,2016,99(7):5401-5412.

[420] MATSUI H,OGATA K,TAJIMA K,et al. Phenotypic characterization of polysaccharidases produced by four *Prevotella* type strains [J]. Curr Microbiol,2000,41(1): 45-49.

[421] ALZAHAL O,DIONISSOPOULOS L,LAARMAN A H,et al. Active dry *Saccharomyces cerevisiae* can alleviate the effect of subacute ruminal acidosis in lactating dairy cows [J]. J Dairy Sci,2014,97(12):7751-7763.

[422] KUMAR S,ALTERMANN E,LEAHY S C,et al. Genomic insights into the physiology of *Quinella*,an iconic uncultured rumen bacterium [J]. Nat Commun, 2022, 13 (1):6240.

[423] YI S M,DAI D W,WU H,et al. Dietary concentrate-to-forage ratio affects rumen bacterial community composition and metabolome of yaks [J]. Front Nutr, 2022, 9:927206.

[424] WEI X,OUYANG K H,LONG T H,et al. Dynamic variations in rumen fermentation characteristics and bacterial community composition during *in vitro* fermentation [J]. Fermentation,2022,8(6):276.